职业教育药学专业系列教材

药物化学

方应权　主编

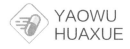

化学工业出版社
·北京·

内容简介

《药物化学》是一本兼具理论与实训的教材。理论部分共十六章，以药物化学结构为线索，系统阐述典型药物的名称、结构、性质及临床用途等，简明扼要地介绍各种药物的发展历程、结构类型，深入剖析了重要药物的构效关系与体内代谢。通过增设知识链接，增强了教学内容的知识性与趣味性，极大地调动了学习兴趣，同时也进一步强化了教材的针对性和实用性。实训部分涵盖药物化学实训基本知识与技能，包括各类药物的性质、鉴别、稳定性研究和合成。通过实训，学生能够更好地理解理论知识，同时也提高了学生的动手能力和解决问题的能力。教材有机融入课程思政与职业素养内容；配有数字资源，可扫描二维码学习参考；电子课件可从 www.cipedu.com.cn 下载参考。

本书可供药学、药品生产技术、药品质量与安全、药品经营与管理等专业使用，也可作相关技术人员参考用书。

图书在版编目（CIP）数据

药物化学／方应权主编. －－北京：化学工业出版社，2025.1. －－（职业教育药学专业系列教材）.
ISBN 978-7-122-44867-5

Ⅰ. R914

中国国家版本馆 CIP 数据核字第 2025U9R386 号

责任编辑：王嘉一　迟　蕾　李植峰　　装帧设计：王晓宇
责任校对：杜杏然

出版发行：化学工业出版社
　　　　　（北京市东城区青年湖南街 13 号　邮政编码 100011）
印　　装：北京云浩印刷有限责任公司
787mm×1092mm　1/16　印张 16¼　字数 408 千字
2025 年 4 月北京第 1 版第 1 次印刷

购书咨询：010-64518888　　　　　　售后服务：010-64518899
网　　址：http://www.cip.com.cn
凡购买本书，如有缺损质量问题，本社销售中心负责调换。

定　　价：54.00 元　　　　　　　　　版权所有　违者必究

《药物化学》编写人员名单

主　编　方应权
副主编　杨浩然　张萌萌　刘　娜　周红叶　陆平祝
参　编（以姓氏笔画为序）

	方应权	重庆三峡医药高等专科学校
	刘　娜	重庆三峡医药高等专科学校附属人民医院
	李　杰	四川康复职业学院
	杨　策	重庆三峡医药高等专科学校
	杨浩然	重庆大学附属三峡医院
	张　力	重庆大学附属三峡医院
	张艳军	江苏护理职业学院
	张萌萌	重庆三峡医药高等专科学校
	陆平祝	重庆三峡医药高等专科学校
	林中翔	重庆三峡医药高等专科学校
	周红叶	重庆三峡医药高等专科学校附属人民医院
	姜　敏	重庆三峡医药高等专科学校
	赖永利	四川康复职业学院

前言

药物化学是药学类专业的主要专业基础课程之一，是化学课程与药物分析、药剂学、临床药学等应用学科之间的桥梁。学习药物化学对全面掌握和了解药学类专业有承前启后的重要作用。

本书以工作过程为导向，供药学、药品生产技术、药品质量与安全、药品经营与管理、药品服务与管理等专业使用。

药物化学课程可通过严格遵循教学日历、紧扣课程标准，同时强调实用性、注重实践教学和培养职业素养来体现高等医药卫生职业教育特色，设立理论和实训两个部分，理论部分分为十六章，以药物化学结构为线索，重点阐述典型药物名称、结构、性质、临床用途等，简明扼要地介绍各种药物的发展过程、结构类型、重要药物的构效关系、体内代谢等。本书将"岗课赛证"融合并有所体现，每章的同步测试紧扣执业药师职业资格考试大纲进行编写。实训部分含药物化学实训基本知识、技能，各类药物的性质、鉴别以及合成等。主要目的是巩固理论知识和培养学生的动手能力，各个学校可依据具体情况选用。

本书编写团队由校院专家合作组成，多元化涵盖多领域专家。通过前期医院的调研、实习及合作等，引入实际案例并分析，将复杂的理论知识简单化、直观化，便于学生理解和掌握。

本书按照药理作用和药物作用系统进行章节安排，具体章节依照化学结构分类。依据《中华人民共和国药典》和《国家执业药师职业资格考试大纲》选择典型药物。在内容安排上，涵盖药学类执业资格证书考试的要求，适应高职教育的"双证书"教学的需要。

本书的编写得到了各编者所在院校的大力支持与帮助，在此表示衷心的感谢。

本书虽经过反复核对，但难免有不当之处，诚请广大读者指正，以便今后改进及完善。

编者

2024 年 10 月

目录

第一章	绪论	001
第二章	镇静催眠药、抗癫痫药及抗精神病药	006
第一节	镇静催眠药	006
第二节	抗癫痫药	014
第三节	抗精神病药	018
第三章	解热镇痛药及非甾体抗炎药	027
第一节	解热镇痛药	027
第二节	非甾体抗炎药	031
第四章	镇痛药	036
第一节	吗啡及其半合成衍生物	037
第二节	合成镇痛药	041
第三节	内源性镇痛物质	044
第四节	镇痛药的构效关系	045
第五章	抗组胺药	048
第一节	H_1 受体拮抗剂	049
第二节	H_2 受体拮抗剂	054
第六章	麻醉药	060
第一节	全身麻醉药	060
第二节	局部麻醉药	062
第七章	拟肾上腺素药	067
第八章	拟胆碱药和抗胆碱药	075
第一节	拟胆碱药	075

| 第二节 | 抗胆碱药 | 077 |

第九章　中枢兴奋药和降血糖药　083
| 第一节 | 中枢兴奋药 | 083 |
| 第二节 | 降血糖药 | 086 |

第十章　心血管系统药物　093
第一节	调血脂药	093
第二节	抗心绞痛药	096
第三节	抗高血压药	100
第四节	抗心律失常药	104
第五节	抗血栓药	106

第十一章　抗肿瘤药　111
第一节	烷化剂	112
第二节	抗代谢药	117
第三节	抗肿瘤抗生素	120
第四节	抗肿瘤植物药	122
第五节	新型靶向抗肿瘤药物	123

第十二章　合成抗感染药　127
第一节	喹诺酮类抗菌药	127
第二节	磺胺类抗菌药及抗菌增效剂	130
第三节	抗结核药	134
第四节	其他类型抗菌药	137
第五节	抗真菌药	139
第六节	抗病毒药	142

第十三章　抗生素　146
第一节	β-内酰胺类抗生素	146
第二节	大环内酯类抗生素	161
第三节	氨基糖苷类抗生素	165
第四节	四环素类抗生素	169
第五节	氯霉素类抗生素	172

第十四章　甾类药物　176
第一节	雌激素及抗雌激素	177
第二节	雄激素及蛋白同化激素	181
第三节	孕激素、抗孕激素及甾体避孕药	183
第四节	肾上腺皮质激素	186

第十五章 维生素 ········ 192
第一节 脂溶性维生素 ········ 193
第二节 水溶性维生素 ········ 199

第十六章 药物研究基本常识 ········ 206
第一节 药物的化学结构与药理活性 ········ 206
第二节 药物的变质反应和代谢反应 ········ 212
第三节 新药研究与开发 ········ 216

实训一 药物化学实验的基本知识及基本操作技能 ········ 224

实训二 药物的水解变质反应 ········ 228

实训三 药物的氧化变质实验 ········ 230

实训四 药物的配伍变化实验 ········ 232

实训五 几种药物的化学鉴别实验（1） ········ 235

实训六 几种药物的化学鉴别实验（2） ········ 239

实训七 二氢吡啶钙离子拮抗剂的合成 ········ 243

实训八 磺胺醋酰钠的合成 ········ 245

实训九 阿司匹林的合成 ········ 247

参考文献 ········ 249

第一章 绪论

绪论

知识目标

1. 了解药物化学的起源与发展。
2. 掌握药物化学的任务。
3. 熟悉药物化学的研究内容和药物化学的学习方法,知道药物的命名基本规则。

能力目标

能说出常用药物的主要结构和化学名。

一、药物化学的研究内容和任务

药物在历史发展过程中保证了人类提高生活质量及保持身体健康。药物是具有预防、诊断、治疗疾病及调节机体生理功能的特殊化学物质。全世界大约有20000余种药物,无论是天然植物药、矿物药、动物成分药,还是抗生素、生化药、人工合成药等,本质上皆是由化学元素所构成的化学物质。从天然矿物、动植物中提取的有效成分及经化学合成或者生物合成制得的药物可称为化学药物。现临床使用的药物多为化学药物。

药物化学是研究化学药物及天然活性成分的化学结构、理化性质、化学合成、体内代谢、化学结构与药效的相互关系,药物作用的化学机制,以及寻找新药的途径和方法的一门学科。药物化学以化学知识为基础,在生命科学如微生物寄生虫学、免疫学、生物化学、生理学、病理学、药理学、药物代谢动力学、临床药理学、医学,以及计算机科学的相互渗透下,成为药学领域举足轻重的学科。药物化学一直是卫生系统药学考试和执业药师资格考试的专业知识科目,是药学及相关专业的核心专业课,是药学领域的带头学科。

早期的药物化学主要进行天然药物的有效成分提取和结构研究,随后发展到药物合成、构效关系及衍生物改造等。当时药物化学的英文名称为 pharmaceutical chemistry。随着化学合成药物的不断涌现,对药物构效关系的深入研究,以及药物体内代谢等临床药学研究的发展,使药物化学的内涵不断丰富。近代药物化学的英文名称改为 medicinal chemistry。

药物化学的主要任务有以下几点。

第一,为有效而合理地利用现有化学药物提供理论基础。对化学药物的结构与理化性质、稳定性之间的关系研究,不仅可拟定药物的质量标准,还为药物制剂的剂型选择、药物分析、药物配伍禁忌、贮存和保管奠定了化学基础。研究药物体内代谢及代谢产物的确定,以及对药物作用机制的认识,既利于剂型设计,又为药物的结构修饰提供重要依据,同时指导制备前体药物与软药。

第二,为生产化学药物提供经济、合理、先进的方法和工艺。研究药物合成路线和工艺条件,配合寻找和发展新原料、新工艺、新试剂、新技术,努力提高药品的产率和质量,降低生产成本,为应用经济、稳定、有效、安全的药物提供保障。

第三,为创制开发新药探索新的途径和方法。开发新药,已构成药物化学当前的重要任务。寻找先导化合物是现代新药研究的出发点,近二百年里有4000余种化合物作为药物进入临床,这些药物的发现大多经四个途径获得:从天然产物中提取;以现有药物作为新药研究的基础;以药理模型筛选新药;依据病理生理机制设计新药。这些途径也是发现先导化合物的途径。如从中药中分离得到有效成分青蒿素,实验证明其对耐氯喹的疟原虫有极高的杀灭作用,后采用结构修饰方法合成了效果更好的蒿甲醚及青蒿素琥珀酸酯,且毒性低于青蒿素。先导化合物也有通过药物的不良反应而发现的。如磺酰脲类降血糖药甲苯磺丁脲等都是根据磺胺类药物降血糖的副作用经结构改造而发现的;因发现磺胺的利尿的副作用是抑制碳酸酐酶后,合成了许多磺酰胺类利尿药如呋塞米等,随后的深入研究最终发现呋塞米等的利尿作用并不是抑制碳酸酐酶而是影响髓袢升支的氯化钠重吸收。在采用前述各种方法寻找与优化先导化合物的同时,药物化学与信息技术、计算机科学及分子生物学等学科的融合,也大大促进了新药的研发。

二、药物化学的发展简史

人类使用药物已有数千年。通过品尝植物,把带来舒适感或有明确疗效的药物发展成为药物,中国古代传说"神农尝百草"开创了中药的里程碑。人们将产生毒性的植物用于狩猎、战争等,如后来从相关植物中提取的肌松剂筒箭毒碱、汉肌松、傣肌松。19世纪初起从植物中提取得到了具有药理活性的小分子药物,从金鸡纳树皮中提取分离出可抗疟疾的奎宁,从阿片中提纯得到吗啡,从古柯叶中提取得到可卡因,从杨树皮中提取水杨酸等,这些提取物成功证实了那些植物真正有效的在于它们所含有的有机化学单体物质,因而为人们利用化学物质替代天然药物开辟了新途径。19世纪中期随着化学工业的飞速发展,人们从有机化合物中筛选药物,如氯仿及乙醚用于全身麻醉。氯醛的水合物用于镇静催眠及麻醉。19世纪末期对水杨酸进行乙酰化得到了解热镇痛药阿司匹林,人类成功改造天然化学药物的结构并使之成为更为理想的药物。

20世纪初至20世纪60年代,被认为是药物化学飞速发展的重要时期,在此期间许多重要药物被广泛应用,构效关系的研究也开始兴起。在对可卡因的三种结构的简化过程中,成功筛选出局部麻醉药,即属于对氨基苯甲酸酯的普鲁卡因。染料中间体百浪多息被发现可抗菌,后来发现其代谢产物之一(对氨基苯磺酰胺)具有药理活性,由此发展出多系列药物抗菌磺胺与利尿磺胺等。偶然发现的青霉素,开创了人类抗感染治疗药物的另一个里程碑,四环素、链霉素、氯霉素、红霉素等抗生素不断面世。随着抗菌药物的广泛应用,它们的缺点也不断暴露,如病原体产生耐药性;同时人们希望改变抗菌谱提高抗菌活性等,以6-氨基青霉烷酸(6-APA)以及7-氨基头孢烷酸(7-ACA)为基本母核,经过结构改造和修饰,成功得到半合成青霉素与头孢菌素。其他抗生素也基于类似原理成功获得。

20世纪60年代起,以酶或受体为靶标而设计的新药研究获得成功,β受体阻滞剂普萘洛尔、钙通道阻滞剂硝苯地平、血管紧张素Ⅰ转化酶抑制剂卡托普利成功上市,为人类心血管疾病的治疗作出了巨大贡献。对吗啡和内源性物质脑啡肽和内啡肽的研究,也促进了镇痛药物的研究。

近年来，随着结构生物学、分子生物学、计算机科学等学科以及生物技术、合成及分离技术的高度发展，为人们研究和开发新药提供了新的技术和手段，使药物的设计、生产、制剂制备等更为科学、合理，各种创新药物的发现及研究在不断地深入和完善。

 知识链接　青霉素的发现与应用

1928年Alexander Fleming发现金黄色葡萄球菌培养皿中出现了青色杂菌，在显微镜下观察发现杂菌附近的金黄色葡萄球菌全部死亡，他推测其代谢产物产生了抗菌作用，并称之为青霉素。虽然此研究发表在公开期刊上，但遗憾的是长时间被人忽略。将青霉素用于治疗必须解决两个难题：提纯和大量生产。1940年Howard Florey和Ernst Chain通过深入研究，使青霉素最终用于临床并挽救了无数人的生命。1945年，三位科学家共同获得诺贝尔生理学或医学奖。

青霉菌产生多种代谢产物，药用青霉素是青霉素G和青霉素V，前者即广为人知的盘尼西林。为改进用药方法、改变抗菌谱等，后来成功设计出了多种半合成青霉素，开创了人类的抗生素治疗新时代。

 思政小课堂　青蒿素的发现

药物学家屠呦呦多年从事中西药研究，1972年成功用低沸点石油醚提取了抗疟药青蒿素。1973年，为确证青蒿素结构中的羰基，合成了双氢青蒿素。2011年9月，因发现青蒿素，一种用于治疗疟疾的药物，挽救了全球特别是发展中国家数百万人的生命，获得拉斯克奖和葛兰素史克中国研发中心"生命科学杰出成就奖"。2015年10月获得诺贝尔生理学或医学奖，成为第一位获诺贝尔科学奖项的中国本土科学家。

伟大的发现源自朴素的品格，屠呦呦身上坚持不懈，为人类健康事业鞠躬尽瘁、死而后已的科学家精神值得我们学习！

三、药物名称

药物的名称包括药物的通用名、化学名（中文及英文）和药物的商品名。

1. 通用名

中国药品通用名称命名原则，由国家药典委员会组织制定并报国家药品监督管理局备案，按照此原则制定的药品名称称为中国药品通用名称（China Approved Drug Names，CADN）。药物的通用名原则主要有：药品名称应科学、明确、简短；词干已确定的译名应尽量采用，使同类药品能体现系统性。药品名称应避免采用可能给患者以暗示的有关药物的药理学、解剖学、生理学、病理学或治疗学的药品名称，并不得用代号。药品英文名应尽量采用世界卫生组织编订的国际非专有名（International Nonproprietary Names for Pharmaceutical Substances，INN），它不受专利和行政保护，是文献、资料、教材及药品说明书中标明的有效成分的名称。INN没有的，可采用其他合适的英文名称。

化学药的中文通用名尽量与英文名相对应，可采取音译、意译或音意合译，一般以音译为主。无机化学药品，如化学名常用且简单，应采用化学名。有机化学药品，化学名较短者亦可采用化学名，如苯甲酸；化学名较长者，可依据情况采用多种方法命名，如Codeine音译命名可待因，Chlorpromazine意译命名氯丙嗪。制剂命名另有相关细则。

苯妥英钠（Phenytoin Sodium）又名大仓丁，诺氟沙星（Norfloxacin）又名氟哌酸等，是一种惯用的别名，不属法定名称，但常用。

2. 化学名

英文化学名是国际通用的名称，是根据药物的化学结构来命名的。此名采用的系统命名以美国《化学文摘》（CA）为依据。中文化学名以《中华人民共和国药典》（简称《中国药典》）收载药品化学名为依据。化学名具体命名方法是以母体名称作为主体名，再连上取代基或官能团的名称，并按照规定顺序注明取代基或官能团的序号。在母核前的基团次序应按立体化学中的次序规则进行命名，小的原子或基团在先，大的在后，如洛伐他汀。

化学名为（S）-2-甲基丁酸($4R$,$6R$)-6-[2-[($1S$,$2S$,$6R$,$8S$,$8αR$)-1,2,6,7,8,8$α$-六氢-8-羟基-2,6-二甲基-1-萘基]乙基]四氢-4-羟基-2H-吡喃-2-酮-8-酯。

3. 商品名

针对药物的上市产品而言，一般是由药品制造企业所选定的名称，在国家商标或专利局注册，受行政和法律保护的名称。在商品名右上标以®表示，具有专属性。商品名必须由国家药品管理部门批准后方可标注和启用。同一成分的药品由于辅料和剂型的不同，或相同辅料制成的仿制药品，不同厂家有不同商品名，故商品名的数目比通用名的数目要多出许多。药品说明书上标注药名顺序一般是：商品名（或商标）、通用名、英文名称、汉语拼音、化学名。《中国药典》收载原料药品名称顺序为：通用名、汉语拼音、英文名称、化学名。

四、药物化学学习方法

药物化学是建立在基础化学上的专业应用学科，涉及药物品种繁多、结构复杂、临床用途各异等，学习时应该做到如下几点，提高学习效率。

1. 应及时复习基础化学知识，尤其是有机化学，要善于联系和运用有机化学知识。化学药物包含各种官能团，以药物的结构为中心，诸多学习内容的掌握就是顺理成章之事，如化学名称、理化性质、立体结构、稳定性、体内代谢、结构修饰、构效关系等都与药物的结构密切相关。

2. 应把握知识主线。要掌握全部药物是不可能的，对于系列药物如巴比妥类、喹诺酮类、青霉素类、四环素类等，在学习过程中掌握药物的共性，进而对药物的个性加以把握，能起到事半功倍之效。

3. 归纳总结、学会记忆、融会贯通。以药物结构为例，可总结酯类药物、酰胺类药物、具光学异构药物、前药等内容，加深记忆。药物化学与药理学、药剂学、临床疾病概要、药物分析等有许多交叉知识，这些知识既能提高学习兴趣，又有助于知识的掌握。如通过对地西泮与奥沙西泮的结构对比，加深对地西泮和奥沙西泮关系的理解，更理解了前药现象；阿托品等具莨菪酸结构药物的硝酸化反应在药物分析中的应用等。

4. 认真做实训、练习。药物化学实训是重要的组成部分，通过实训规范操作、认真观察实验现象、真实记录实验现象或结果，既提高实验技能，又能通过实训掌握重要知识。如普鲁卡因实训项目之普鲁卡因的水溶液加氢氧化钠溶液,即生成白色沉淀;加热,变为油状物;继续加热,产生的蒸气能使湿润的红色石蕊试纸变为蓝色;加热至油状物消失后,放冷,加盐酸酸化,即析出白色沉淀。此实验能加深对普鲁卡因三种结构的认识和记忆。

总之,任何一门学科知识,只要运用科学学习方法,灵活分析及运用知识、加深理解、记忆、培养自学能力,都是能够掌握好相关学科内容的。

同步测试

一、选择题

（一）A 型题（单选题）

1. 哪种名称通常不是药物的常用三种名称（　　）。
   A. 通用名　　　　B. 化学名　　　　C. 拼音名　　　　D. 商品名
2. 药物化学的英文名现称为（　　）。
   A. Pharmaceutical Chemistry　　　　B. Medicinal Chemistry
   C. Pharmaco-chemistry　　　　　　D. Biochemistry
3. 我国药品通用名命名的依据是（　　）。
   A. 中国药品通用名称（CADN）　　B. 国际非专有名（INN）
   C. 美国《化学文摘》（CA）　　　　D. 《中国药典》（Ch. P）
4. 人类使用的第一个抗生素是（　　）。
   A. 青霉素　　　　B. 红霉素　　　　C. 链霉素　　　　D. 头孢噻吩

（二）B 型题（每小组 5 个备选答案,备选答案可重复,可不选）
   A. 药品通用名　　　　B. 化学名　　　　C. 商品名
   D. 别名　　　　　　　E. INN 名

1. 炎痛喜康属于（　　）。
2. 对乙酰氨基酚属于（　　）。
3. 康泰克属于（　　）。
4. 4′-羟基乙酰苯胺属于（　　）。

（三）X 型题（多选题）

1. 药物化学主要研究范畴,包括研究药物的（　　）。
   A. 理化性质　　　B. 制备方法　　　C. 构效关系　　　D. 体内代谢
2. 下列药物作用于肾上腺素 β 受体的是（　　）。
   A. 普萘洛尔　　　B. 阿替洛尔　　　C. 沙丁胺醇　　　D. 雷尼替丁

二、名词解释

通用名　　化学名　　商品名　　药物化学　　药物

第二章

镇静催眠药、抗癫痫药及抗精神病药

知识目标

1. 掌握苯巴比妥、地西泮、奥沙西泮、艾司唑仑、唑吡坦、氯丙嗪、奋乃静、氟哌啶醇的化学结构、理化性质及临床用途。

2. 熟悉镇静催眠药和抗精神病药的结构类型；作用机制和氟奋乃静、氯普噻吨、丁螺环酮、碳酸锂的结构特点及用途。

3. 了解镇静催眠药和抗精神病药的构效关系。

能力目标

1. 能写出苯巴比妥、地西泮等典型药物的结构特点。

2. 能应用典型药物的理化性质、构效关系解决该类药物的制剂调配、鉴别、贮存保管及临床应用问题。

第一节 镇静催眠药

镇静催眠药属于中枢神经系统抑制药物。镇静催眠药按化学结构可分为巴比妥类、苯二氮䓬类、吡唑并嘧啶类，另外还有咪唑并吡啶类、吡咯酮类、氨基甲酸酯等其他类。

一、巴比妥类药物

1. 概述

巴比妥类药物是丙二酰脲（巴比妥酸）的衍生物，巴比妥酸本身无生理活性，只有当5位上的两个氢原子被烃基取代后才呈现活性。取代基的类型不同，起效快慢和作用时间也不同。临床上常用的巴比妥类药物见表2-1。

镇静催眠药

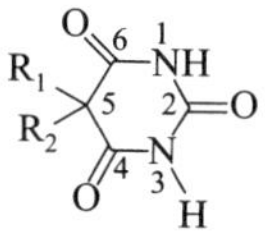

表 2-1　几种常用巴比妥类药物

类别	药物名称	结构式	药物名称	结构式
长时	巴比妥	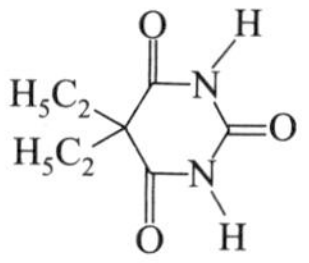	苯巴比妥	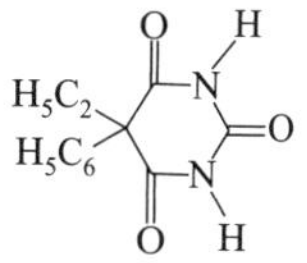
中时	异戊巴比妥	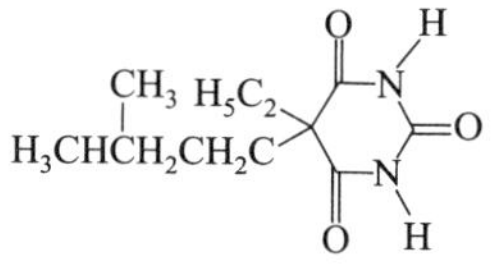	环己烯巴比妥	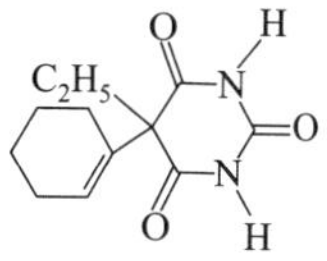
短时	司可巴比妥	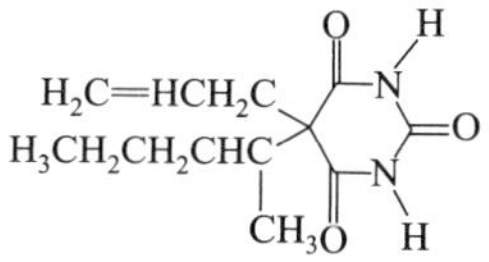	戊巴比妥	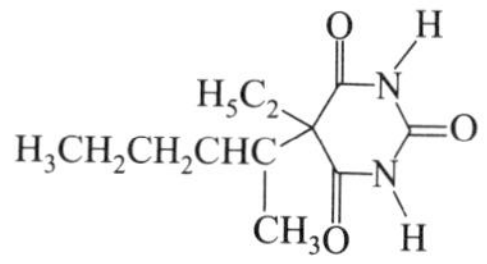
超短时	海索比妥	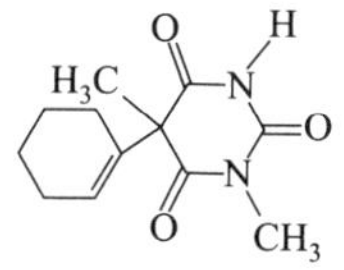	硫喷妥钠	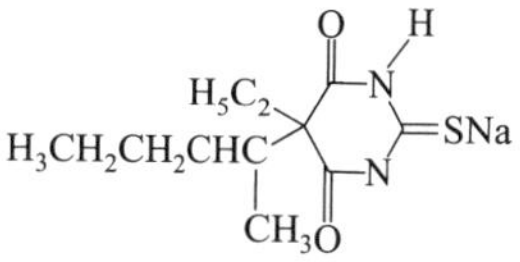

通常按作用时间将巴比妥类药物分为四种类型：长时间作用型（4~12h），又称长效型，如巴比妥和苯巴比妥；中时间作用型（2~8h），如异戊巴比妥和环己烯巴比妥；短时间作用型（1~4h），如司可巴比妥和戊巴比妥；超短时间作用型（0.5~1h），如海索比妥和硫喷妥钠。

2. 巴比妥类药物的理化性质

巴比妥类药物一般为白色结晶或结晶性粉末，熔点一般在 96~205℃，加热后多能升华，不溶于水，易溶于乙醇及有机溶剂。

（1）弱酸性　巴比妥类药物具有内酰胺-内酰亚胺互变异构，形成烯醇型，因而具有弱酸性，能溶解于氢氧化钠溶液中生成钠盐。但巴比妥的酸性（$pK_a=4.12$）弱于碳酸，其钠盐不稳定，容易吸收空气中的二氧化碳而析出巴比妥沉淀。

（2）水解性　巴比妥类药物的基本骨架为环状酰脲结构，分子中具有双内酰亚胺结构，比酰胺更易水解，故巴比妥类药物容易发生水解开环反应。水解反应速度及产物取决于溶液的 pH 及环境温度。在中性和室温条件下水解较难发生，如苯巴比妥于 20℃ 放置 1 年，水解率仅 2%，随 pH 和温度升高，水解反应加速。巴比妥类药物的钠盐水溶液室温放置时，可水解生成酰脲类化合物，若加热可进一步水解并脱羧，生成双取代乙酸钠和氨。故巴比妥类药物一般都预先制成粉针，临用前配制为溶液。

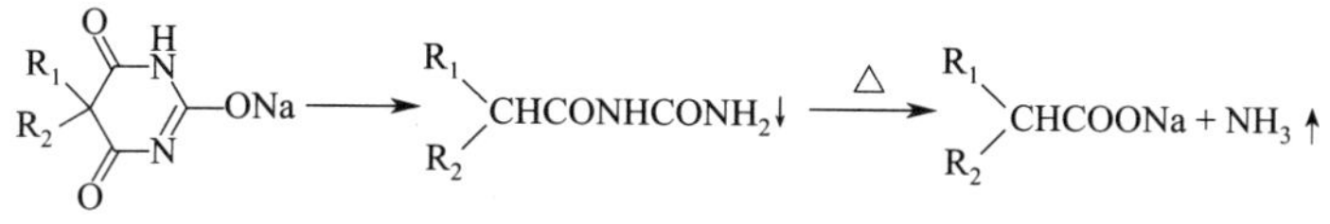

(3) 与银盐反应　巴比妥类药物分子中因含有—CONHCONHCO—双缩脲结构，其水溶性的钠盐可与某些重金属离子形成难溶性盐类，如与硝酸银作用生成一银盐，该银盐可以溶于碳酸钠溶液，当继续加入硝酸银时，则生成二银盐沉淀，该银盐不溶于碳酸钠溶液。

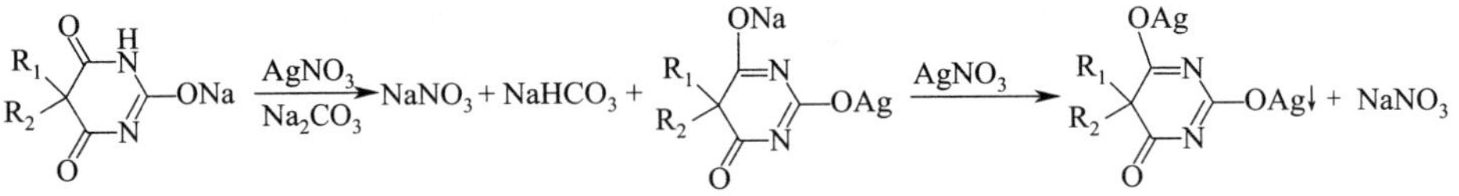

(4) 显色反应　巴比妥类药物与吡啶和硫酸铜溶液作用生成紫色络合物，而含硫巴比妥类药物经该反应后则显绿色，可用于区别。

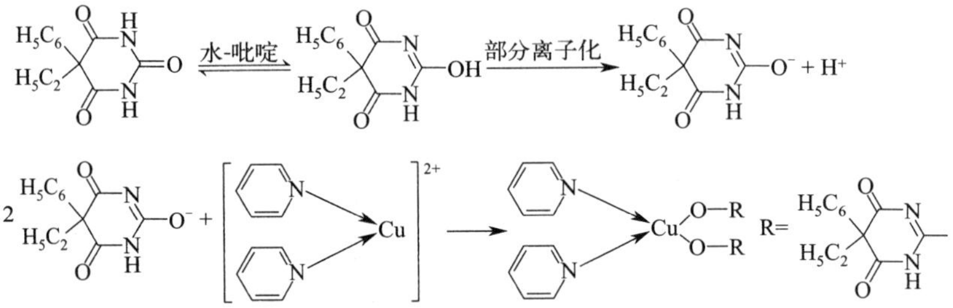

3. 巴比妥类药物的构效关系

巴比妥类药物属于结构非特异性药物，药物镇静催眠作用的强度和起效的快慢，主要与其理化性质有关，与其化学结构并无直接关联，而作用时间维持的长短则与5位碳上的两个取代基在体内的代谢过程有关。

(1) 镇静催眠作用的强度和起效快慢与药物理化性质有关　与活性有关的理化性质主要是药物的酸性解离常数 pK_a 和脂水分配系数。

巴比妥类药物可以解离成离子的原因是分子中含有三个内酰胺结构，因 pK_a 不同而进行内酰亚胺-内酰胺的互变异构。

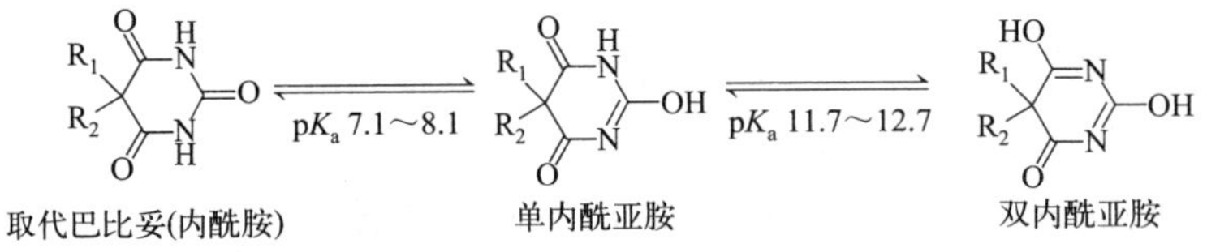

在生理 pH7.4 的条件下，各种巴比妥类药物在体内解离的程度不同，透过细胞膜和通过血脑屏障，进入脑内的药量也有差异，导致镇静催眠作用的强度和快慢不同。常用巴比妥类药物的 pK_a 和未解离率见表2-2。

表2-2　常用巴比妥类药物的 pK_a 和未解离率

项目	巴比妥酸	苯巴比妥酸	苯巴比妥	司可巴比妥	异戊巴比妥	戊巴比妥	海索比妥
pK_a	4.12	3.75	7.40	7.7	7.9	8.0	8.4
未解离率/%	0.05	0.02	50	66.61	75.97	79.92	90.91

巴比妥酸和苯巴比妥酸在生理 pH 7.4 条件下，99%以上是离子状态。几乎不能透过细胞膜和血脑屏障，进入脑内的药量极微，故无镇静催眠作用。苯巴比妥、异戊巴比妥未解离的分子分别为50%和75.97%，易于吸收和进入神经中枢而起作用。

药物必须有一个适当的脂水分配系数，才有利于其在体内的转运和分布。中枢神经系统的药物需要透过血脑屏障，因此脂溶性对于巴比妥类药物的镇静催眠作用影响很大。

① 5位碳上的两个氢必须都被取代，才有镇静作用。5位碳上的两个取代基的总碳数以4～8为最好，此时具有良好的镇静催眠作用；5位碳上的两个取代基的总碳数超过8，脂溶性过大，可导致惊厥。

② 2位上的氧原子被硫原子取代，由于脂溶性强，易通过血脑屏障，进入中枢神经系统的速度快，因此起效快，作用时间短。临床上多作为静脉麻醉药。

③ 在酰亚胺氮原子上引入甲基，可降低酸性和增加脂溶性。如海索比妥的pK_a为8.4，在生理pH 7.4条件下，约有90%未解离，因此起效快、作用时间短。

> **课堂活动**
>
> 讨论：巴比妥类药物的一般合成方法中，用卤代烃取代丙二酸二乙酯的氢时，当两个取代基大小不同时，应先引入大基团，还是小基团？为什么？

（2）作用时间的长短与体内的代谢过程有关　巴比妥类药物在肝脏进行代谢，最主要的代谢方式是5位碳上的取代基被细胞色素P450（CYP450）酶催化氧化，氧化产物均较原药物的脂溶性下降而失活。5位碳上的取代基不同则代谢速率不同，因此药物的作用时间长短也不同。当5位碳上的取代基为芳烃或饱和烷烃时，由于不易被催化氧化，因而作用时间长。当5位碳上的取代基为支链烷烃或不饱和烃时，氧化代谢较易发生，故作用时间短，成为中、短效作用型催眠药，例如异戊巴比妥。

4. 巴比妥类药物的合成通法

巴比妥类药物的合成方法关键是在5位碳上引入不同的取代基R_1和R_2，对于烷基取代巴比妥类药物的合成通法是先用丙二酸二乙酯与相应的卤代烃在乙醇钠的催化下引入所需的取代基，再与脲在醇钠催化下缩合得到5位双取代的巴比妥类药物。由于丙二酸二乙酯2位次甲基的氢具有化学活泼性，容易与卤代烃反应，因而不采用先环合的方法。除巴比妥外，巴比妥类药物5位碳上的两个取代基是不同的，为避免立体位阻的影响，合成时一般先引入体积大的基团，再引入体积小的基团，便于对所生成的中间体进行提纯分离。

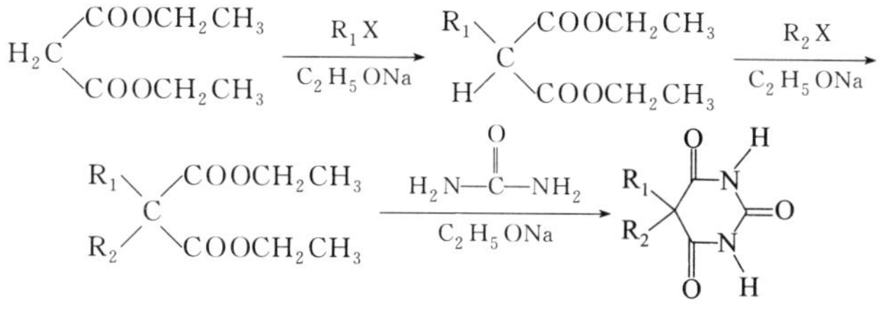

5. 典型药物

苯巴比妥　Phenobarbital

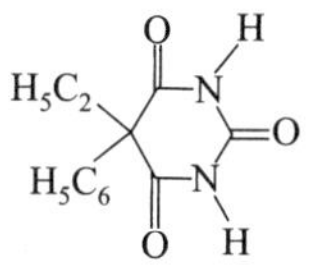

化学名为5-乙基-5-苯基-2,4,6(1H,3H,5H)-嘧啶三酮。

苯巴比妥的合成不能采用合成通法，原因是引入5位碳上相应的苯卤代烃不活泼，所以不能直接在丙二酸二乙酯上引入苯环。将苯乙酸乙酯在醇钠催化下与草酸二乙酯缩合引入苯基，然后加热脱羧，制得2-苯基丙二酸二乙酯，再用溴乙烷进行乙基化，最后与脲环合而得苯巴比妥钠，经酸化得到苯巴比妥。

$$C_6H_5CH_2COOCH_2CH_3 \xrightarrow[C_2H_5ONa]{\underset{COOCH_2CH_3}{COOCH_2CH_3}} H_5C_6\underset{COOCH_2CH_3}{\overset{COCOOCH_2CH_3}{|}} \xrightarrow[\Delta]{-CO} H_5C_6\underset{COOCH_2CH_3}{\overset{COOCH_2CH_3}{|}}$$

$$\xrightarrow[C_2H_5ONa]{C_2H_5Br} \underset{H_3C}{\overset{H_5C_6}{\underset{|}{\diagdown}}}\underset{COOCH_2CH_3}{\overset{COOCH_2CH_3}{\diagup}} \xrightarrow{1) H_2NCONH_2, C_2H_5ONa}_{2) HCl} \text{苯巴比妥}$$

本品为白色有光泽的结晶或白色结晶性粉末，无臭，味微苦，熔点174.5～178℃。

苯巴比妥化学性质如下。

① 本品在水中极微溶解，由于具有弱酸性，可与氢氧化钠反应生成苯巴比妥钠后制成水溶性的注射用药。苯巴比妥钠溶液吸收空气中的二氧化碳或与酸性药物配伍使用，会析出苯巴比妥沉淀。

[化学反应式：酮式-烯醇式互变异构，在NaOH作用下形成钠盐，可与CO₂, H₂O反应]

② 因分子中具有酰脲结构，本品水溶液放置过久则易水解，产生苯基丁酰脲沉淀而失去活性。为避免水解失效，苯巴比妥钠盐常预先制成粉针，临用时溶解配制。苯巴比妥钠置于空气中，易吸潮，亦可发生水解反应。

> **案例分析**：苯巴比妥钠药物的粉针剂用于注射时，为什么必须现配现用？

案例：护士在给患者注射苯巴比妥钠时，将其粉针剂用注射用水现配现用。如果配制好后长期存放会发生变质失效。

分析：因为苯巴比妥钠中具有酰脲结构，本品水溶液放置过久则易水解失活，而且长期存放，会吸收空气中的CO_2，析出苯巴比妥沉淀。

③ 本品具有双缩脲的特征反应，由于具有弱酸性，可在水-吡啶中烯醇化，部分解离为负离子，再与吡啶、硫酸铜作用生成紫色的苯巴比妥铜盐络合物，而含硫巴比妥类药物的该反应呈绿色。因此，可以用该反应来区别含硫和非含硫的巴比妥类药物。

[化学反应式：苯巴比妥在水-吡啶中烯醇化，部分离子化，与吡啶、Cu²⁺络合生成紫色络合物]

④ 巴比妥钠水溶液与硝酸银或硝酸汞试液作用所生成的白色银盐沉淀，可以溶于碳酸钠或氨试液。

二、苯二氮䓬类药

1. 概述

苯二氮䓬类催眠药是20世纪60年代初发展起来的第二代镇静催眠药物，其中1,4-苯二氮䓬类药的镇静催眠作用最强，而且副作用比巴比妥类药物小，目前在临床上几乎取代了第一代巴比妥类。到目前为止，其仍是治疗失眠最常用的药物。

2. 构效关系

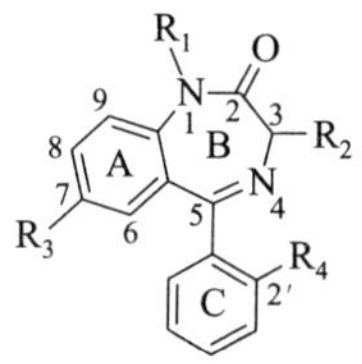

① 苯二氮䓬类药物分子中的七元亚胺内酰胺环（B环）为生物活性必需结构，而苯环（A环）被其他芳杂环如噻吩、吡啶等取代仍有较好的生物活性。

② 在7位及5-苯基上的2'位引入吸电子取代基能明显增强活性，其次序为$NO_2>Br>CF_3>Cl$。

③ 在1位氮上引入甲基，可使活性增强，若引入次甲基代谢脱去仍保留活性。

④ 在3位碳上引入羟基，虽活性稍下降，但毒性很低。

⑤ 在1，2位或4，5位并入杂环可增强活性。

3. 典型药物

地西泮　Diazepam

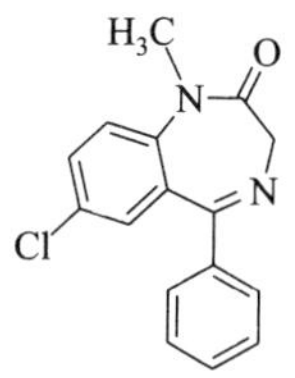

化学名为1-甲基-5-苯基-7-氯-1,3-二氢-2H-1,4-苯并二氮杂䓬-2-酮。

以3-苯-5-氯䓬呢为原料，在甲苯中以硫酸二甲酯经甲基化反应引入N-甲基。由于生成的1-甲基-3-苯基-5-氯䓬呢是季铵，可与甲磺酸成盐。在乙醇中用铁粉还原得到2-甲氨基-5-氯二苯甲酮，再与氯乙酰氯经酰化反应，生成2-N-甲基-氯乙酰氨基-5-氯二苯甲酮，最后在甲醇中与盐酸乌洛托品作用环合而得。

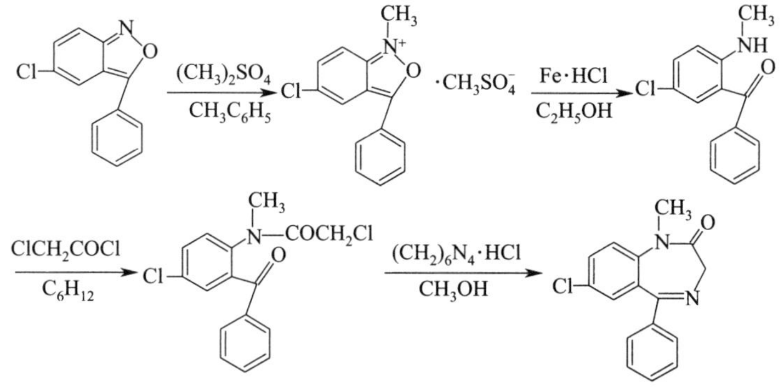

本品为白色或类白色结晶性粉末；无臭，味微苦；熔点 130~134℃。在水中几乎不溶，在乙醇中溶解，pK_a 为 3.4。

化学性质如下。

① 开环反应。本品由于分子中具有酰胺及烯胺的结构，遇酸或碱受热易水解开环。可以 1，2 位开环，也可以 4，5 位开环，两个过程可同时进行，生成 2-甲氨基-5-氯-二苯甲酮和甘氨酸。

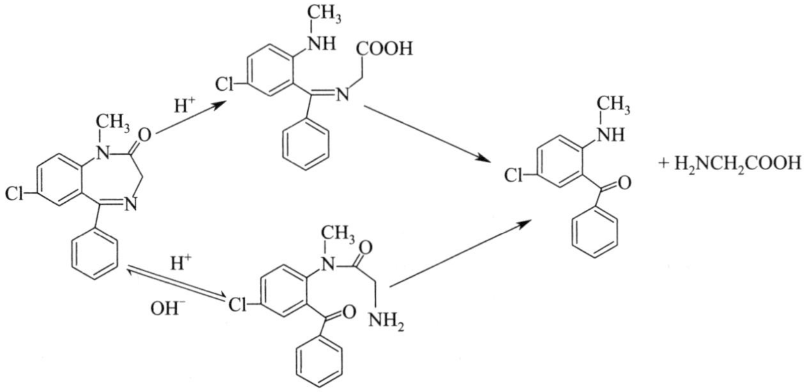

② 沉淀反应。本品可进行生物碱的一般反应，加碘化铋钾试液，产生橙红色沉淀（B·HBiI$_4$）。

③ 硫酸-荧光反应。地西泮溶于硫酸后，在紫外光（365nm）下，呈黄绿色荧光。

本品临床上用于治疗神经症。

奥沙西泮　Oxazepam

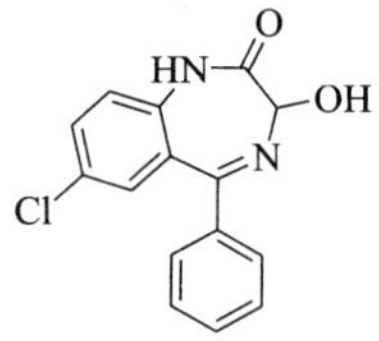

化学名为 5-苯基-3-羟基-7-氯-1,3-二氢-2H-1,4-苯并二氮杂䓬-2-酮。

本品为白色或类白色结晶性粉末，几乎无臭；对光稳定，熔点 198~202℃（分解）。微溶于乙醇、三氯甲烷或丙酮，水中几乎不溶，pK_a 11.6（HA），1.8（HB$^-$）。

化学性质：水解后的重氮化-偶合反应。在酸性条件下加热，可水解生成 2-苯甲酰基-4-氯苯胺、乙醛酸和氨，前者具有芳伯胺的特征反应，加亚硝酸钠试液，再加碱性 β-萘酚，发生重氮化-偶合反应，生成橙红色沉淀，可用来区别水解后不能生成芳伯胺的苯二氮杂䓬类药物。

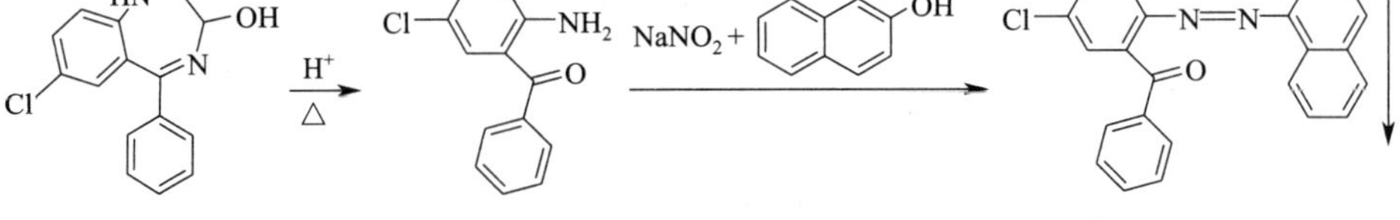

本品是地西泮的代谢产物，毒性低，副作用小。对焦虑、紧张、失眠均有效，还能控制癫痫大发作和小发作。

艾司唑仑 Estazolam

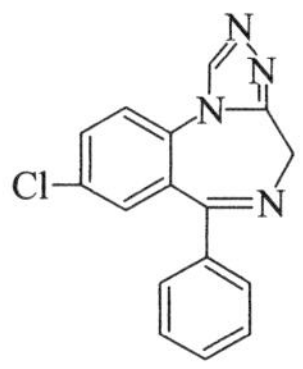

化学名为 6-苯基-8-氯-4H-[1,2,4]-三氮唑[4,3-a][1,4]苯并二氮杂䓬。

本品的结构特点是苯二氮杂䓬在 1,2 位并入三唑环,其合成方法有特殊性。常用的两种路线均以 2-氨基-5-氯二苯甲酮为原料。第一条路线是与氨基乙腈环合,再用肼引入第三个氮原子,经甲酸处理形成三唑环,得到艾司唑仑。另一条路线是 2-氨基-5-氯二苯甲酮先和甘氨酸乙酯盐酸盐反应形成七元的 2-酮苯二氮杂䓬,与 P_4S_{10} 生成 2-硫苯二氮杂䓬,再经与第一条路线相同的过程得到艾司唑仑。

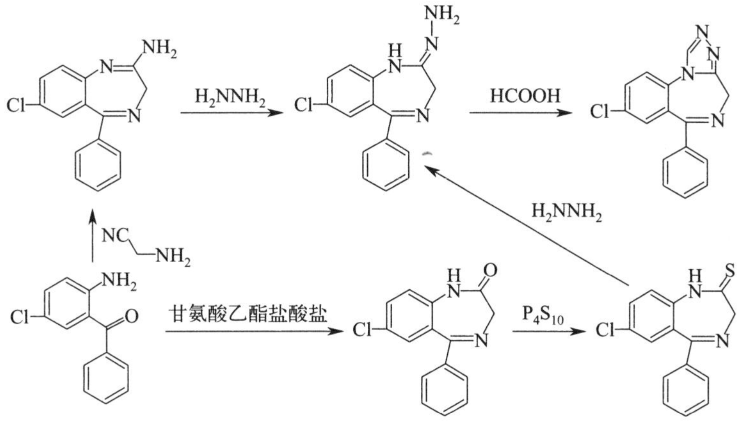

本品为白色或类白色结晶性粉末;无臭,味微苦。易溶于三氯甲烷或乙酸酐,溶于甲醇,略溶于乙醇或乙酸乙酯,几乎不溶于水;熔点为 229~232℃。

本品的苯二氮杂䓬结构在 1,2 位上并入了三唑环,不仅增强了代谢稳定性,使药物不易于 1,2 位水解开环,而且增加了药物与受体的亲和力,因此增强了药物的生理活性。

本品的 4,5-亚胺键不稳定,在酸性条件下极不稳定,室温即可水解开环,和非三唑类相似,在碱性条件下,亦能可逆性地闭环,不影响药物的生物利用度。

本品加盐酸煮沸 15min,三唑环可开环,能进行芳伯胺的特征反应。

本品是新型的苯并二氮杂䓬类药物,其镇静催眠作用比硝西泮强 2.4~4 倍,还具有广谱抗惊厥作用。

三、咪唑类

一般讲,所有的镇静催眠药对中枢神经系统都有抑制作用,会产生依赖性、戒断症状和宿醉现象。20 世纪 80 年代后期,人们开发了新一代非苯二氮䓬类催眠药。酒石酸唑吡坦是其中的典型代表药物之一,它是首个上市的咪唑并吡啶类镇静催眠药,对苯二氮䓬 ω_1 受体亚型的亲和性较强,因而选择性更高,镇静、催眠作用较强,而抗焦虑、肌肉松弛和抗惊厥作用较弱,且不抑制呼吸系统。本品口服生物利用度为 70%,作用时间短,半衰期为 2h,正常治疗周期下,极少产生生理依赖性和耐受性,有逐步取代苯二氮䓬类药物的趋势。其他较新的药物还有佐匹克隆、扎来普隆等。

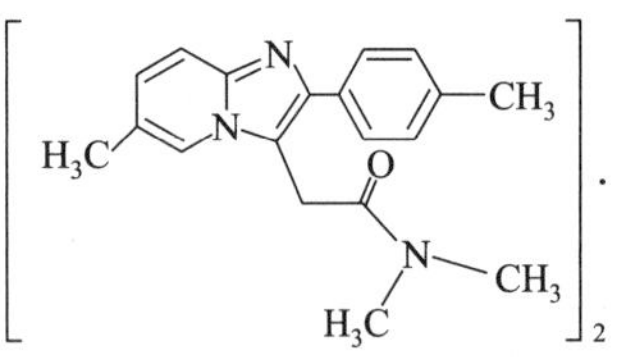

酒石酸唑吡坦 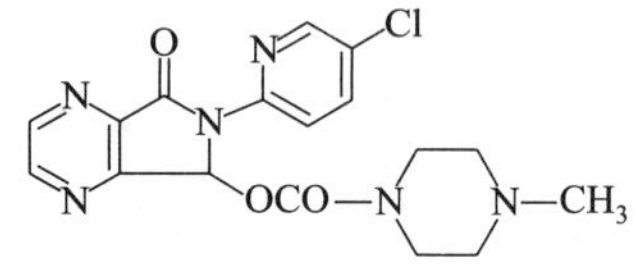　　　　　　　　　佐匹克隆 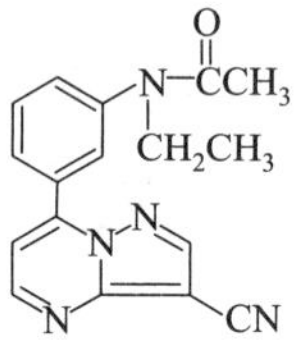　　　　　　　扎来普隆

第二节　抗癫痫药

癫痫是一种阵发性的暂时的大脑功能失调综合征，由很多原因引起，有些机制尚不是很清楚。一般认为是大脑局部神经元兴奋性过高，反复发生阵发性放电而引起的脑功能异常，表现为不同程度的运动、感觉、意识、行为和自主神经障碍等症状。按癫痫发作时的表现可分为全身性发作、部分发作和非典型发作三种类型。

抗癫痫药

目前临床上常用的抗癫痫药物，按化学结构类型可分为酰脲类（巴比妥类、乙内酰脲类及其类似物）、苯二氮䓬类、二苯并氮杂䓬类、GABA类似物、脂肪羧酸类和磺酰胺类等。巴比妥类及苯二氮䓬类中的一些药物在临床中广泛地用于抗癫痫。

一、酰脲类药物

1. 概述

酰脲类抗癫痫药物主要有巴比妥类和乙内酰脲类。比较巴比妥类和乙内酰脲类的化学结构，后者比前者少一个羰基，但它们同属环状酰脲类的化合物。将乙内酰脲化学结构中的—NH—以其电子等排体—O—或—CH$_2$—替换，则分别得到噁唑烷酮类和丁二酰亚胺类。苯巴比妥是最早用于治疗抗癫痫的巴比妥类药物，目前仍广泛用于临床，为癫痫大发作及局限性发作的重要药物。

2. 典型药物

苯妥英钠　Phenytoin Sodium

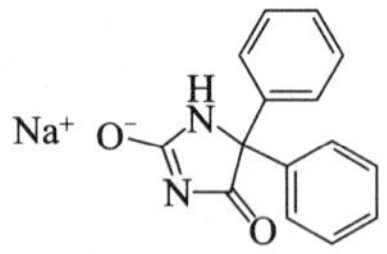

化学名为5,5-二苯基乙内酰脲钠盐。

本品为白色粉末；无臭；微有引湿性；在空气中渐渐吸收二氧化碳，生成苯妥英。苯妥英的结构与苯巴比妥类似，可因互变异构而显酸性pK_a约为8.3。苯妥英钠水溶液显碱性反应。常因部分水解而发生浑浊，故本品应密闭保存。

本品分子中具有环状酰脲结构（乙内酰脲），与碱加热可以分解产生二苯基脲基乙酸，最后生成二苯基氨基乙酸，并释放出氨。

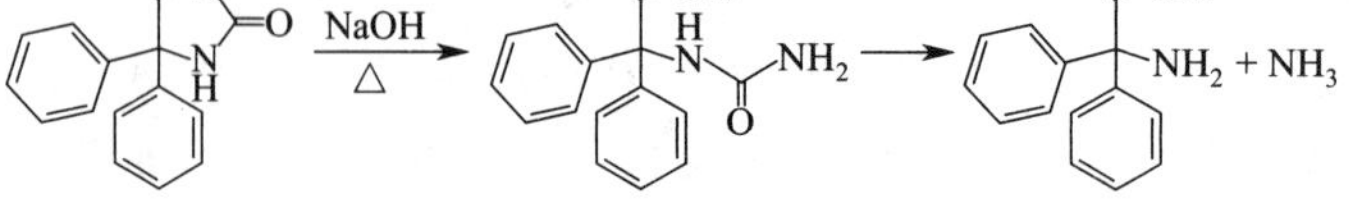

本品的水溶液中加入二氯化汞试液，可生成白色沉淀，在氨试液中不溶。巴比妥类的药

物，虽也有汞盐反应，但所得沉淀溶于氨试液中，可做鉴别。

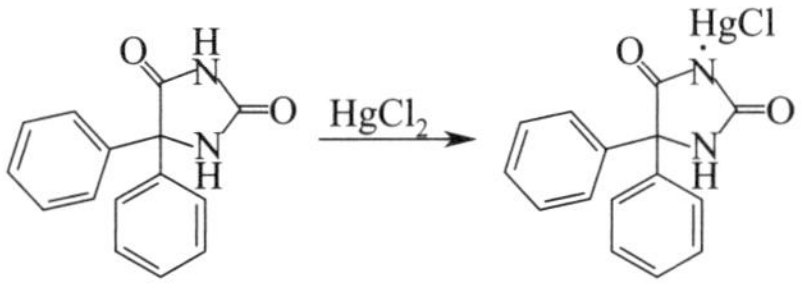

本品口服吸收较慢，片剂的生物利用度为79%。本品的治疗指数较低，有效血药浓度为10～20mg/ml，血药浓度超过20mg/ml易产生毒性反应。半衰期平均为22h，个体差异较大（7～42h）。需进行血药浓度的监测，以决定患者每日的给药次数和用量。

本品在肝脏代谢，代谢物主要为无活性的5-(4-羟基苯基)-5-苯乙内酰脲，它与葡糖醛酸结合排出体外。约20%以原形由尿排出，在碱性尿中排泄较快。本品是转氨酶的强诱导剂，可使合并应用的一些药物的代谢加快，血药浓度降低。

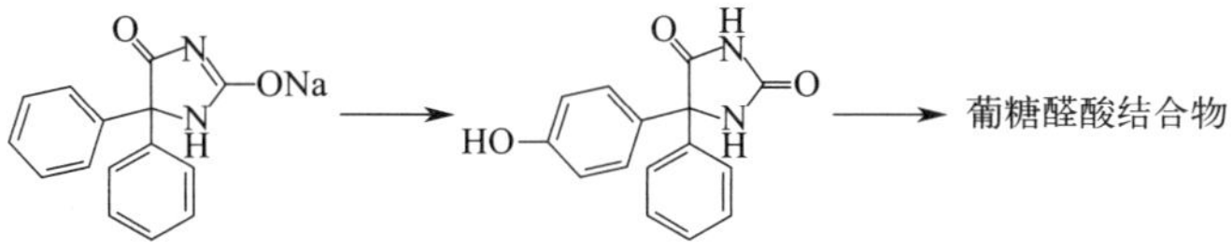

苯妥英钠是从巴比妥类药物的结构改造而来的药物，与巴比妥类相比，环上少一个羰基，为五元环的乙内酰脲类药物。同类药物乙苯妥英的抗癫痫作用仅为苯妥英的1/5，但毒性很小，口服易吸收；磷苯妥英是一个水溶性的苯妥英磷酸酯前药，已发展成为苯妥英的替代品。

> **课堂活动　苯巴比妥的合成**
> 讨论：苯巴比妥的合成与巴比妥药物的一般合成方法略有不同，为什么？

拓展提高　苯妥英钠的药理研究

苯妥英钠抗惊厥作用强，虽然毒性较大，并有致畸的副作用，但仍是治疗癫痫大发作和局限性发作的首选药，对癫痫小发作无效。其作用机制尚未完全阐明，多数学者认为它可阻断电压依赖性的钠通道，降低Na^+电流；可抑制突触前膜和后膜的磷酸化作用，减少兴奋神经递质的释放。上述作用稳定了细胞膜，抑制神经元反复放电活动而达到抑制癫痫发作的疗效。近年来研究证明，本品能增加大脑中抑制性神经递质GABA的含量，可能与其抗癫痫作用有关。

二、苯二氮䓬类

具有镇静、催眠、抗焦虑作用的苯二氮䓬类药物均具有抗惊厥作用，在临床上可作抗癫痫药，这类药物的品种较多，如地西泮、氯硝西泮等，均可用于控制各种癫痫。地西泮静脉注射为治疗癫痫持续状态的首选药物之一。氯硝西泮为广谱的抗癫痫药物，可以用于长期治疗癫痫。该类药物的作用机制主要与增强GABA能神经元有关，作用于GABA受体，加速了与GABA受体偶联的氯离子通道开放的频率，使氯离子内流增加。

此类药物的副作用为疲倦、思睡和昏睡。突然停药后的反跳作用会引起癫痫发作，长期应用会形成耐受性。

三、二苯并氮杂䓬类药物

1. 概述

1974年美国FDA批准的第一个该类药物是卡马西平，主要用于治疗其他药物难以控制的成年人的精神运动性癫痫和癫痫大发作、复杂部分性发作或其他全身性或部分性发作。与卡马西平同属于二苯并氮杂䓬类的药物还有 10 位引入羰基的奥卡西平，是一种前体药，药理作用和临床疗效与卡马西平相似，具有很强的抗癫痫活性，且耐受性较好。

2. 典型药物

卡马西平　Carbamazepine

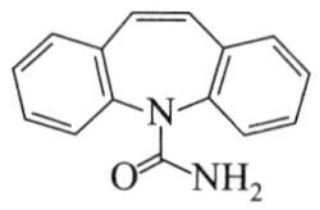

化学名为 5H-二苯并[b,f]氮杂䓬-5-甲酰胺。

本品为两个苯环与氮杂䓬环骈合而成，通过烯键连成一个大的共轭体系。其乙醇溶液在 235nm 与 285nm 波长处有最大吸收，可用于定性和定量的鉴别。本品为白色或类白色的结晶性粉末，具多晶性，mp.189～193℃。几乎不溶于水或乙醚，在乙醇中略溶，易溶于三氯甲烷。

本品在干燥和室温下较稳定。片剂在潮湿环境中保存时，药效降至原来的 1/3。原因可能是生成本品的二水合物，使片剂表面硬化，使本品的溶解和吸收困难。本品长时间光照，固体表面由白色变橙色，部分成二聚体和 10,11-环氧化物，故需避光保存。

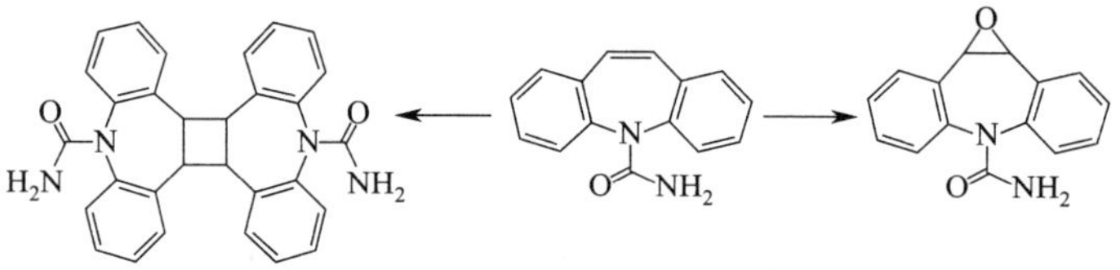

本品的水溶性差，口服吸收较慢且不规则。代谢在肝脏进行，代谢物主要自尿中排出，其代谢物 10,11-环氧卡马西平仍具活性。代谢途径如下：

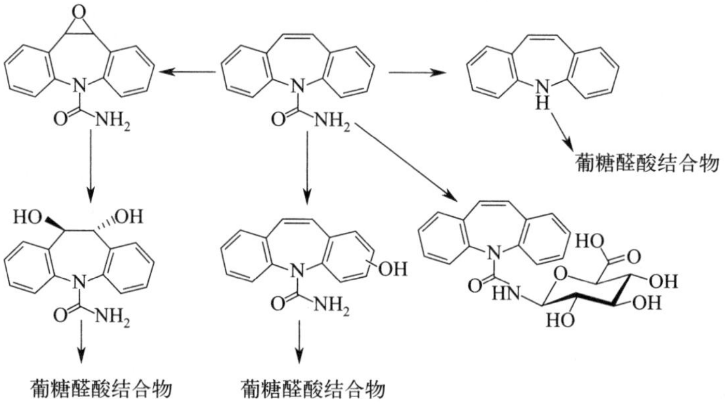

四、GABA 类似物

1. 概述

GABA 是哺乳动物中枢神经系统的抑制性递质，通过和 GABA 受体作用降低脑部的兴奋性。GABA 类似物类药物是从 GABA 的结构出发设计而成的与 GABA 神经能有关的药物。普洛加胺是一种拟 GABA 药，可直接激动 GABA 受体，其结构中二苯亚甲基增加了 γ-氨基丁酰胺的亲脂性。

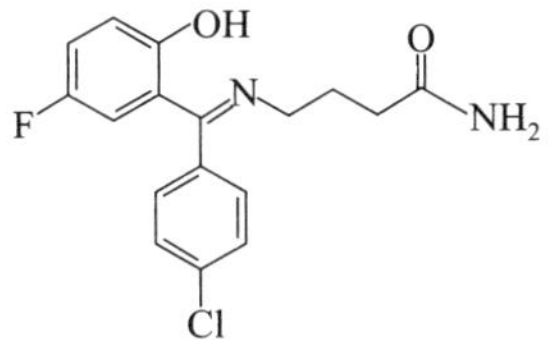

普洛加胺 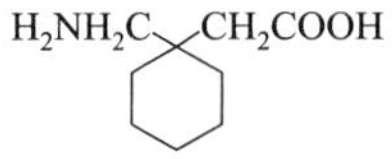　　加巴喷丁 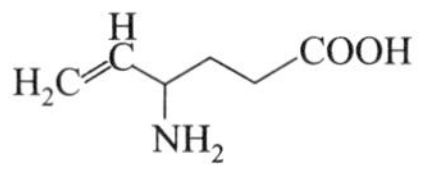　　氨己烯酸

2. 典型药物

普洛加胺　Progabide

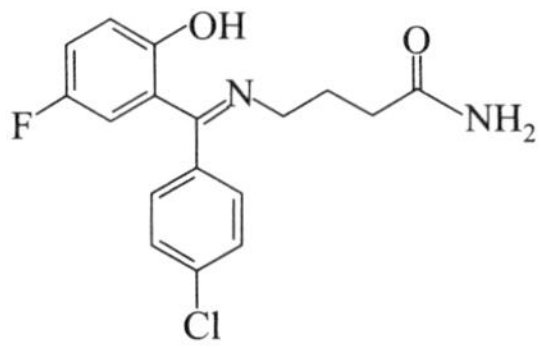

化学名为 4-{[(4-氯苯基)(5-氟-2-羟基苯基)甲叉基]氨基}-丁酰胺。

本品易水解，在酸或碱性条件下可室温水解成取代的二苯甲酮和 γ-氨基丁酰胺。溶液在 pH 6~7 时最稳定。

本品是一种拟 GABA 药，是 γ-氨基丁酰胺的前药，二苯甲叉基为载体部分与 γ-氨基丁酰胺相连。制成前药可使药物的亲脂性增加，便于药物透过血脑屏障在中枢神经发挥作用。

本品作为 GABA 受体的激动剂，对癫痫、痉挛状态和运动失调均有良好的治疗效果，副作用较轻。本品口服吸收良好，在肝脏有首过效应，在体内代谢成有活性的相应酸（PGA），最后分解形成二苯甲酮衍生物（SL-79-182）、γ-氨基丁酰胺及 γ-氨基丁酸。主要代谢过程如下：

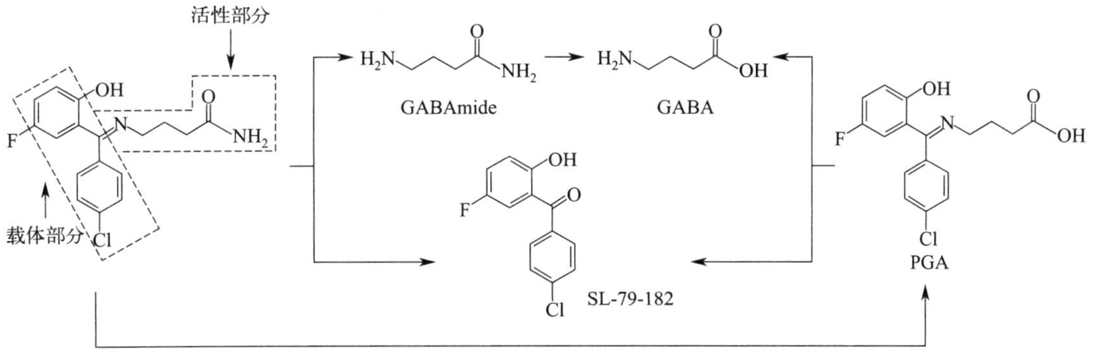

本品及活性代谢产物都可直接作用于 GABA 受体，呈抗癫痫活性，与受体结合能力的顺序是 GABA＞SL-79-182＞GABA 酰胺＞普洛加胺。

> **课堂活动**
> 讨论：普洛加胺作为前药的意义何在？

五、脂肪羧酸类及其他类

1963 年 Meunierz 在筛选抗癫痫药物进行动物实验时，意外发现作为溶剂的丙戊酸本身有很强的抗癫痫作用。后来的实验结果显示，它的钠盐对电休克或化学方法诱导的惊厥有对抗作用且安全，进而研究和发展了一类具有脂肪羧酸结构的抗癫痫药物。1964 年丙戊酸钠作为抗惊厥药物首先在临床使用。

丙戊酸钠主要适用于单纯或复杂失神发作、全身强直-阵挛发作（大发作，GTCS）、肌阵挛发作的治疗，对各型小发作的效果更好，为镇静作用小的代表药物。其在肝内代谢出 β 和 ω 氧化反应产物，这些代谢产物均能明显提高发作阈值，但抗癫痫作用均低于其母体，而代谢产物 2-烯丙戊酸的作用是母体的 1.3 倍。丙戊酸盐的作用机制尚未阐明，可能是直接增加了脑内抑制性递质 GABA 的浓度，减少线粒体的氧化磷酸化，间接增加脑内 GABA 的浓度。

$$H_3C-CH_2-CH_2\diagdown \atop H_3C-CH_2-CH_2\diagup CHCOR \quad \begin{matrix} R=OH & 丙戊酸 \\ R=ONa & 丙戊酸钠 \\ R=NH_2 & 丙戊酰胺 \end{matrix}$$

丙戊酰胺是丙戊酸的酰胺衍生物，它抗癫痫谱广、作用强、见效快而毒性较低，临床试用于多种类型癫痫均有较好的疗效。构效关系研究认为伯酰胺的作用比其他酰胺强，丙戊酰胺比丙戊酸的作用强 2 倍。一些实验推断其作用机制可能是该类药物可以阻断电压依赖性的钠通道、钙通道，另外还增加 GABA 能神经系统的抑制功能。通过抑制 GABA-T 酶的活性，抑制 GABA 的降解代谢过程，可增加脑内 GABA 的含量。

第三节 抗精神病药

精神失常主要表现为各种精神分裂症、焦虑、抑郁、狂躁等。抗精神失常药对精神活动有选择性抑制作用，在不影响意识清醒的情况下，清除躁狂不安、精神错乱、忧郁、焦虑等症状。

本类药物根据药理作用分为：抗精神病药，主要用于治疗精神分裂症，使患者恢复正常理智；抗焦虑药，可消除紧张和焦虑状态；抗抑郁药，可治疗抑郁症，改善患者的情绪；抗躁狂药，主要治疗病态的情感活动过度高涨。

一、抗精神病药

对于精神神经疾病的治疗，早期是用溴化钾，或者用电休克方法，直到 20 世纪 50 年代氯丙嗪的发现，才促进了治疗精神病的各种类型药物的发展。

按化学结构分类，抗精神病药物主要有吩噻嗪类、硫杂蒽类、丁酰苯类、二苯氮䓬类和苯甲酰胺类等。

1. 吩噻嗪类

（1）概述 吩噻嗪类抗精神病药物是在研究吩噻嗪类抗组胺药异丙嗪的构效关系时发现氯丙嗪具有很强的抗精神病作用，而成为第一个吩噻嗪类药物。

异丙嗪　　氯丙嗪

氯丙嗪有较强的安定作用，临床上常用来治疗以兴奋症为主的精神病，但副作用较大，因此对氯丙嗪进行了结构改造。当氯丙嗪 2 位氯原子分别被乙酰基和三氟甲基取代时，得到乙酰丙嗪和三氟丙嗪，乙酰丙嗪作用弱于氯丙嗪，但毒性亦较低；三氟丙嗪的活性为氯丙嗪的 4 倍。

吩噻嗪母核上的氮原子（10 位）的取代基对活性的影响很大，可进行结构改造，当 10 位侧链上的二甲氨基以哌嗪衍生物取代，得到作用更强的药物，如奋乃静、氟奋乃静、三氟拉嗪。

将侧链含有羟乙基的哌嗪类药物与长链脂肪酸缩合成酯，是畅销的抗精神失常药。如氟奋乃静庚酸酯和氟奋乃静癸酸酯的作用时间长。如表 2-3 是几种吩噻嗪类药物结构及作用强度比较。

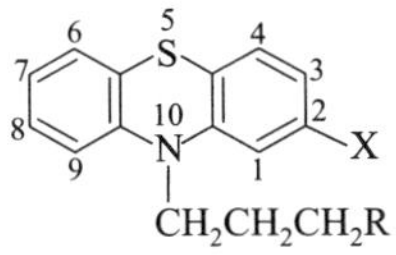

表 2-3　几种吩噻嗪类药物结构及作用强度比较

药物名称	R	X	作用强度
氯丙嗪	—N(CH$_3$)$_2$	—Cl	1
乙酰丙嗪	—N(CH$_3$)$_2$	—COCH$_3$	<1
三氟丙嗪	—N(CH$_3$)$_2$	—CF$_3$	4
奋乃静	—N⟨⟩NCH$_2$CH$_2$OH	—Cl	10
氟奋乃静	—N⟨⟩NCH$_2$CH$_2$OH	—CF$_3$	50
三氟拉嗪	—N⟨⟩NCH$_3$	—CF$_3$	13
氟奋乃静庚酸酯	—N⟨⟩NCH$_2$CH$_2$OCOC$_6$H$_{13}$	—CF$_3$	—
氟奋乃静癸酸酯	—N⟨⟩NCH$_2$CH$_2$OCOC$_9$H$_{19}$	—CF$_3$	—

（2）典型药物

盐酸氯丙嗪　Chlorpromazine Hydrochloride

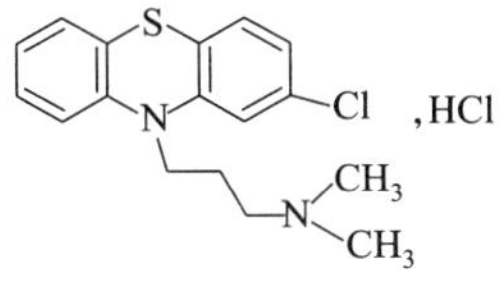

化学名为：N,N-二甲基-2-氯-10H-吩噻嗪-10-丙胺盐酸盐。

合成路线：以间氯苯胺为原料，与邻氯苯甲酸经 Ullmann 反应，制得 2-羧基-3-氯-二苯胺，与铁粉加热脱去羧基，在碘的催化下与硫环合，形成三环吩噻嗪母核，再于碱性缩合剂催化下与相应的卤代侧链缩合得到。用硫环合时，生成少量 4-氯吩噻嗪，该化合物在氯苯中溶解度大，可用氯苯作溶剂，2-氯吩噻嗪析出结晶，而 4-氯吩噻嗪留在母液中。以 1-氯-3-二甲氨基丙烷为侧链缩合得到氯丙嗪后，用饱和盐酸醇溶液制成盐得到盐酸氯丙嗪。

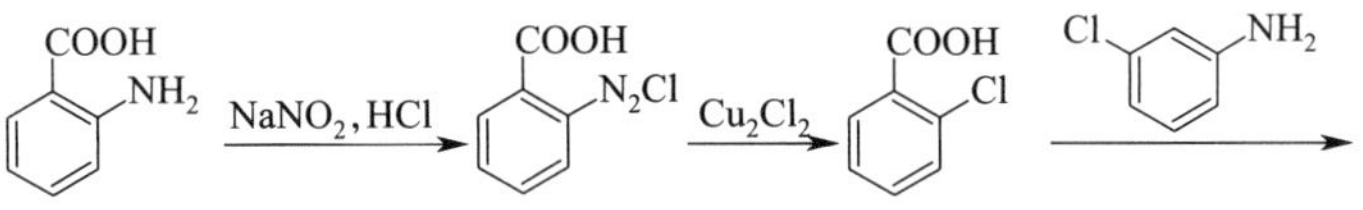

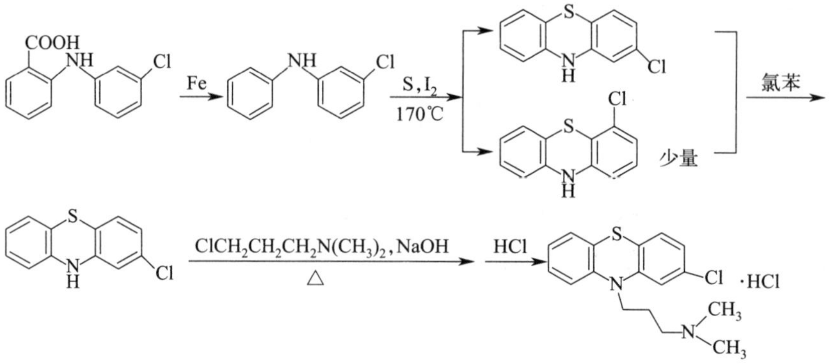

[合成路线图]

本品为白色或乳白色结晶性粉末，微臭，味极苦，有吸湿性。水溶液显酸性，5%水溶液的pH为4~5，易溶于水、乙醇或三氯甲烷，不溶于乙醚或苯，熔点194~198℃。

本品由于吩噻嗪环的S和N有丰富的电荷密度，易被氧化，在空气或日光中放置，渐变为红色。氧化产物非常复杂，最少有12种以上。因此注射液中需加入对氢醌、连二亚硫酸钠、亚硫酸氢钠或维生素C等抗氧剂，以阻止氧化变色。

本品水溶液加硝酸后显红色，同时生成瞬间消失的白色浑浊；稍经放置，红色变深；加热，溶液迅速变为无色。

本品与三氯化铁作用，可显示稳定的红色。

临床用于治疗精神分裂症和躁狂症，亦用于镇吐、强化麻醉及人工冬眠等。氯丙嗪可抑制脑干网状结构的上行激活系统，故还有很强的镇静作用。可以影响延脑的呕吐中枢活动，故有抑制呕吐的作用。

> **课堂活动**
> 讨论：氯丙嗪与异丙嗪的区别是什么？

2. 硫杂蒽类

（1）概述　将碳原子取代吩噻嗪环上10位氮原子，并通过双键形成与侧链相连而形成的噻吨类化合物，又称硫杂蒽类。如常用药物氯普噻吨又名泰尔登，对精神分裂症和神经症疗效较好，作用比氯丙嗪强，毒性也较小。氯普噻吨的侧链以羟乙基哌嗪取代，得到珠氯噻醇，活性增强，作用与氟哌啶醇相同。它是顺式异构体，其反式异构体为氯哌噻吨，作用比氟哌啶醇弱。

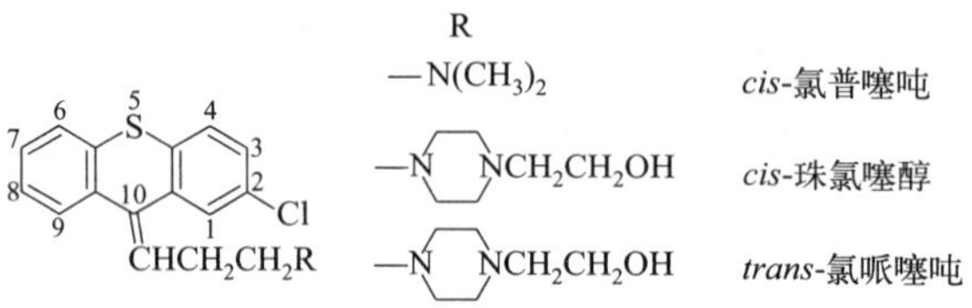

[结构式图]

（2）典型药物

氯普噻吨　Chlorprothixene

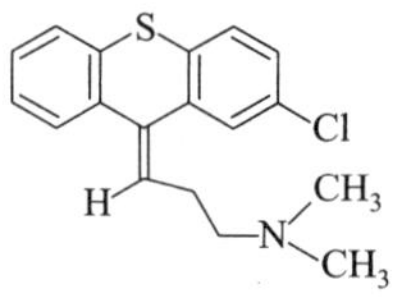

[结构式图]

化学名为（Z）-N,N-二甲基-3-(2-氯-9H-亚噻吨基)-1-丙胺。

本品合成的关键是噻吨环的合成。以邻氨基苯甲酸经重氮化，生成的重氮化物与对氯苯硫酚缩合生成 4-氯二苯硫-2-羧酸，经脱水环合，得到三环物 2-氯噻吨酮。以二甲氨基氯丙烷的格氏试剂经格氏反应，再用硫酸脱水，得到 E 和 Z 型的混合物。利用两种构型化合物在石油醚中的溶解度不同，用石油醚处理，得到在石油醚中溶解度小的 Z 型氯普噻吨结晶。反式 E 型体可以用硫酸加热转化为 Z 型氯普噻吨。

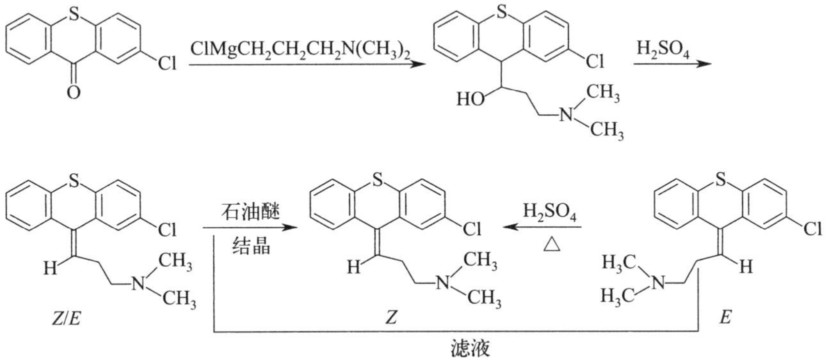

本品是淡黄色结晶性粉末，无臭，易溶于三氯甲烷，不溶于水，熔点 96～99℃。具碱性，侧链的二甲氨基能与盐酸成盐。

本品加硝酸后显亮红色，在紫外灯下其溶液显绿色。

本品在室温条件下比较稳定，在光照和碱性条件下，可发生双键的分解，生成 2-氯噻吨和 2-氯噻吨酮。

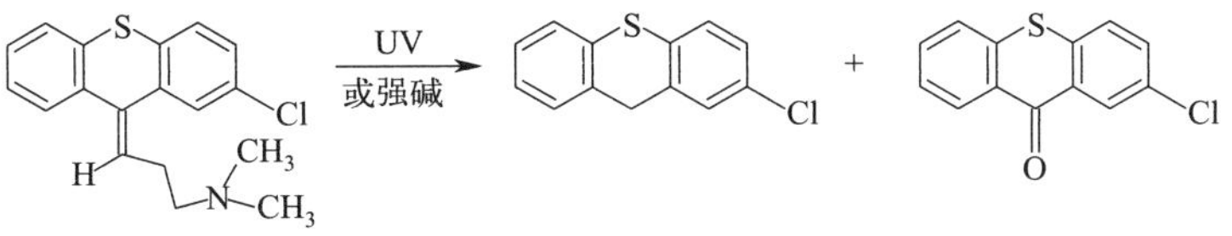

本品通过阻断脑内神经突触后多巴胺受体而产生较强的镇静作用，还可以减少对脑干网状结构的直接刺激，对精神运动兴奋的患者能较快地控制兴奋和躁动，还可以用于躁狂症的治疗。本品可抑制延脑化学感受区，具有止吐的作用。

3. 丁酰苯类及其类似物

（1）概述　在研究镇痛药哌替啶衍生物的过程中，发现将哌替啶 N 上的甲基用丁酰基取代时，除具有吗啡样活性外还有类似氯丙嗪的作用，因此发展了有较强抗精神失常作用的丁酰苯类。

氟哌啶醇是此类中最早应用于临床的抗精神病药。后来发现了作用更强的三氟哌多等。

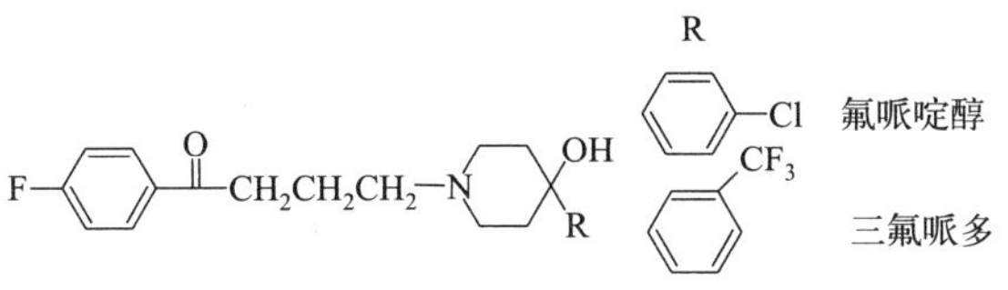

在对丁酰苯类的结构改造中，用 4-氟苯甲基取代丁酰苯部分的酮基，发现了具有长效作用的二苯丁基哌啶类抗精神失常的药物。如五氟利多、氟司必林和匹莫齐特。

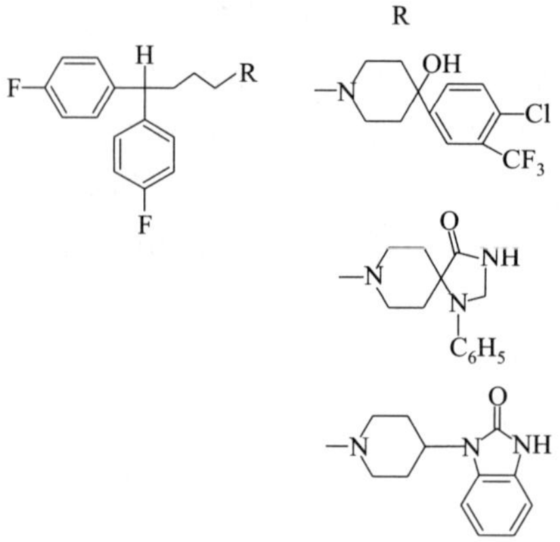

五氟利多

氟司必林

匹莫齐特

(2) 典型药物

氟哌啶醇　Haloperidol

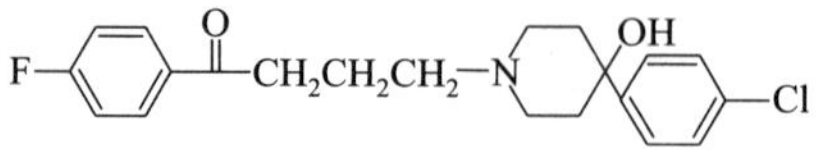

化学名为 1-(4-氟苯基)-4-[4-(4-氯苯基)-4-羟基-1-哌啶基]-1-丁酮。

以氟苯为原料，与 4-氯丁酰氯经 Friedel-Crafts 反应，形成 4-氯-1-(4-氟苯基)丁酮-1。再用 1-氯-4-异丙烯基苯与氯化铵、甲醛缩合，再经盐酸加热脱水重排生成 4-(4-氯苯基)-1,2,3,6-四氢吡啶，经溴化氢加成、水解生成 4-(4-氯苯基)哌啶-4-醇。后者与 4-氯-1-(4-氟苯基)丁酮-1 缩合而得到本品。

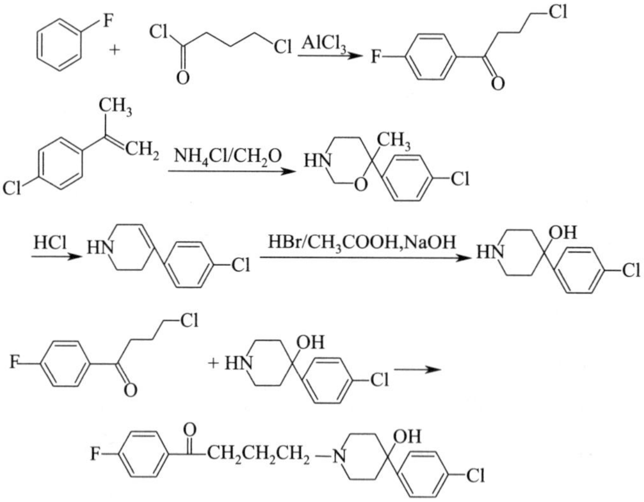

本品为白色或类白色结晶性粉末，无臭，无味；溶于三氯甲烷，略溶于乙醇，微溶于乙醚，几乎不溶于水，熔点 149～153℃，对光敏感。

临床用于治疗各种急慢性精神分裂症及躁狂症，对呕吐也有效。本品的锥体外系副作用高达 80%，而且有致畸作用。

4. 苯甲酰胺类

(1) 概述　舒必利是苯甲酰胺类药物的典型代表之一，它能拮抗下丘脑、脑桥和延脑的多巴胺受体，具有较强的抗木僵、退缩、幻觉、妄想的作用，此外还具有较强的中枢性止吐和抑制胃液分泌作用，对精神分裂症的阴性症状有一定效果。

（2）典型药物

舒必利 Sulpiride

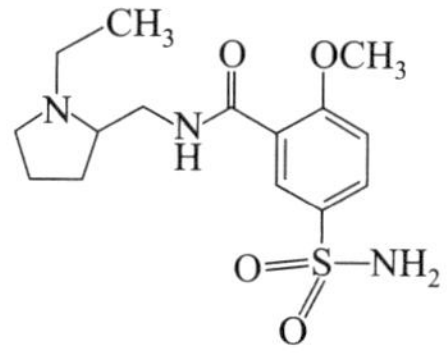

化学名为 N-[(1-乙基-2-吡咯烷基)甲基]-2-甲氧基-5-(氨基磺酰基)苯甲酰胺。

本品为白色或类白色结晶性粉末，无臭，微溶于乙醇、丙酮，在三氯甲烷中极微溶解，几乎不溶于水，在氢氧化钠溶液中极易溶解，熔点 177～180℃，pK_a 为 9.1。结构中有手性碳，存在光学异构体，左旋体 S-(-) 具有抗精神病活性，临床使用外消旋体。

在氢氧化钠溶液中加热，水解释放出氨气，能使湿润的红色石蕊试纸变蓝。

本品用于治疗精神分裂症及焦虑性神经症，也用于止吐，止吐作用是氯丙嗪的 166 倍，并有抗抑郁作用。它的优点是很少有锥体外系副作用。

二、抗焦虑药

抗焦虑药是主要用于缓解焦虑和紧张的药物，以苯二氮䓬类为主，包括氯氮䓬、地西泮及其衍生物。这类药物治疗效果好、安全度高、副作用小，兼具抗焦虑、松弛肌紧张、抗癫痫及镇静催眠等作用，临床应用最为广泛。

盐酸丁螺环酮为非苯二氮䓬类的抗焦虑药，它能选择性地结合 5-HT1A 受体，产生弱的激动作用，是一种 5-HT1A 受体的部分激动剂，临床可用于广泛性焦虑症的治疗。

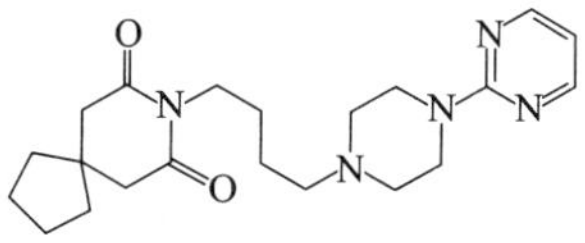

盐酸丁螺环酮

三、抗抑郁药

1. 概述

抗抑郁药是一类主要治疗情绪低落、心情郁郁寡欢、悲观、消极的药物，用药后可以使情绪振奋，提高情绪，增强思维能力及使精力好转。临床常用的抗抑郁药可分为单胺氧化酶抑制剂、5-羟色胺再摄取抑制剂及去甲肾上腺素重摄取抑制剂（三环类抗抑郁药）。5-羟色胺再摄取抑制剂为新型抗抑郁药，该类药物选择性强，副作用低。主要抗抑郁药见表 2-4。

表 2-4 主要抗抑郁药分类

类别	药物名称及化学结构
单胺氧化酶抑制剂	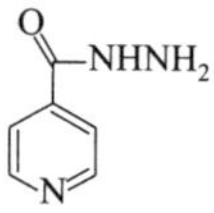 异烟肼 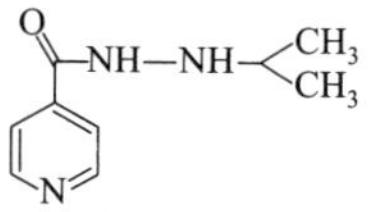　　异丙烟肼 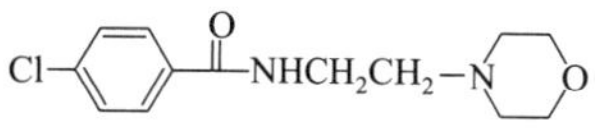　　吗氯贝胺

续表

类别	药物名称及化学结构
5-羟色胺再摄取抑制剂	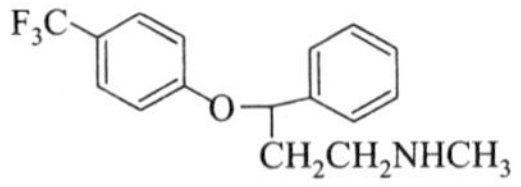 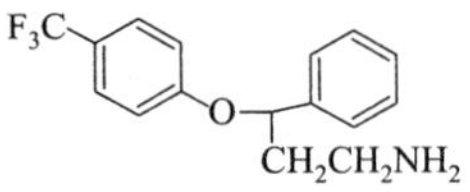 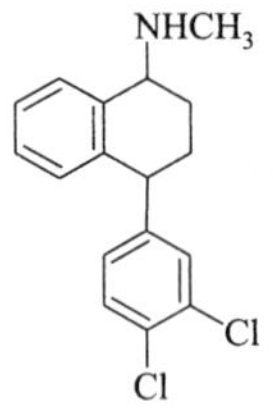 氟西汀　　去甲氟西汀　　舍曲林
三环类抗抑郁药	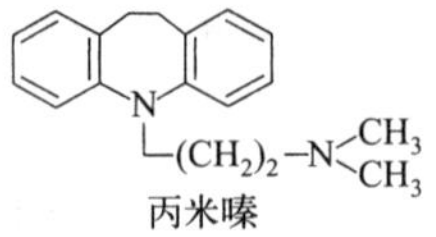 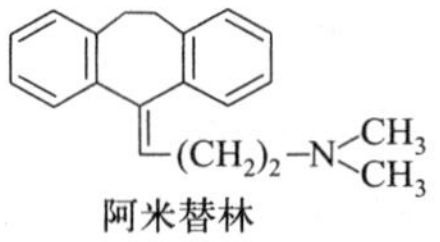 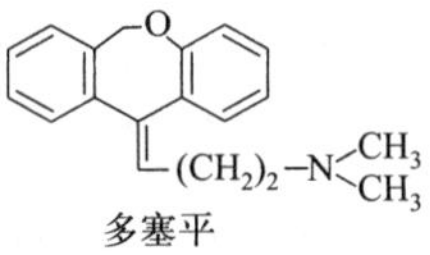 丙米嗪　　阿米替林　　多塞平

2. 典型药物

盐酸阿米替林　Amitriptyline Hydrochloride

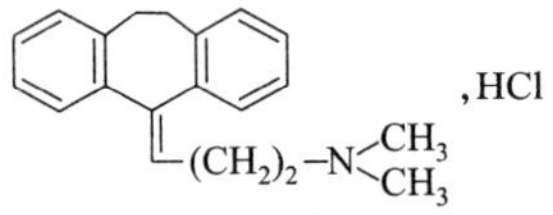

化学名为 N,N-二甲基-3-(10,11-二氢-5H-二苯并[a,d]环庚三烯-5-亚基)-1-丙胺盐酸盐。

本品合成的关键是双键的形成，以二苯[a,d]环庚酮为原料，经格氏反应，得到 5-羟基-5-(3-二甲氨基丙基)二苯[a,d]环庚二烯，用浓盐酸脱水并成盐而制得。

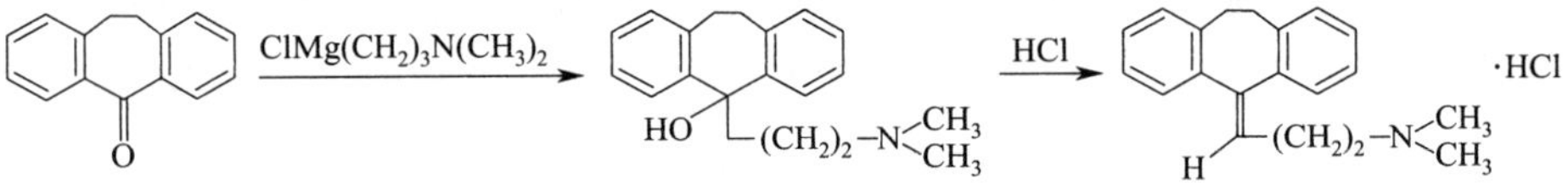

本品是白色、类白色粉末或无色结晶，无臭或几乎无臭味苦，有烧灼感，随后有麻木感。易溶于水、甲醇、乙醇或三氯甲烷，几乎不溶于乙醚；熔点 195～199℃。

本品具有双苯并稠环共轭体系，并且侧链含有脂肪族第三胺结构。对日光较敏感，易被氧化变成黄色，故需避光保存。加氧化剂硫酸时，溶液可显红色。其水溶液不稳定，在缓冲溶液中能分解，某些金属离子能催化本品降解。

本品适用于各种抑郁症的治疗，尤其对内因性精神抑郁症的疗效好。由于不良反应少，是临床最常用的三环类抗抑郁药，能明显改善或消除抑郁症状。

四、抗躁狂药

躁狂症是一种病态的情感活动过于高涨的精神失常症状，发病机制不明。抗精神病药中的氯丙嗪、氟奋乃静和氟哌啶醇等均可治疗躁狂症，而最常用的是锂盐类的药物，首选碳酸锂。

碳酸锂对正常人的精神活动没有影响，对躁狂症发作有特效。其作用机制尚未确定，可能是由于锂离子的作用，影响钾、钠离子的三磷酸腺苷活性，使神经元间细胞膜钠离子转换功能改善，而使神经递质的含量降低。另外，碳酸锂可以促进 5-羟色胺合成，可使情绪稳定。也有人认为碳酸锂的机制是抑制脑内神经突触部位的去甲肾上腺素释放，并促进其再摄取，使去甲肾上腺素的含量降低，稳定患者的情绪，除用于躁狂症，还能治疗精神分裂症。碳酸锂虽然口服吸收完全，但由于通过血脑屏障慢，因此显效慢。

同步测试

一、选择题

（一）A 型题（单选题）

1. 如下化学结构的药物名称是（　　）。

   A. 三唑仑　　　B. 艾司唑仑　　　C. 阿普唑仑　　　D. 咪达唑仑　　　E. 美沙唑仑

2. 下列药物分子中含有二苯并氮杂䓬结构的抗癫痫药是（　　）。

   A. 乙琥胺　　　B. 卡马西平　　　C. 丙戊酸钠　　　D. 硝西泮　　　E. 地西泮

3. 如下化学结构的药物是（　　）。

   A. 丁螺环酮　　　B. 佐匹克隆　　　C. 加巴喷丁　　　D. 唑吡坦　　　E. 拉莫三嗪

4. 苯妥英钠属于下列哪一类抗癫痫药（　　）。

   A. 巴比妥类　　　B. 丁二酰亚胺类　　　C. 苯二氮䓬类　　　D. 乙内酰脲类　　　E. 二苯并氮杂䓬类

5. 如下化学结构的药物是（　　）。

   A. 奥卡西平　　　B. 加巴喷丁　　　C. 拉莫三嗪　　　D. 佐匹克隆　　　E. 卡马西平

6. 盐酸氯丙嗪属于哪一类抗精神病药（　　）。

   A. 吩噻嗪类　　　B. 丁酰苯类　　　C. 噻吨类　　　D. 苯酰胺类　　　E. 二苯环庚烯类

（二）B 型题（每小组 5 个备选答案，备选答案可重复，可不选）

   A. 地西泮　　　B. 卡马西平　　　C. 苯巴比妥　　　D. 氟哌啶醇　　　E. 奋乃静

1. 化学名为 1-甲基-5-苯基-7-氯-1,3-二氢-2H-1,4-苯并二氮杂䓬-2-酮的是（　　）。
2. 化学名为 5-乙基-5-苯基-2,4,6(1H,3H,5H)-嘧啶三酮的是（　　）。
3. 化学名为 4-[3-(2-氯吩噻嗪-10-基)丙基]-1-哌嗪乙醇的是（　　）。
4. 化学名为 5H-二苯并[b,f]氮杂䓬-5-甲酰胺的是（　　）。

   A. 硝西泮　　　B. 卡马西平　　　C. 丙戊酸钠　　　D. 加巴喷丁　　　E. 苯妥英钠

5. 属于乙内酰脲类抗癫痫药的是（　　）。
6. 属于二苯并氮杂䓬类抗癫痫药的是（　　）。
7. 属于苯并二氮䓬类镇静催眠药的是（　　）。

（三）X 型题（多选题）

1. 在酸或碱中加热水解，经重氮化后与 β-萘酚偶合，可生成有色沉淀物的药物是（　　）。

   A. 艾司唑仑　　　B. 奥沙西泮　　　C. 盐酸多巴胺　　　D. 地西泮　　　E. 奥卡西平

2. 下列哪些与奋乃静相符（　　）。

A. 化学名为 4-[3-(2-氯吩噻嗪-10-基)丙基]-1-哌嗪乙醇

B. 化学名为 4-[3-(2-三氟甲基吩噻嗪-10-基)丙基]-1-哌嗪乙醇

C. 吩噻嗪类抗精神病药

D. 结构中含吩噻嗪环，易被氧化变色，须避光保存

E. 抗癫痫药

3. 下述哪些描述符合盐酸氯丙嗪（　　）。

A. 分子中有吩噻嗪环

B. 为多巴胺受体拮抗剂

C. 在空气或日光中放置，性质稳定

D. 用于治疗精神分裂症，亦用于镇吐等

E. 由于遇光分解产生自由基，部分患者在强日光下发生光毒反应

4. 以下对苯二氮䓬类描述正确的是（　　）。

A. 作用于中枢苯二氮䓬受体

B. 主要用于失眠、抗焦虑、抗癫痫

C. 结构中 7 位具有吸电子基取代时活性较强，如硝西泮等

D. 具有二苯并氮杂䓬基本结构

E. 结构中 1，2 位并入三唑环，生物活性增强，如艾司唑仑

5. 氟哌啶醇与以下哪些药物临床用途相似（　　）。

A. 地西泮　　　B. 舒必利　　　C. 奋乃静　　　D. 唑吡坦　　　E. 氯丙嗪

6. 下列哪些描述与地西泮相符（　　）。

A. 化学名为 5-苯基-3-羟基-7-氯-1，3-二氢-2H-1，4-苯并二氮杂䓬-2-酮

B. 化学结构中 7 位有吸电子基团氯原子取代

C. 遇酸或碱受热时易水解，水解在 1，2 位和 4，5 位开环

D. 体内代谢时，在胃酸中为 4，5 位开环，进入碱性肠道又闭环，不影响生物利用度

E. 与稀盐酸煮沸，放冷，加亚硝酸钠和碱性 β-萘酚试液，生成橙红色沉淀

二、问答题

1. 巴比妥药物化学结构与其催眠作用持续时间有何关系？

2. 苯妥英钠及其水溶液为什么都应密闭保存或新鲜配制？

第三章

解热镇痛药及非甾体抗炎药

知识目标

1. 了解解热镇痛药的分类。
2. 掌握解热镇痛药的定义、分类及主要代表药物。
3. 熟悉阿司匹林、对乙酰氨基酚、吡罗昔康、布洛芬等典型药物的化学结构、理化性质及作用特点。

能力目标

1. 能写出阿司匹林、对乙酰氨基酚、吡罗昔康、布洛芬等典型药物的结构特点。
2. 能应用典型药物的理化性质、构效关系解决该类药物的制剂调配、鉴别、贮存保管及临床应用问题。

解热镇痛药是指既能使发热患者的体温降至正常,又能缓解中等程度疼痛的一类药物,其中多数兼有抗炎和抗风湿的作用。

解热镇痛药和非甾体抗炎药的作用机制都是通过选择性地抑制花生四烯酸环氧化酶的活性,阻断或减少前列腺素的生物合成而达到消炎、解热、镇痛作用。这两类药物在本质上并无区别,总称为非甾体抗炎药。

第一节 解热镇痛药

解热镇痛药和吗啡类镇痛药不同,其作用部位主要是在外周,镇痛范围限于头痛、牙痛、神经痛、肌肉痛、关节痛和月经痛等慢性钝痛,对于急性锐痛,如创伤性疼痛和内脏平滑肌痉挛所致的绞痛等几乎无效。这类药物大多数能减轻风湿病和痛风疼痛症状,除苯胺药物外均有一定抗炎作用,不易产生耐受性及成瘾性。

解热镇痛药

一、药物概述

解热镇痛药按其化学结构类型可分为三类:水杨酸类、苯胺类和吡唑酮类。19 世纪以前,人们就知道咀嚼柳树皮能缓解牙疼,1838 年从柳树皮中提取得到水杨苷,后经水解氧化得到邻羟基苯甲酸（水杨酸）。1875年发现水杨酸钠具有解热镇痛和抗风湿作用并应用到临床，但其对胃肠道刺激性较大。1898年德国化学家霍夫曼将水杨酸羟基乙酰化制得乙酰水杨酸（阿司匹林），与水杨酸钠比较，解热镇痛作用强，毒副作用小，临床应用至今仍然是良好的解热镇痛和抗风湿药物。同时还发现阿司匹林有明显抑制血小板聚集，防治血栓性疾病等新的作用。由于阿司匹林结构中有游离的羧基，口服用药对胃黏膜有刺激性，长期使用或使用剂量过大可诱发并加重溃疡，甚至引起胃出血。因此，对阿司匹林的结构进行了一系列的修饰，以寻找疗效更好、毒副作用更小的水杨酸衍生物，如阿司匹林铝、水杨酰胺、贝诺酯、赖氨匹林等。

阿司匹林铝解热镇痛作用与阿司匹林相当，口服后在胃中几乎不吸收，进入小肠才分解成两分子的阿司匹林，故对胃刺激性小。水杨酰胺镇痛作用是阿司匹林的7倍，对胃几乎无刺激性。

贝诺酯是乙酰水杨酸与对乙酰氨基酚所形成的酯。它是阿司匹林的前药，由于阿司匹林中的羧基已成酯，该药对胃无刺激作用，不良反应小，患者易于耐受，更适于老人和儿童使用，可用于感冒、发烧、头痛、风湿性关节炎及其他发热所引起的疼痛。

为了克服口服给药对胃肠道的刺激，可将阿司匹林与碱性氨基酸成盐生成赖氨匹林，成盐后其水溶性增加，可配成注射剂使用，避免了胃肠道的副反应。

1875年人们发现苯胺有很强的解热镇痛作用，但对中枢神经系统毒性大，并能严重破坏血红蛋白，造成组织缺氧，因此无药用价值。1886年将苯胺乙酰化，得到了乙酰苯胺，也具有较强的解热镇痛的作用，曾用于临床，但大剂量或连续使用易中毒，引起虚脱、贫血等现象，而且它在体内容易水解产生苯胺，毒性仍然很大，可导致出现高铁血红蛋白血症和黄疸，故临床上早已不用。在研究苯胺和乙酰苯胺的代谢过程时发现，两者均被氧化生成毒性较低的对氨基苯酚，对氨基苯酚也有解热镇痛作用，但毒性仍较大，故将对氨基苯酚进行结构改造。首先，经羟基醚化得到对乙酰氨基苯乙醚（非那西丁），亦曾广泛用于临床，但由于它对肾的毒性极大且易致癌，现已被淘汰；其次，氨基乙酰化得到对乙酰氨基酚，是一个优良的解热镇痛药，毒副作用小，尤其适用于胃溃疡患者及儿童，现在仍是临床上常用的解热镇痛药，但不能大剂量使用。

吡唑酮类药物是5-吡唑酮类衍生物（见表3-1），具有明显的解热、镇痛和一定的抗炎作用，一般用于高热和镇痛，主要有安替比林、氨基比林、安乃近。由于该类药物过敏反应较多，对造血系统有影响，限制了它们在临床的应用。

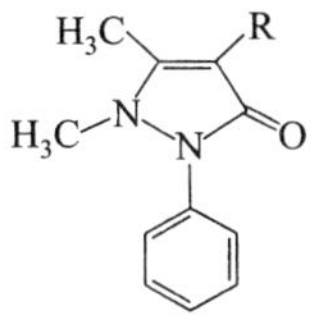

表 3-1　5-吡唑酮类衍生物

取代基 R	药物名称
—H	安替比林
—N(CH₃)₂	氨基比林
—N(CH₃)(CH₂SO₃Na)	安乃近
—CH(CH₃)₂	异丙基安替比林

> **课堂活动**
> 讨论：解热镇痛药能缓解一定程度的疼痛，它与镇痛药的使用范围有什么区别？

二、典型药物

阿司匹林　Aspirin

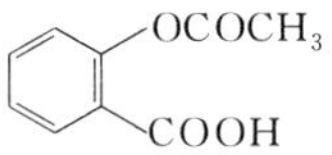

化学名为 2-(乙酰氧基)苯甲酸。

本品以水杨酸为原料，醋酐为酰化剂，在硫酸催化下，进行乙酰化反应即得本品。

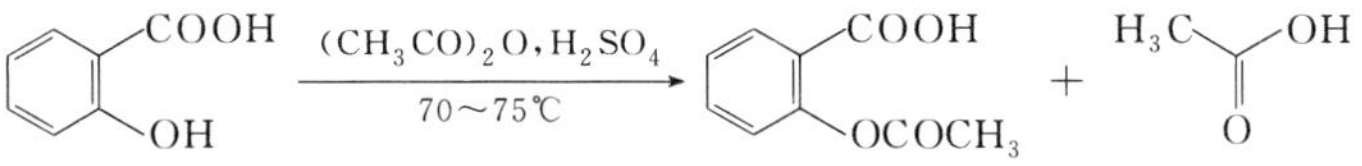

在阿司匹林的合成过程中，由于醋酐具有较强的脱水作用，会产生副产物乙酰水杨酸酐，乙酰水杨酸酐会引起较强的过敏性反应，故成品中其含量应该控制在 0.003% 以下。

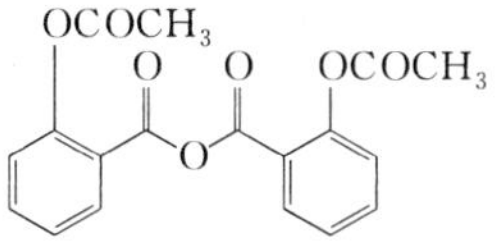

乙酰水杨酸酐

同时，由于原料水杨酸中可能混有苯酚等杂质，在制备阿司匹林的过程中会产生乙酸苯酯和乙酰水杨酸苯酯，它们在碳酸钠溶液中不溶解（阿司匹林在碳酸钠溶液中溶解），故《中国药典》中规定应检查阿司匹林在碳酸钠溶液中的不溶性杂质。

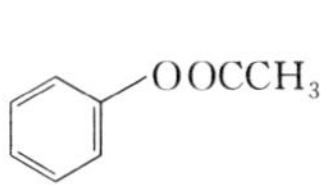

乙酸苯酯 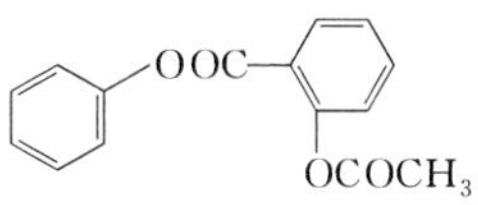　　乙酰水杨酸苯酯

本品为白色结晶或结晶性粉末，无臭或微带醋酸臭，易溶于乙醇，溶于氯仿或乙醚，微溶于水或无水乙醚。熔点为135～140℃。溶液显酸性，在氢氧化钠溶液或碳酸钠溶液中溶解，但同时分解。

阿司匹林在碱性条件下水解后，用硫酸酸化可析出水杨酸的白色沉淀。

$$\text{邻-COOH/OCOCH}_3\text{苯} + H_2O \xrightarrow[\triangle]{Na_2CO_3} \text{邻-COONa/OH苯} + CH_3COONa + CO_2\uparrow$$

$$\text{邻-COONa/OH苯} + CH_3COONa \xrightarrow{H_2SO_4} \text{邻-COOH/OH苯}\downarrow + CH_3COOH$$

本品在制备过程中，会由于反应而带入未反应的水杨酸或在贮存的过程中，发生酯水解，从而生成水杨酸。利用水杨酸结构中具有酚羟基的性质，加入 $FeCl_3$ 溶液呈现紫色而进行鉴别。

$$\text{邻-COOH/OCOCH}_3\text{苯} + H_2O \xrightarrow{\triangle} \text{邻-COOH/OH苯} + CH_3COOH$$

$$3\,\text{邻-COOH/OH苯} + 2FeCl_3 \longrightarrow \left[\left(\text{邻-COO}^-/\text{O}^-\text{苯}\right)_3\right]Fe_2 + 6HCl$$
紫色

阿司匹林水解生成水杨酸，由于结构中具有酚羟基，因此遇到空气容易氧化生成一系列醌式有色物质，这是阿司匹林不稳定易变色的主要原因，因此阿司匹林应置于密封容器中于干燥处贮存。

本品主要用于感冒、头痛、神经痛、牙疼、肌肉疼、关节痛、急慢性风湿痛及类风湿痛等症的治疗。由于具有抑制血小板凝聚的作用，本品还用于防治动脉血栓和心肌梗死。

知识链接　阿司匹林的不良反应

阿司匹林的不良反应主要有：①胃肠道反应最为常见，表现为恶心、呕吐、食欲不振等，大剂量服用可引起消化道出血或溃疡形成，故胃溃疡患者禁用；②凝血障碍，延长出血时间，致出血倾向，可用维生素K防治；③过敏反应，可引起皮疹、血管神经性水肿和哮喘等；④水杨酸反应，大剂量长期应用阿司匹林易发生水杨酸中毒症状，出现头痛、眩晕、恶心、耳鸣、听视力减退，甚至精神失常等；⑤瑞氏综合征，患病毒性感染伴发烧的儿童或少年服本类药后有可能发生，应慎用。

对乙酰氨基酚　Paracetamol

$$HO\text{-}\bigcirc\text{-}NHCOCH_3$$

化学名为 4'-羟基乙酰苯胺。

本品为白色结晶或结晶性粉末，无臭，味微苦，熔点为168～172℃。易溶于热水或乙醇，溶于丙酮，略溶于水。本品饱和水溶液pH为6时性质稳定。

本品结构中具有酚羟基，遇 $FeCl_3$ 溶液显示蓝紫色。

本品在酸性和碱性条件下可发生水解反应，生成对氨基苯酚和醋酸。

$$HO\text{-}\bigcirc\text{-}NHCOCH_3 \xrightarrow[H_2O]{H^+\text{或}OH^-} HO\text{-}\bigcirc\text{-}NH_2 + CH_3COOH$$

本品在生产中可能含有少量中间体对氨基苯酚，或因贮存不当使得成品部分水解生成对氨基苯酚。由于对氨基苯酚毒性大，故《中国药典》规定其含量不得超过十万分之五。具体鉴别方法主要有以下几种。

① 对氨基苯酚在空气中容易氧化生成醌亚胺类化合物，颜色逐渐加深，由黄色变成红色至棕色，最后变成黑色。

② 对氨基苯酚在碱性条件下与亚硝基铁氰化钠生成蓝色的配位化合物。可以用此法对对氨基苯酚进行限量检查。

$$Na_2[Fe(CN)_5NO] + H_2O \longrightarrow Na_2[Fe(CN)_5H_2O] + NO$$

$$Na_2[Fe(CN)_5H_2O] + HO-\!\!\!\!\bigcirc\!\!\!\!-NH_2 \longrightarrow Na_2[Fe(CN)_5H_2N-\!\!\!\!\bigcirc\!\!\!\!-OH] + H_2O$$

③ 对氨基苯酚在酸性条件下，与亚硝酸钠反应，生成重氮盐，再与碱性 β-萘酚试液偶合生成红色的偶氮化合物。

本品临床上广泛用于感冒、发烧、头痛、关节痛、神经痛及痛经等症的治疗，正常剂量下对肝脏无损害，毒副作用也比较小。

☆ 案例分析：感冒药中常见的成分有哪些？

案例：在生活中，我们会遭受感冒，目前市面上的感冒药种类繁多，如何根据自己的感冒症状去选择感冒药呢？分析感冒药中的主要成分及作用。

分析：常见感冒药主要有以下几种成分。1. 解热镇痛：是复方感冒药中最重要的成分，最常见的是对乙酰氨基酚，具有退热、解除头痛的作用；2. 抗过敏：常用抗过敏成分有氯苯那敏、苯海拉明、特非那定等，改善流鼻涕、打喷嚏、流泪的症状；3. 呼吸道血管收缩：常用的是伪麻黄碱，其作用是缓解鼻黏膜充血、肿胀，减轻鼻塞症状，可以帮助患者呼吸通畅；4. 镇咳：常用镇咳药为右美沙芬；5. 抗病毒：金刚烷胺、吗啉双胍可阻止病毒合成，可用于甲型流感患者；6. 咖啡因：是一种神经兴奋剂，可解除因伤风感冒引起的身体疲乏，促使神经兴奋，消除抗过敏药引起的嗜睡作用，同时可以加强镇痛效果，缓解感冒时的头痛，有些还加入人工牛黄、维生素 C 等。

第二节　非甾体抗炎药

非甾体抗炎药物的研究始于 19 世纪末水杨酸钠的使用。曾一度发展缓慢，直到 20 世纪 60 年代吲哚美辛和其他芳基乙酸衍生物的发现及在临床使用，推动了非甾体抗炎药的迅速发展，现已有不少新药陆续应用于临床，其中以芳基苯甲酸类较多，广泛用于风湿、类风湿关节炎、风湿热、骨关节炎、红斑狼疮和强直性脊柱炎等炎症，对感染性炎症也有一定的疗效。

非甾体抗炎药

非甾体抗炎药按化学结构主要分为芳基乙酸类、芳基丙酸类及1,2-苯并噻唑类。

一、概述

风湿患者具有大量的色氨酸代谢产物，这些代谢物中都有吲哚结构，吲哚乙酸具有抗炎作用。因此对吲哚乙酸类进行了广泛的研究，以寻求有效的抗炎药物，由此发展了芳基乙酸类药物。吲哚乙酸的结构改造，在350个吲哚类衍生物中发现了吲哚美辛具有很强的抗炎活性，引起了人们极大的兴趣，并合成了大量衍生物，如吲哚拉辛、舒林酸、托美丁、依托度酸等。

芳基丙酸类抗炎药种类较多，近年来还不断有新的药物出现，是进展较快的一类非甾体抗炎药，如布洛芬、氟比洛芬、非诺洛芬、酮洛芬、萘普生等。

布洛芬

氟比洛芬

非诺洛芬

酮洛芬

萘普生

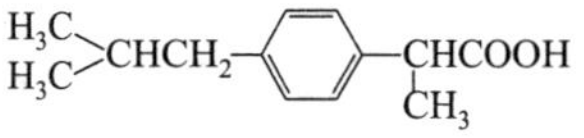

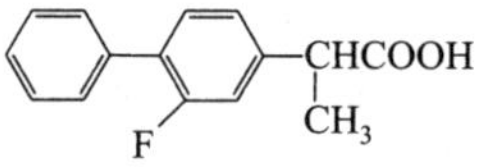

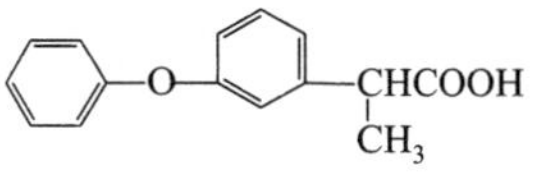

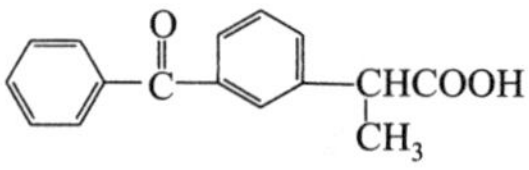

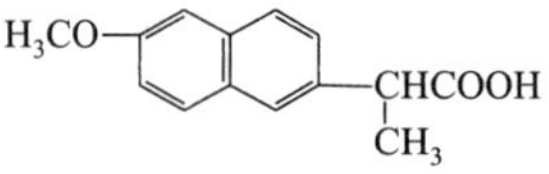

1,2-苯并噻嗪类抗炎药物也被称为昔康类非甾体抗炎药，具有4-羟基-1,2-苯并噻嗪-3-(*N*-芳基)羧酰胺-1,1-二氧的基本结构，其中1,2-苯并噻嗪酸性烯醇式是保持抗炎活性的必需结构。此类药物结构中含有烯羟基，不含羧基，但具有酸性，解离常数在4～6之间，较一般非甾体抗炎药的胃肠道刺激反应小。研究表明，该类药物对COX-2的抑制作用比COX-1的作用强，有一定的选择性。此类药物包括吡罗昔康、美洛昔康、氯诺昔康等，这些药物抗炎作用较强、毒性较小、半衰期较长。

吡罗昔康

美洛昔康

氯诺昔康

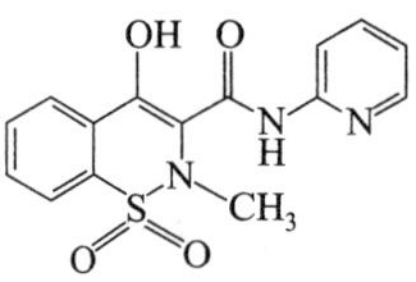

二、典型药物

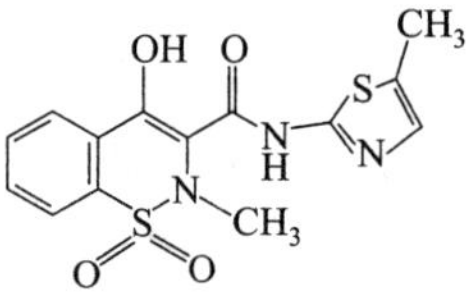

吲哚美辛 Indometacin

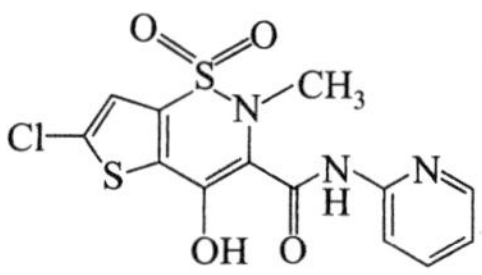

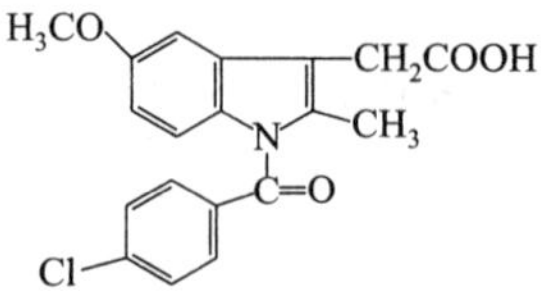

化学名为2-甲基-1-(4-氯苯甲酰基)-5-甲氧基-1*H*-吲哚-3-乙酸，俗称消炎痛。

本品为类白色或微黄色结晶性粉末，几乎无臭，无味。溶于丙酮，略溶于乙醚、乙醇、甲醇及三氯甲烷，微溶于苯，几乎不溶于水。熔点为158～162℃。

本品在空气中稳定，但遇光会逐渐分解，水溶液在pH2～8时较稳定，但在强酸或强碱条件下水解，生成对氯苯甲酸和5-甲氧基-2-甲基吲哚-3-乙酸。后者再脱羧生成5-甲氧基-2,3-二甲基-1*H*-吲哚。5-甲氧基-2-甲基吲哚-3-乙酸和5-甲氧基-2,3-二甲基-1*H*-吲哚可进一步被氧化生成有色物质，且随温度升高，水解变色更快。

本品的稀碱溶液与重铬酸钾试液共热后,用硫酸酸化并缓缓加热,显紫色;如与亚硝酸钠溶液共热,用盐酸酸化显绿色,放置后,渐变黄色。

本品对缓解炎症疼痛作用明显,是最强的前列腺素合成酶抑制剂之一。因副作用较大,主要作为对水杨酸类有耐受性、疗效不显著时的替代药物,也可用于急性痛风和炎症发热。

  思政小课堂　吲哚美辛的发现

医药化学家沈宗瀛为了寻找一种抗炎活性优良、供关节炎患者包括百余种长期性关节退化患者用的、避免严重荷尔蒙副作用的药物,与许多同事合作,合成与测验了 300 余种吲哚衍生物,并连续选了 3 个较有成功可能性的医药化合物做临床试验,终于在 1961 年发现了一个创新的非甾体抗炎药吲哚美辛。吲哚美辛很快成为一种创新广用的抗关节炎药,而且将其作为一个先导标准,发展了一代类似的非甾体抗炎药。同时其也被作为一个重要的科学研究工具去解明炎症过程的病理,及非甾体抗炎药的作用机制。

吲哚美辛是沈宗瀛博士及其团队不畏艰辛、坚持奋斗的成果。成功没有捷径,正是饱满的热情,坚定的信念,丰富的知识,优质的团队推动着人类药学事业的不懈发展!

布洛芬　Ibuprofen

化学名为 α-甲基-4-(2-甲基丙基)苯乙酸,别名异丁苯丙酸。

本品为白色结晶性粉末,稍有特异臭。本品几乎不溶于水,可溶于丙酮、乙醚、三氯甲烷、氢氧化钠或碳酸钠水溶液。

本品与氯化亚砜试液作用后,与乙醇反应生成酯;在碱性条件下,加盐酸羟胺试液,生成羟肟酸,然后在酸性条件下,加三氯化铁试液生成红色至暗紫色的羟肟酸铁。

本品在临床上广泛应用于类风湿性关节炎、骨关节炎、强直性脊柱炎、神经炎等,并可缓解术后疼痛、牙痛、痛经、软组织疼痛等。一般患者耐受性良好,治疗期间血液常规及生化值均未见异常。

吡罗昔康 Piroxicam

化学名为 2-甲基-4-羟基-N-(2-吡啶基)-$2H$-1,2-苯并噻嗪-3-甲酰胺-1,1-二氧化物。

本品为类白色或微黄绿色的结晶性粉末,无臭。易溶于三氯甲烷,略溶于丙酮,微溶于乙醇或乙醚,几乎不溶于水,溶于酸,略溶于碱。熔点为 198～202℃,熔融时同时分解。

本品分子中含有烯醇式羟基结构,显弱酸性,因此易溶于碱。

本品的氯仿溶液加 $FeCl_3$ 试液,显玫瑰红色,这是其鉴别反应。

本品抗炎作用略强于吲哚美辛,具有明显的镇痛、抗炎及一定的消肿作用,副作用较小。临床用于风湿性和类风湿性关节炎,也可用于术后、创伤后疼痛及急性痛风等治疗。

> **知识链接**　非甾体抗炎药在抗痛风中的应用
>
> 痛风是由于体内嘌呤代谢紊乱或尿酸排泄减少而引起的一种疾病。主要表现在尿酸过多、反复发作性关节炎及肾脏损害等。作为人体代谢的正常产物,尿酸水溶性很小,当体内尿酸的生成增加或排泄减少时,可导致尿酸水平增加,进而沉积于关节、滑囊、软骨、肾脏等组织中,刺激组织引起痛风性关节炎、痛风性肾病和肾尿酸盐结石等。
>
> 非甾体抗炎药用于治疗痛风急性期的药物较多,包括吲哚美辛、萘普生、布洛芬、保泰松等。非甾体抗炎药治疗痛风急性期的效果不及秋水仙碱,但作用温和,发作超过 48h 使用仍然有效。但需注意的是:禁止一次服用两种或两种以上药物,药物的剂量及服用时间应由专业医生进行指导,患者切勿自行用药,以免造成不必要的伤害。

同步测试

一、选择题

(一) A 型题(单选题)

1. 下列哪条性质与对乙酰氨基酚描述不相符(　　)。
A. 为白色结晶或粉末　　　　B. 易氧化
C. 用盐酸水解后具有重氮化-偶合反应
D. 在酸性或碱性溶液中易水解成对氨基苯酚
E. 易溶于氯仿

2. 阿司匹林杂质中,能引起过敏反应的是(　　)。
A. 水杨酸　　B. 乙酸苯酯　　C. 乙酰水杨酸酐　　D. 水杨酸苯酯　　E. 乙酰水杨酸苯酯

3. 具有 1,2-苯并噻嗪结构的药物是(　　)。
A. 吲哚美辛　　B. 酮洛芬　　C. 萘普生　　D. 布洛芬　　E. 吡罗昔康

4. 仅有解热镇痛作用,而不具有抗炎、抗风湿作用的药物是(　　)。
A. 布洛芬　　B. 阿司匹林　　C. 对乙酰氨基酚　　D. 萘普生　　E. 吡罗昔康

5. 贝诺酯是由哪两种药物拼合而成(　　)。

A. 阿司匹林和丙磺舒　　B. 阿司匹林和对乙酰氨基酚　　C. 布洛芬和对乙酰氨基酚
D. 舒林酸和丙磺舒　　E. 舒林酸和对乙酰氨基酚

6. 非甾体抗炎药物的作用机制是（　　）。
A. 抑制二氢叶酸还原酶　　　　　　　　B. 抑制二氢叶酸合成酶
C. 抑制花生四烯酸环氧化酶　　　　　　D. 抑制黏肽转肽酶

（二）B 型题（每小组 5 个备选答案，备选答案可重复，可不选）

A. 阿司匹林　　B. 对乙酰氨基酚　　C. 两者均是　　D. 两者均不是

1. 属于解热镇痛药的是（　　）。
2. 可抗血栓形成的药物是（　　）。
3. 规定检查碳酸钠不溶物的是（　　）。
4. 水解产物可进行重氮化-偶合反应的是（　　）。
5. 可制成前药贝诺酯的是（　　）。

A. 贝诺酯　　B. 双氯芬酸　　C. 安乃近　　D. 吡罗昔康　　E. 酮洛芬

6. 属于 1,2-苯并噻嗪类非甾体抗炎药的是（　　）。
7. 属于吡唑酮类解热镇痛药的是（　　）。
8. 属于芳基乙酸类非甾体抗炎药的是（　　）。
9. 属于芳基丙酸类非甾体抗炎药的是（　　）。

（三）X 型题（多选题）

1. 《中国药典》规定检查乙酰水杨酸中碳酸钠不溶物，是检查（　　）。
A. 游离水杨酸　　　　　B. 对氨基酚　　　　　C. 乙酸苯酯
D. 乙酰水杨酸苯酯　　　E. 水杨酸苯酯

2. 解热镇痛药根据结构不同可分为（　　）。
A. 苯胺类　　　　　　　B. 苯酰胺类　　　　　C. 1,2-苯并噻嗪类
D. 水杨酸类　　　　　　E. 吡唑酮类

3. 对乙酰氨基酚具有哪些性质（　　）。
A. 为白色结晶性粉末　　　　　　　　　B. 遇三氯化铁试液显蓝紫色
C. 其水溶液不稳定，会发生水解　　　　D. 为解热镇痛药，无抗炎作用
E. 代谢产物具有肝毒性

二、问答题

1. 阿司匹林的生产中可能带入的杂质是什么？怎么对杂质进行鉴别？
2. 对乙酰氨基酚保存时颜色加深的主要原因是什么？
3. 写出阿司匹林的合成路线。
4. 对乙酰氨基酚在生产中可能带入的杂质是什么？怎样对杂质进行鉴别？

第四章 镇痛药

知识目标

1. 了解内源性阿片样镇痛物质的概念。
2. 掌握解热镇痛药与中枢镇痛药的区别，中枢镇痛药根据来源和结构的分类；吗啡及其半合成衍生物及合成镇痛药的作用机制和构效关系；吗啡及其半合成衍生物的典型药物；合成镇痛药的类型、典型药物。
3. 熟悉吗啡及其半合成衍生物、吗啡喃类、苯并吗喃类、哌啶类、氨基酮类及其他合成镇痛药的典型药物的化学结构、理化性质及作用特点；吗啡的结构特点。

能力目标

1. 能写出吗啡及其半合成衍生物及合成镇痛药典型药物的基本结构。
2. 认识盐酸吗啡、磷酸可待因、左啡诺、喷他佐辛、哌替啶、美沙酮、布桂嗪、曲马多的结构式。
3. 能应用典型药物的理化性质、构效关系解决该类药物的制剂调配、鉴别、贮存保管及临床应用问题。
4. 能进行吗啡的颜色反应、产品储存运输中的氧化反应等药物鉴别试验的简单操作。

疼痛是继呼吸、体温、心率、血压这四大体征之后的第五大生命体征。现常用的镇痛药物有两大类，一类是前一章介绍的抑制前列腺素合成的解热镇痛药（非甾体抗炎药），用于慢痛；另一类是本章介绍的作用于阿片受体的中枢镇痛药，是在不影响意识和其他感觉的情况下，选择性地消除或缓解疼痛。

镇痛药按照来源不同可分为吗啡及其半合成衍生物、合成镇痛药和内源性阿片镇痛物质，前两类是目前在临床上广泛应用的镇痛药。

本章大部分药物具有成瘾性等副作用，如长期连续反复应用，可产生耐药性并致成瘾，一旦停药即表现为戒断综合征，危害极大，因此又称麻醉性（或成瘾性）镇痛药，属于管制药品。国家颁布的《麻醉药品和精神药品管理条例》对此类药品严格管理。

第一节　吗啡及其半合成衍生物

一、药物概述

吗啡存在于鸦片中，是鸦片中主要的生物碱成分，含量为 4%～21%，平均 10% 左右，鸦片是由大自然中的一种叫罂粟的植物制作而成，罂粟果实部分分泌一种白色的汁水，白色的汁液晾干，就形成鸦片。鸦片内含 20 多种生物碱，这些生物碱按其结构不同分为两类：一类为菲类生物碱，以吗啡、可待因为代表，具有镇静、镇痛、镇咳作用；另一类为异喹啉类，以罂粟碱、那可汀为代表，具有松弛平滑肌的作用，可扩张血管，几乎无镇痛作用。

吗啡

吗啡自古以来一直用于镇痛。1806 年德国化学家首次将其从鸦片中分离出来，将其命名为吗啡。1923 年确定了吗啡的化学结构。1952 年完成了吗啡的全合成工作，为结构简化、化学修饰和合成镇痛药奠定了基础。1968 年证明其绝对构型。20 世纪 70 年代后，逐渐揭示其作用机制。

 思政小课堂　禁毒知识课堂

1987 年 6 月 12 日至 26 日，联合国在维也纳召开麻醉品滥用和非法贩运问题部长级会议，由来自 138 个国家的 3000 多名代表参加，会议提出了"爱生命，不吸毒"的口号，并与会代表一致同意将 6 月 26 日定为"国际禁毒日"。

吸毒会导致大脑病变。近年来的研究证实，毒品能直接改变大脑中部分化学物质的结构，破坏、扰乱人体正常的高级神经活动，有的甚至毒害、损伤神经组织。吸毒者难以忍受毒瘾发作的巨大的痛苦，往往采取自伤、自残甚至自杀的方式摆脱毒瘾的发作。吸毒者为满足毒瘾，易造成吸食（注射）过量毒品导致呼吸中枢衰竭而死亡或毒品中混杂有毒、有害物质出现过敏性休克及各种复杂的并发症，严重者导致死亡。

大学生要充分认识到毒品对自身和社会造成了极大的危害，一生远离毒品，健康人生，绿色无毒！

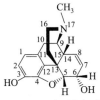

吗啡的化学结构包括 A、B、C、D、E 五个稠合的环，五个手性中心，五个官能团，A 环为苯环，呈平面型，C 环呈船式结构，D 环呈椅式结构。B/C 环呈顺式，C/D 环呈反式，C/E 环呈顺式。其中 C5、C6、C9、C13 和 C14 为手性碳原子（$5R$、$6S$、$9R$、$13S$ 和 $14R$），具有 16 个光学异构体。吗啡的分子结构由四部分组成：①保留四个双键的氢化菲核（环 A、B、C）；②与菲核环 B 相稠合的 N-甲基哌啶环（D 环）；③连接环 A 与环 C 的氧桥；④环 A 上的一个酚羟基与环 C 上的醇羟基。吗啡的镇痛活性与其立体结构密切相关，左旋体对任何疼痛都有效且有多种生理活性，右旋体不具有活性。

虽然吗啡具有较强的镇痛作用，但是缺点也很明显，为了降低吗啡的成瘾性和呼吸抑制作用等不良反应，使其更好地应用于临床，对吗啡的结构进行了改造，得到了许多吗啡的半合成衍生物，具体见表 4-1。

表 4-1　吗啡的半合成衍生物

名称及结构式	改造方法	作用特点
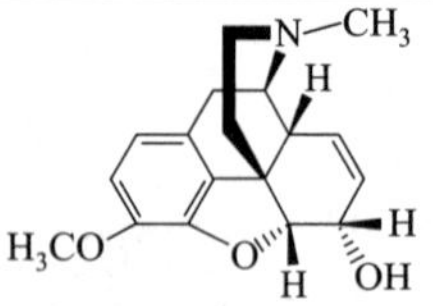 可待因	吗啡 C3 酚羟基甲基化	活性减小，成瘾性减小。临床用作中枢性镇咳药
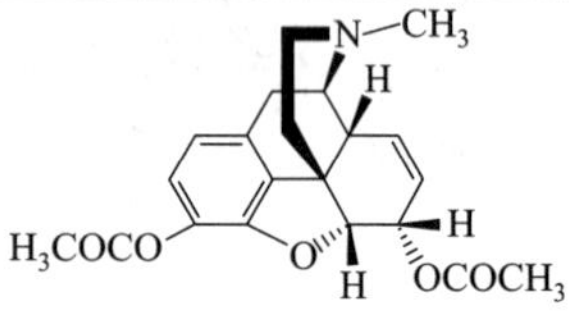 海洛因	吗啡 C3、C6 羟基乙酰化	镇痛作用是吗啡 5~10 倍，成瘾性更大，被列为禁用毒品
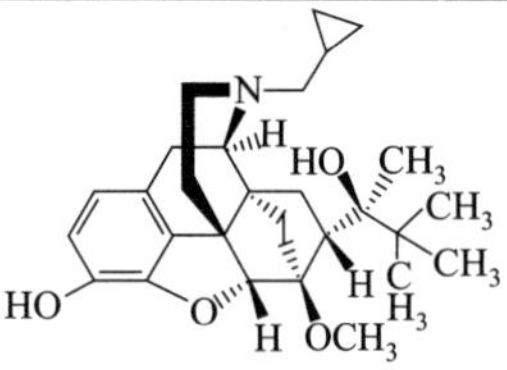 丁丙诺啡	吗啡 C6 和 C14 间引入氢化的桥连乙烯基，17 位 N—CH₃ 换成 N—CH₂◁	镇痛作用是吗啡的 30 倍，作用时间是吗啡的 2 倍，是一长效拮抗性镇痛药，无成瘾性和明显的副作用
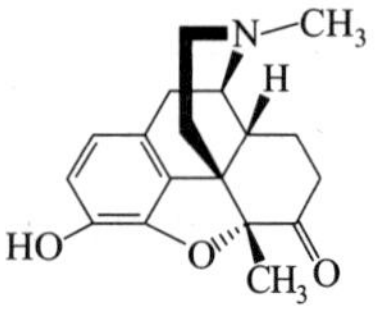 美托酮	吗啡 7、8 位氢化，6 位羟基氧化成酮，5 位甲基化等	镇痛作用增强，成瘾性降低
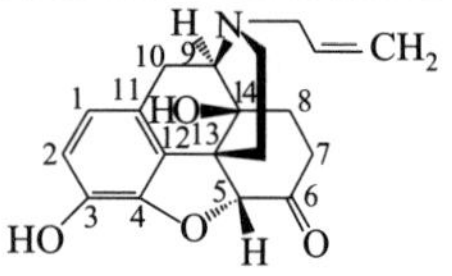 纳洛酮	吗啡 7、8 位双键氢化，6 位羟基氧化成酮，C14 引入羟基，17N 甲基换成烯丙基	吗啡的专一拮抗剂，研究阿片受体的重要工具药，也是吗啡中毒的解毒剂
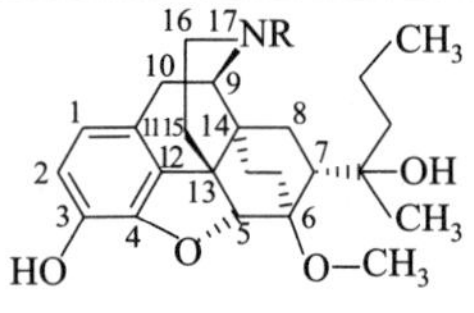 二氢埃托啡	吗啡 6、14 位间以—CH=CH—连接，R 为 CH₃ 就得到埃托啡；若以—CH₂—CH₂—在吗啡 6、14 位间连接，R 为 CH₃ 就得到二氢埃托啡	埃托啡镇痛活性是吗啡几千倍，但治疗指数低，抑制呼吸的副作用不能用拮抗剂逆转，不能用于临床。二氢埃托啡镇痛作用强于埃托啡，副作用小于吗啡，但易形成耐受性、成瘾性强、滥用威胁大

⭐ 案例分析：滥用止咳药，后果很严重吗？

案例：小杨是一名跨国公司的白领，平时工作很忙，身体有一些不适也顾不上去医院。最近气温变化，他受凉后出现了头痛、鼻塞症状，咳嗽不止。听同事说，某止咳露效果很好，他就自己到药店买了白加黑感冒片和止咳露。按照说明书，止咳露口服每日 3 次、每次 15ml。第二天，症状并未缓解，咳嗽依旧。他想多喝些药会好得快，于是一口气喝掉 1 瓶，几个小时后又喝掉 1 瓶，终于感觉咳嗽减轻了。接下来的几天里，他同样每天超量服用，先前昏沉的头脑逐渐变清醒了，同时，有一种特别舒服的快乐感觉。一段时间后，鼻塞和咳嗽症状全都消失，他却忍不住还想喝药，甚至到了无法摆脱的地步，总是不由自主地去药店买止咳药水。不喝药的日子里，他变得无精打采、浑身无力，伴有失眠和头痛，严重影响工作。

分析：止咳药水是百姓生活中较常用的药品，但近几年来，我国部分地区即使在非感冒流行季节，某些品牌的止咳药水也会成为抢手货而身价陡增，甚至出现一瓶难求的情况。原来，这些止咳药水所含有的磷酸可待因，是毒品"摇头丸"的主要成分之一，不仅有很强的镇咳、镇痛和镇静作用，也具有欣快作用和成瘾性。虽然止咳药水的这些作用远远小于吗啡、海洛因等的强力麻醉剂，但无节制服用还是会引起不良反应发生。

二、典型药物

盐酸吗啡 Morphine Hydrochloride

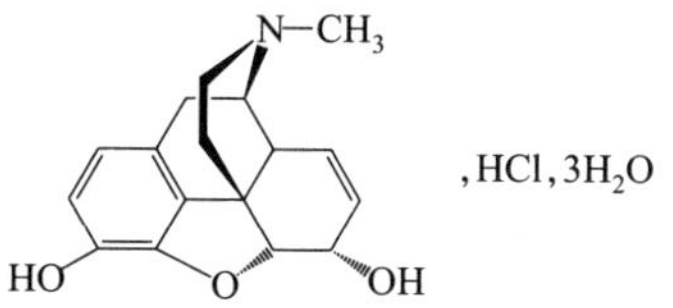

, HCl, 3H$_2$O

化学名为17-甲基-5α-环氧-7,8-二脱氢吗啡喃-3,6α-二醇盐酸盐三水合物。

本品为白色、有丝光的针状结晶或结晶性粉末；无臭，遇光易变质。溶于水，略溶于乙醇，几乎不溶于三氯甲烷或乙醚。天然吗啡为左旋体，比旋度为－110.0°～－115.0°（2%水溶液）。

吗啡及其盐类性质不稳定，易被氧化。盐酸吗啡注射液放置过久颜色变深，这是由于吗啡分子结构中含有酚羟基，在光的催化下可被空气中的氧氧化，生成毒性大的双吗啡，也称伪吗啡，其氧化产物尚有 N-氧化吗啡和微量的甲胺。空气中的氧、日光和紫外线照射或铁离子可促进此反应，且中性或碱性条件下氧化速度加快。故配制盐酸吗啡注射液时，以酸调节 pH 3~5，使用中性玻璃并充入氮气，常加入焦亚硫酸钠、亚硫酸氢钠和 EDTA 等稳定剂。避光、密封保存。

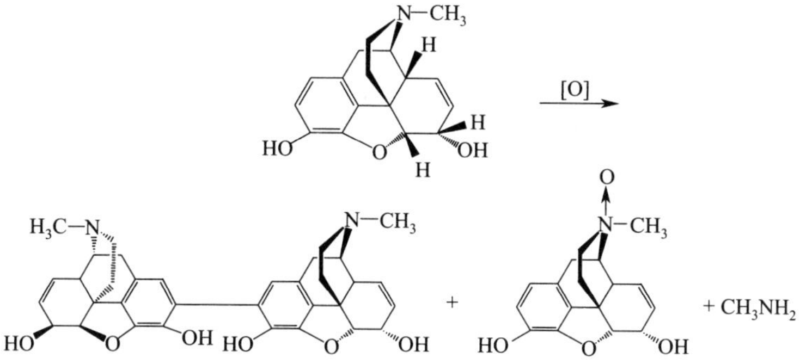

双吗啡　　　　　　　　　　N-氧化吗啡

吗啡与盐酸或磷酸加热反应，经分子重排生成阿扑吗啡，阿扑吗啡具有邻二酚结构，更易被氧化，加稀硝酸可被氧化生成暗紫红色邻醌化合物。阿扑吗啡水溶液在碳酸氢钠碱性条件下，加碘试液生成的氧化产物能溶于乙醚显红色，水层显绿色。《中国药典》据此反应检查盐酸吗啡中的阿扑吗啡。

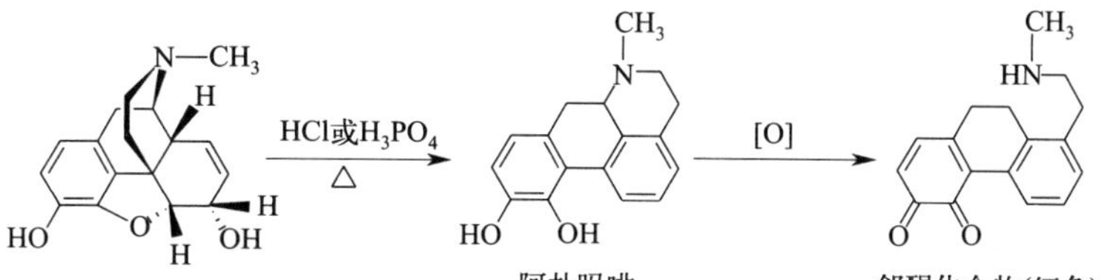

阿扑吗啡　　　　　邻醌化合物(红色)

吗啡具有酸碱两性，吗啡结构中 3 位有酚羟基，呈弱酸性。17 位的叔氮原子呈碱性，因此能与酸或强碱生成稳定的盐使水溶性增加。临床上常用其盐酸盐。在酸性条件下与亚硝酸钠反应生成 2-亚硝基吗啡，加入氨水至碱性时显黄棕色。应用此法可检查可待因中混入的微量吗啡。

$$\text{吗啡} \xrightarrow[\text{HCl}]{\text{NaNO}_2} \text{2-亚硝基吗啡}$$

吗啡有多种颜色反应可用于鉴别，如盐酸吗啡水溶液与三氯化铁试液反应显蓝色，与甲醛硫酸试液反应呈紫堇色后变为蓝色，与钼硫酸试液反应呈紫色，继而变为蓝色，最后变为绿色。

盐酸吗啡水溶液加入稀铁氰化钾试液后再与三氯化铁试液反应，生成蓝色的亚铁氰化铁（普鲁士蓝）。可待因结构中不含酚羟基，不能发生此反应，据此可将它们区别开来。

小剂量至中等剂量的吗啡可用于减轻持续性钝痛，中至大剂量可减轻创伤或内脏引起的锐痛，同时还有镇静作用。临床上主要用于抑制剧烈疼痛，亦用于麻醉前给药。同时吗啡还是一个有效的镇咳剂，但由于口服吸收不规律及依赖性倾向限制了其临床应用。吗啡可引起眩晕、呕吐、便秘、嗜睡和呼吸抑制等不良反应。连续使用可成瘾产生耐受性和依赖性，一旦停药可产生戒断症状，故需慎用。吗啡使用过量时可用纳洛酮急救。

思政小课堂　吗啡

吗啡是鸦片中最主要的生物碱，因而吗啡的中毒症状、成瘾症状及戒断症状多与鸦片相似。吗啡具有较强的药物成瘾性，一般连续使用 1 至 2 周即可出现耐受性，滥用剂量是普通治疗量的 20 至 200 倍。对吗啡成瘾者突然停用可出现戒断综合征。长期滥用吗啡可导致精神不振、消沉、思维和记忆力衰退，并可引起精神失常、肝炎等，严重的会导致呼吸衰竭而死亡。

吗啡属于新精神活性物质，这类物质滥用的社会危害性十分严重。由于该类物质具有强烈的兴奋和致幻作用，吸食后会引起偏执、焦虑、恐慌、被害妄想等反应，由此诱发的恶性暴力案件犯罪屡有发生。认清毒品面目，练就一双慧眼，远离毒品，珍爱生命。

盐酸纳洛酮　Naloxone Hydrochloride

化学名为 17-烯丙基-4,5α-环氧基-3,14-二羟基吗啡喃-6-酮盐酸盐二水合物。

本品为白色结晶或结晶性粉末，无臭。易溶于水，可溶于甲醇，在三氯甲烷或乙醚中几乎不溶。熔点为 200～205℃。本品为左旋性，比旋度为 －170°～－181°。

本品与枸橼酸醋酐试液在水浴中加热显紫红色。

本品与稀铁氰化钾作用显蓝绿色。

本品用于麻醉性镇痛药的急性中毒及酒精急性中毒，首选用于已知或疑为阿片类药物过量引起的呼吸抑制和昏迷等，也可用于阿片类药物成瘾者的鉴别诊断。

课堂活动

讨论：根据吗啡及可待因的化学结构，试分析它们在酸碱性、稳定性方面的异同。

第二节 合成镇痛药

一、药物概述

通过研究吗啡的化学结构，并进行一系列改造，得到合成方法简单、副作用更小、更适合应用于临床的镇痛药，目前已知的合成镇痛药按照化学结构可分为哌啶类、氨基酮类、吗啡喃类、苯并吗喃类和其他类。

1. 哌啶类

盐酸哌替啶即杜冷丁，是人工合成的阿片受体激动剂，属于苯基哌啶衍生物，结构上可以看作是保留了吗啡 A 环和 D 环的结构类似物，是一种临床应用的合成镇痛、镇静药物，作用也分为镇痛和镇静两个方面。镇痛作用主要用于各种剧痛，如创伤、烧伤、烫伤、术后疼痛，有的时候在心肌梗死时的心脏绞痛也可以使用哌替啶。镇静主要用于患者不能安静接受治疗或术后狂躁，作用机制与吗啡相似，但是镇静和麻醉效果较小，仅相当于吗啡的 1/10～1/8。杜冷丁是作用效果比较好、不良反应较小的药物，但有成瘾性，不宜长期使用。

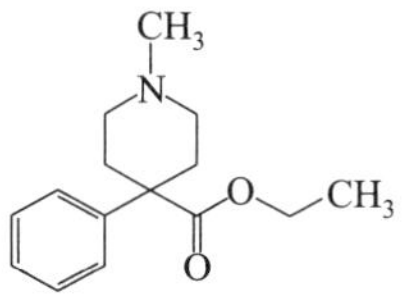

芬太尼最早是由比利时的保罗·杨森博士在 1960 年设计合成的，1963 年被引入欧洲临床实践中作镇痛剂使用，被列入世界卫生组织和我国的基本药物目录。其镇痛效力为吗啡的 100 倍，广泛应用于重度慢性疼痛，如癌痛和手术麻醉辅助用药。我国应用较多的芬太尼类似物为瑞芬太尼、舒芬太尼等药物，这些药物严格按照麻醉药品进行管理，患者常在具备权限和经验的医生指导下应用。

芬太尼类物质就属于新精神活性物质毒品中的一大类，家族成员众多。部分如瑞芬太尼、舒芬太尼相继开发成为药品，部分如卡芬太尼和硫代芬太尼作为动物兽药，其他如乙酰芬太尼、丙烯酰芬太尼等则未作为药物研发。与哌替啶类似的苯基哌啶结构的其他镇痛药见表 4-2。

表 4-2 苯基哌啶结构的其他镇痛药

药物名称	—R	—R′
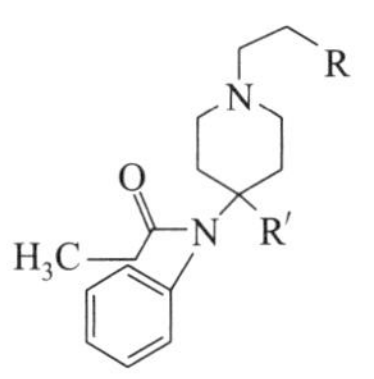 芬太尼	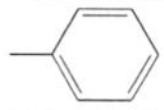 苯基	—H
舒芬太尼	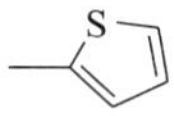 噻吩基	—CH$_2$OCH$_3$
阿芬太尼	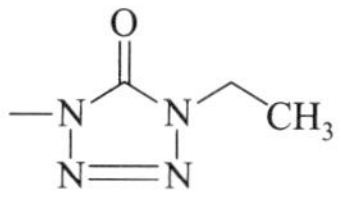 四唑酮基(N-乙基)	—CH$_2$OCH$_3$
瑞芬太尼	—COOCH$_3$	—COOCH$_3$

2. 氨基酮类

美沙酮是氨基酮类镇痛药的代表药物，是在研究具有一定镇痛作用的碱性侧链的芬 9-羧酸酯类化合物构效关系的基础上获得的，其化学结构与吗啡相差很远，但药理作用却与吗啡非常相似,可以口服且作用时间长。耐受性、成瘾性发生较慢,戒断症状略轻,可用于对吗啡、海洛因成瘾的戒毒。对美沙酮进行结构改造得右丙氧芬,于 1957 年用于临床,其右旋体具有镇痛活性,镇痛作用为吗啡的 1/15,其左旋体用于镇咳,几乎无镇痛作用。

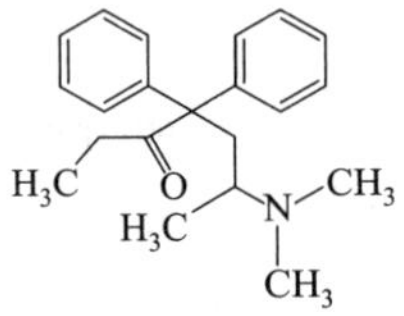

美沙酮 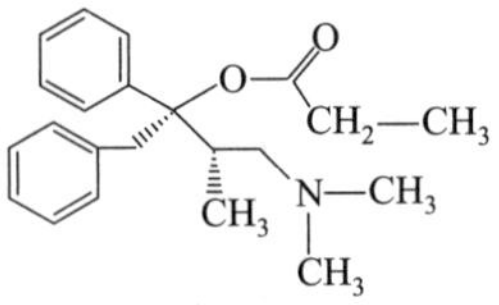　　　　　右丙氧芬

知识链接　什么是美沙酮维持疗法?

美沙酮维持疗法,实际上是一种替代和递减法的综合脱毒治疗方法,在国外使用比较普遍。即在戒毒者进行脱毒治疗、消除戒断症状后,定期给戒毒者以限量的美沙酮进行维持,防止和减轻戒毒者产生对毒品的强烈觅求。美沙酮维持疗法是一种"以小毒攻大毒"的保守疗法。优点是戒毒者的戒断症状平缓,不痛苦;缺点是费用昂贵、周期长。

3. 吗啡喃类

吗啡喃类化合物是吗啡分子中去掉呋喃环后的衍生物。典型代表药物有布托啡诺等,布托啡诺镇痛作用是吗啡的 5 倍,成瘾性小。

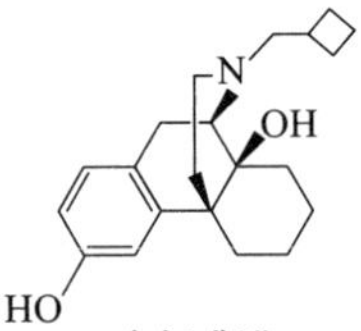

布托啡诺

4. 苯并吗喃类

喷他佐辛是苯并吗喃类三环化合物,作为第一个临床应用的阿片受体激动/拮抗型镇痛剂,喷他佐辛注射液能提供包括吗啡、盐酸哌替啶等阿片样药物相接近的镇痛作用,适用于各类疼痛,如癌症疼痛、创伤性疼痛、手术后疼痛,也可以用于手术前或麻醉前给药,作为外科手术麻醉的辅助用药。

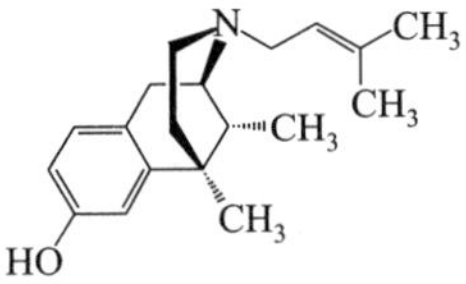

喷他佐辛

5. 其他类镇痛药

此类镇痛药物成瘾性较小,可替代吗啡、哌替啶,用于中重度、急慢性疼痛的止痛。如曲马多、布桂嗪等。

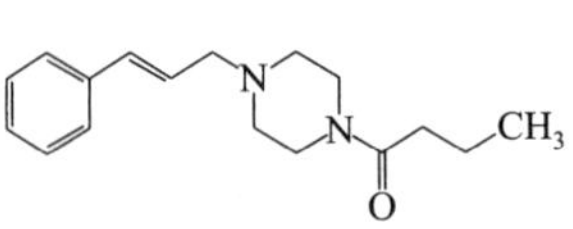

布桂嗪 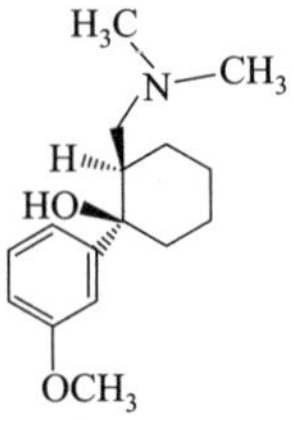　　　　　曲马多

二、典型药物

盐酸哌替啶　Pethidine Hydrochloride

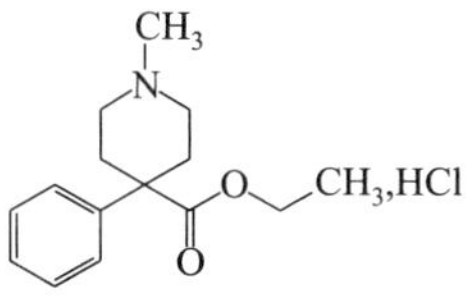

化学名为 1-甲基-4-苯基-4-哌啶甲酸乙酯盐酸盐，又称作杜冷丁。

本品为白色结晶状粉末；无臭或几乎无臭。易溶于水或乙醇，溶于三氯甲烷，几乎不溶于乙醚。沸点是 282℃，熔点为 186～190℃。

本品水溶液用碳酸钠试液碱化，有哌替啶生成，初呈油滴状，放置后渐凝为黄色或淡黄色固体，熔点为 30～31℃。

本品为酯类药物，但由于空间位阻效应，水溶液短时间煮沸不致分解，pH4 时最稳定。

本品水溶液与苦味酸（三硝基苯酚）的乙醇溶液反应，生成黄色哌替啶苦味酸盐沉淀，熔点 188～191℃。

本品与甲醛硫酸试液作用，显橙红色。

本品为强效镇痛药，通过作用于中枢神经系统起到镇痛、镇静的作用，另外有一定的呼吸抑制作用，同时可以影响肠道的括约肌，减少胃肠蠕动，因此可能会引起便秘或者尿潴留的发生，对胆道括约肌也有一定的兴奋作用。目前来讲主要用于镇痛，特别适合于各种剧痛，比如用于手术后的疼痛或麻醉前的给药，也可和其他麻醉药物联合使用，但有成瘾性，被列为严格管制的麻醉药，需要严格遵守处方规定才能使用。这个药物目前只能在医疗机构使用，需要严格遵照医嘱来合理使用。

枸橼酸芬太尼　Fentanyl Citrate

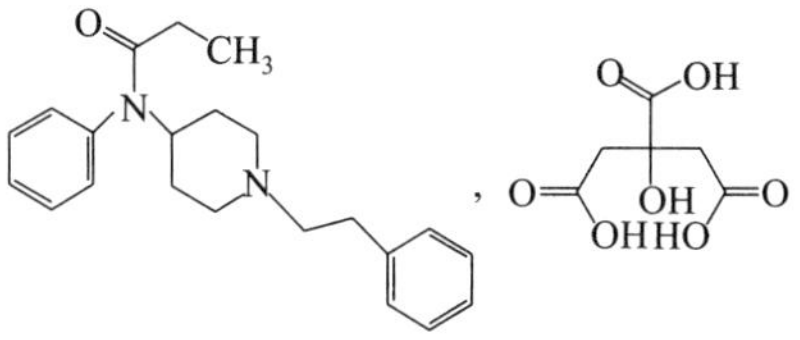

化学名为 N-[1-(2-苯乙基)-4-哌啶基]-N-苯基丙酰胺枸橼酸盐。

本品为白色结晶性粉末。易溶于热异丙醇，能溶于甲醇，略溶于水和三氯甲烷。熔点 150～153℃。

本品水溶液显酸性，加氢氧化钠析出游离芬太尼。

本品与三硝基苯酚试液作用，生成黄色沉淀，熔点为 173～176℃。

本品水溶液显枸橼酸盐鉴别反应。

本品属强效的麻醉性镇痛药物，药理作用与吗啡类似，镇痛作用产生快，但持续时间较短。芬太尼的呼吸抑制作用较吗啡弱，不良反应也比吗啡小。适用于各种疼痛及外科、妇科等手术后和手术过程中的镇痛，也可用于防止或减轻手术后出现的谵妄状态，还可与麻醉药合用，作为麻醉辅助用药。与氟哌利多等配伍制成安定镇痛剂，用于大面积换药及进行小手术的镇痛。

盐酸美沙酮　Methadone Hydrochloride

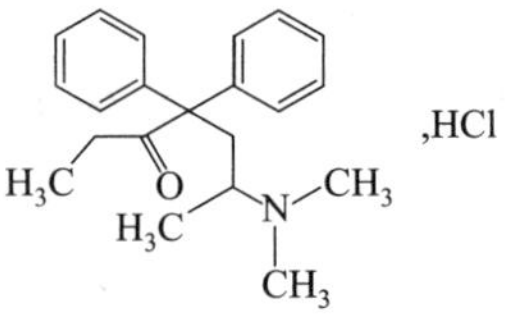

化学名为 4,4-二苯基-6-(二甲氨基)-3-庚酮盐酸盐。

本品为无色结晶或白色结晶性粉末；无臭。易溶于乙醇和三氯甲烷，溶于水中，几乎不溶于乙醚。熔点为 230~234℃。

本品左旋体活性大于右旋体，临床常用其外消旋体。

本品结构中的羰基由于空间位阻效应的影响，反应性相当低，通常条件下，不能生成缩氨基脲，也不能被异丙醇铝或钠汞齐还原。其水溶液与甲基橙试液反应生成黄色复盐沉淀。

本品为阿片受体激动剂，药效与吗啡类似，具有镇痛作用，并可产生呼吸抑制、缩瞳、镇静等作用。作用时间长，临床可用于创伤、术后、癌症引起的重度疼痛的镇痛治疗，还可用于阿片类依赖的脱毒治疗以及阿片类依赖的替代维持治疗。

喷他佐辛　Pentazocine

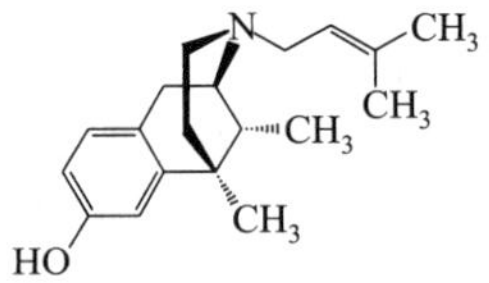

化学名为 (±)1,2,3,4,5,6-六氢-6,11-二甲基-3-(3-甲基-2-丁烯基)-2,6-亚甲基-3-苯并吖辛因-8-醇，又名镇痛新。

本品为白色粉末；无臭，微有苦味。易溶于三氯甲烷，可溶于甲醇、乙醇、乙醚及丙酮，微溶于苯及乙酸乙酯，不溶于水。熔点为 150~155℃。

本品结构中有三个手性碳，具有旋光性，左旋体的镇痛活性比右旋体强 20 倍，临床上用其消旋体。

本品结构中有叔氮原子，可与酸成盐，所以口服剂型一般用其盐酸盐。皮下、肌内、静脉注射给药剂型用其乳酸盐。

由于酚羟基的存在，本品的稀硫酸溶液遇三氯化铁呈黄色。

本品的盐酸溶液可使高锰酸钾溶液褪色。

本品临床用于减轻中度至重度疼痛，成瘾性小，为非麻醉药品，但应防止滥用。

第三节　内源性镇痛物质

20 世纪 70 年代初证实了脑内有阿片受体，而且各种镇痛药与阿片受体的亲和力与它们的镇痛效力之间呈现高度相关性。阿片受体在脑内分布广泛而不均匀，受体密度较高的部位如脊髓胶质区、丘脑内侧、脑室及导水管周围灰质都是和疼痛刺激的传入、痛觉的整合及感受有关的神经结构；而受体密度最高的边缘系统以及蓝斑核，则多是与情绪及精神活动有关的脑区。中脑盖前核的阿片受体可能与缩瞳有关。延脑的孤束核处的阿片受体与药物引起的镇咳、呼吸抑制、中枢交感张力降低有关。脑干极后区、孤束核、迷走神经背核等部位的阿片受体与胃肠活动有关。肠肌本身也有阿片受体。

阿片受体的发现提示可能存在相应的内源性阿片样活性物质，不久即自脑内分离出两种五肽，即甲硫氨酸脑啡肽和亮氨酸脑啡肽，它们在脑内的分布与阿片受体的分布近似，并能与阿片受体呈立体特异性结合而产生吗啡样作用，这种作用可被吗啡拮抗药纳洛酮所拮抗。继发现脑啡肽之后，又自垂体中分离出几种较大的肽类，称为内啡肽，如 β-内啡肽及强啡肽。迄今已发现近 20 种作用与阿片生物碱相似的肽类，统称为内阿片样肽（或内阿片肽）。内阿片肽可能是神经递质或神经调质（即调节神经递质释放的物质）或神经激素，在机体内起着痛觉感受的调控或内源性镇痛系统以及调节心血管及胃肠功能的作用。如在脊髓感觉神经末梢已发现阿片受体，脑啡肽可能通过抑制感觉神经末梢释放一种兴奋性递质（P 物质），从而干扰痛觉冲动传入中枢。至于吗啡类药物的作用机制则可能是通过与不同脑区的阿片受体结合，模拟内阿片肽而发挥作用的。

第四节　镇痛药的构效关系

在对吗啡及其半合成衍生物和全合成镇痛药的结构分析中认识到这类药物属于结构特异性药物。吗啡及其半合成衍生物能够发挥镇痛作用是由于进入到体内，与体内中枢神经中具有三维立体结构的阿片受体结合，呈现出镇痛活性。20 世纪 50 年代根据吗啡及合成镇痛药的共同药效构象研究归纳了镇痛药应具有的三个结构特征：①分子结构中具有一个平坦的芳环，通过范德瓦耳斯力与受体的平坦区结合；②分子结构中有一个碱性中心，在生理 pH 条件下，大部分电离为阳离子，与受体表面的阴离子结合；③平坦区与碱性中心在同一平面上，而分子中哌啶环或类似哌啶环中烃基的部分凸出于平面前方，与受体凹槽部位相适应。吗啡及其半合成衍生物与全合成镇痛药都具有这一结构特点或与之类似的结构。

由镇痛药的活性构象设想受体也应包括三部分与药物相适应：①具有一个平坦区，可通过范德瓦耳斯力与药物的芳环相互作用；②表面具有阴离子部位，可通过静电引力与药物的碱性中心结合；③具有凹槽结构，可与哌啶环中烃基部分相嵌合。受体与药物相互作用见图 4-1。

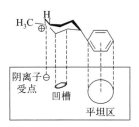

图 4-1　受体与药物相互作用

以吗啡为代表的中枢镇痛药与受体三点结合模型，可用来解释简化吗啡结构发展的大多数镇痛药物的作用，但不能说明激动剂和拮抗剂本质上的区别，不能解释内源性镇痛物质的作用机制。因此，在三点结合模型基础上提出了四点论、五点论，还提出了受体两种构象学说。

同步测试

一、选择题

（一）A 型题（单选题）

1. 结构上没有含氮杂环的镇痛药是（   ）。
   A. 盐酸吗啡   B. 枸橼酸芬太尼   C. 二氢埃托啡
   D. 盐酸美沙酮   E. 盐酸普鲁卡因

2. 盐酸吗啡注射剂放置过久、颜色变深，发生了以下哪种反应（   ）。
   A. 水解反应   B. 氧化反应   C. 还原反应
   D. 水解和氧化反应   E. 重排反应

3. 《中国药典》规定，盐酸吗啡水溶液加碳酸氢钠和碘试液，加乙醚振摇后，醚层不得显红色，水层不得显绿色，这是检查以下何种杂质（   ）。
   A. 双吗啡   B. 氢吗啡酮   C. 羟吗啡酮
   D. 阿扑吗啡   E. 氢可酮

4. 吗啡及合成镇痛药具有镇痛活性，这是因为（   ）。
   A. 具有相似的疏水性   B. 具有相似的立体结构
   C. 具有完全相同的构型   D. 具有共同的药效构象
   E. 化学结构相似

5. 盐酸吗啡加热的重排产物主要是（   ）。
   A. 双吗啡   B. 可待因   C. 苯吗喃
   D. 阿扑吗啡   E. N-氧化吗啡

6. 美沙酮作用靶点为（   ）。
   A. 作用于阿片受体   B. 作用于多巴胺受体
   C. 作用于苯二氮䓬受体   D. 作用于 H_2 受体
   E. 作用于 GABA 受体

7. 具五环结构的药物是（   ）。
   A. 氯丙嗪   B. 吗啡   C. 阿托品
   D. 氯苯那敏   E. 西咪替丁

8. 下列镇痛药中成瘾性最小的是（   ）。
   A. 枸橼酸芬太尼   B. 盐酸哌替啶   C. 喷他佐辛
   D. 盐酸吗啡   E. 二氢埃托啡

9. 吗啡中毒解救药（   ）。
   A. 纳洛酮   B. 可待因   C. 双吗啡   D. 阿扑吗啡   E. 哌替啶

10. 下列哪个药不是镇痛药（   ）。
    A. 苯妥英钠   B. 吗啡   C. 哌替啶   D. 喷他佐辛   E. 曲马多

（二）B 型题（每小组 5 个备选答案，备选答案可重复，可不选）

A. 吗啡喃类   B. 苯并吗喃类   C. 哌啶类   D. 氨基酮类   E. 其他类

1. 按化学结构分类，哌替啶属于（   ）。
2. 按化学结构分类，美沙酮属于（   ）。
3. 按化学结构分类，曲马多属于（   ）。
4. 按化学结构分类，布托啡诺属于（   ）。

5. 按化学结构分类，喷他佐辛属于（　　）。

（三）X 型题（多选题）

1. 以下哪些性质与吗啡相符（　　）。

A. 从阿片生物碱中分离得到

B. 具有酸性，可与氢氧化铵生成稳定的铵盐

C. 与铁氰化钾试液反应后，加三氯化铁试液显蓝色

D. 具有右旋光性　　E. 为 μ 受体激动剂

2. 哌替啶结构中含有以下哪些基团（　　）。

A. 苯基　　　　　B. 哌嗪基　　　　　C. 甲基　　　　　D. 哌啶基　　　　　E. 酯基

3. 以下哪些与镇痛药受体模型相符（　　）。

A. 具有一个平坦结构，与药物的芳环相适应

B. 有一个正离子部位，与药物的负电中心相结合

C. 有一个负离子部位，与药物的正电中心相结合

D. 有一个方向合适的凹槽，与药物的叔氮原子相适应

E. 有一个方向合适的凹槽，与药物的烃基链部分相适应

二、区别题（用化学方法区别下列各组药物）

1. 吗啡与可待因　　2. 芬太尼与瑞芬太尼

三、问答题

1. 如何对盐酸吗啡注射液制剂进行合理的配制和保管？为什么？

2. 根据盐酸吗啡的性质，分析其不可以和碱性药物配伍使用的原因。

第五章

抗组胺药

知识目标

1. 了解抗过敏药物和抗溃疡药物的结构类型和作用机制。
2. 掌握苯海拉明、氯苯那敏、盐酸赛庚啶、阿司咪唑、西咪替丁、雷尼替丁等药物理化性质。
3. 熟悉 H_1 受体、H_2 受体的发展及现状。

能力目标

1. 能写出苯海拉明、氯苯那敏、盐酸赛庚啶、阿司咪唑、西咪替丁、雷尼替丁的结构、性质以及合成路线。
2. 能应用典型药物的理化性质、构效关系解决该类药物的制剂调配、鉴别、贮存保管及临床应用问题。

组胺是一种重要的生物活性物质,可参与多种复杂的生理过程,当机体受到某种刺激引发抗原-抗体反应时,引起肥大细胞的细胞膜通透性改变,释放出组胺,与组胺受体作用产生病理生理效应。组胺的化学名为 4(5)-(2-氨乙基)咪唑,分子结构如下。

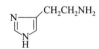

组胺受体目前有 H_1、H_2、H_3 三个亚型,其生理作用各不相同。H_1 受体激活后,血管舒张、毛细血管渗透性增强,导致血浆渗出,局部组织红肿。H_2 受体兴奋时促进胃酸分泌,还能兴奋心脏,抑制子宫收缩。H_3 受体既可作为自身受体,抑制组胺的释放和合成,也作为异身受体,调控多种其他神经递质的释放,因此组胺 H_3 受体在中枢和外周器官有着重要的生理功能,对心功能、胃酸分泌、过敏反应、睡眠和觉醒、认知和记忆、惊厥抽搐等都有调节作用。

组胺 H_1 受体拮抗剂和 H_2 受体拮抗剂临床上主要用于治疗过敏和胃溃疡疾病,是本章介绍的主要内容。

第一节　H_1 受体拮抗剂

一、概述

1993年以来，陆续上市了一批经典的抗过敏药，它们按化学结构可分为乙二胺类、氨烷基醚类、丙胺类和三环类、哌嗪类、哌啶类等。

1. 乙二胺类

芬苯扎胺是第一个有临床应用价值的乙二胺类抗组胺药。在此基础上用吡啶和噻吩对苯环进行生物电子等排交换，得到了活性更大和副作用更小的抗过敏药。如曲吡那敏的抗组胺作用强而持久，且副作用较少。

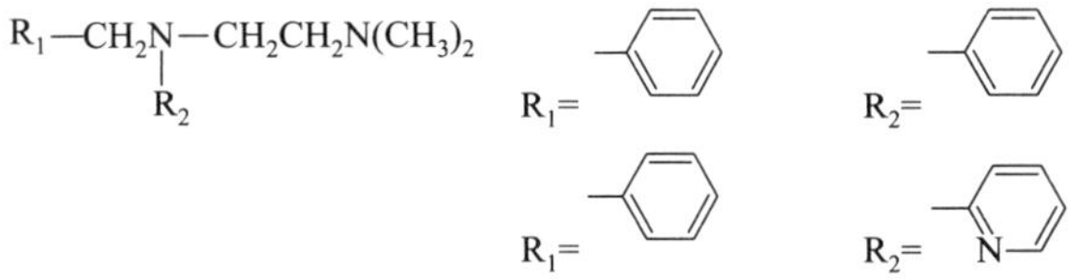

将乙二胺结构环化成哌嗪环后，同样具有很好的抗组胺活性，且作用时间较长，如氯环力嗪、去氯羟嗪、布克力嗪及西替利嗪等。西替利嗪分子中具有两性离子，不易穿透血脑屏障，大大减少了镇静作用，现归类为非镇静 H_1 受体拮抗剂。

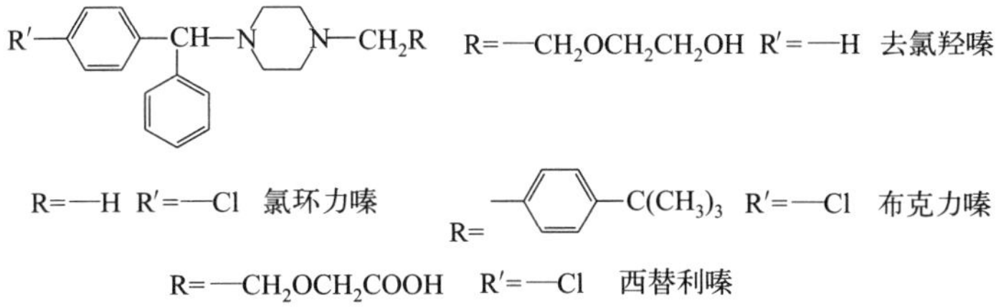

2. 氨烷基醚类

在上述药物结构基础上，用 Ar(Ar')CH-O-代替乙二胺类 $ArCH_2(Ar')N$-部分，发现了氨烷基醚类 H_1 受体拮抗剂。

> **课堂活动**
> 讨论：为什么在献血前要使用苯海拉明？

3. 丙胺类

运用生物电子等排原理，将乙二胺类结构中 $ArCH_2(Ar')N$-用 Ar(A')CH-替代，获得一系列芳基取代的丙胺类类似物。发现了非尼拉敏（又名屈米通），氯取代苯基的类似物氯苯那敏和溴代类似物溴苯那敏。

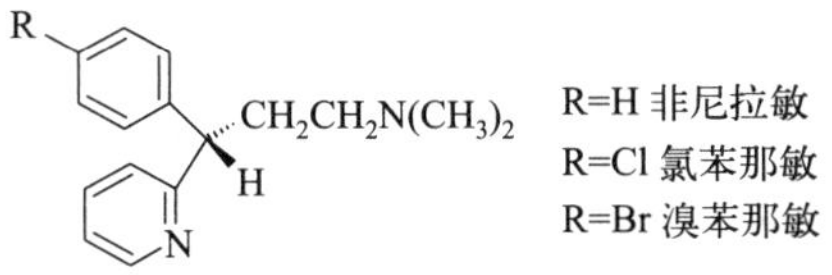

4. 三环类

将乙二胺类、氨烷基醚类和丙胺类 H_1 受体拮抗剂的两个芳环部分通过不同基团以邻位相连，形成三环结构，再运用生物电子等排方法加以修饰，已经成功地获得了很多新的三环类抗过敏药。

异丙嗪（又名非那根）增加了抗组胺作用，比苯海拉明的作用强而持久。由于结构上类似于抗精神病药氯丙嗪，镇静和安定副作用较明显。吩噻嗪母核的氮原子被 sp^3 杂化的碳原子代替后，得反式（E）构型的氯普噻吨（又名泰尔登），仍保持了抗组胺活性，在离体豚鼠回肠试验中，抗组胺活性比苯海拉明大 17 倍。顺式（Z）构型的氯普噻吨的安定作用比反式（E）大，为抗精神失常药。

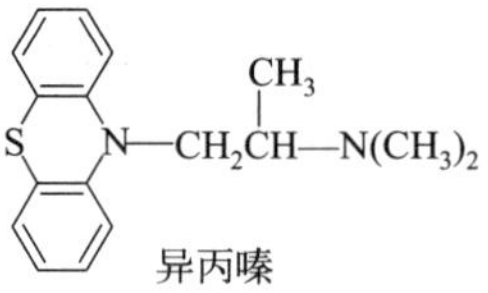

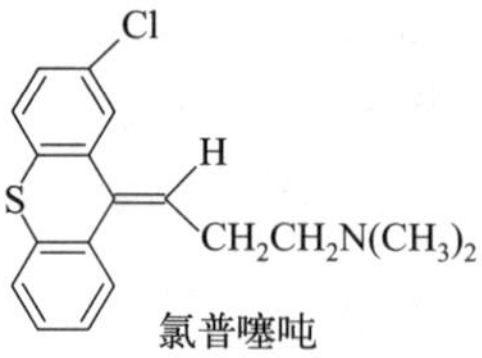

5. 哌啶类

哌啶类有对 H_1 受体选择性高、无镇静作用、与组胺作用分离等特点，称为非镇静抗过敏药。特非那定、依巴斯汀等都属于该类药物。

特非那定是从中枢抑制药研究中发现的一种新型的外周组胺 H_1 受体选择性拮抗剂，由于不进入大脑，故无中枢镇静作用，不影响精神运动行为。体外试验证明本品对 α 受体、β 受体、M 受体或 H_2 受体的亲和力很低；动物实验表明本品具微弱或几乎没有抗 5-羟色胺、抗胆碱和抗肾上腺素能活性；与受体结合、解离均较缓慢，药效持久。临床用于治疗过敏性鼻炎、皮肤病（如荨麻疹）和哮喘。特非那定分子中丁醇羟基的碳原子为 S 构型的异构体 S-特非那定，具高活性，已上市应用。依巴斯汀于 1990 年上市，可选择性阻断 H_1 受体，持续作用时间长于特非那定。

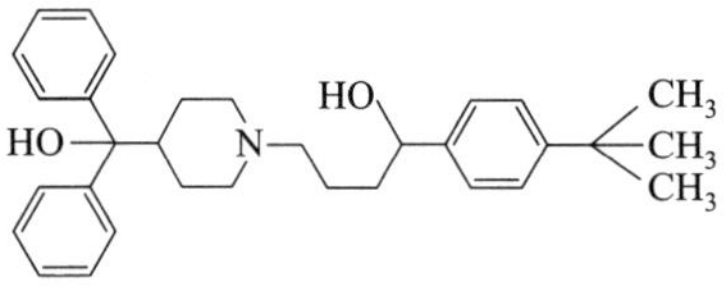

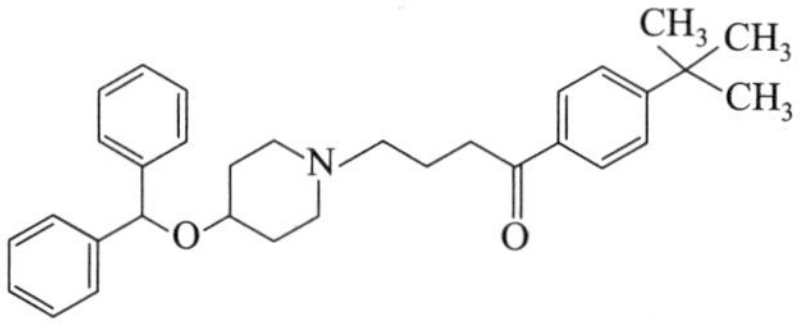

二、典型药物

盐酸苯海拉明 Diphenhydramine Hydrochloride

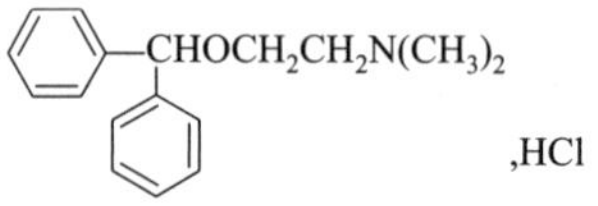

化学名为 N,N-二甲基-2-(二苯甲氧基)乙胺盐酸盐。

用氯苄为起始原料，在无水氯化锌催化下与苯反应得二苯甲烷，再经硝酸氧化、锌粉还原成二苯甲醇，再与 β-氯乙醇脱水成醚，二甲胺加压胺化得苯海拉明，最后用甲苯和盐酸控制 pH5～6 成盐。

$$\underset{}{\underset{\text{}}{\bigcirc}}\text{—CH}_2\text{Cl} \xrightarrow{\text{ZnCl}_2/\text{苯}} \underset{}{\bigcirc}\text{—}\underset{\text{H}_2}{\text{C}}\text{—}\underset{}{\bigcirc} \xrightarrow[\triangle]{\text{HNO}_3} \underset{}{\bigcirc}\text{—}\underset{\text{O}}{\overset{\|}{\text{C}}}\text{—}\underset{}{\bigcirc} \xrightarrow[\triangle]{\text{Zn/NaOH}}$$

$$\underset{}{\bigcirc}\text{—}\underset{\text{OH}}{\overset{}{\underset{|}{\text{CH}}}}\text{—}\underset{}{\bigcirc} \xrightarrow[\text{2) HN(CH}_3)_2/\triangle/\text{NaOH}]{\text{1) ClCH}_2\text{CH}_2\text{N(CH}_3)_2/\text{NaOH}} \underset{\underset{}{\bigcirc}}{\overset{\underset{}{\bigcirc}}{\text{CHOCH}_2\text{CH}_2\text{N(CH}_3)_2}} \xrightarrow[\text{pH5}\sim 6]{\text{HCl/甲苯}}$$

$$\underset{\underset{}{\bigcirc}}{\overset{\underset{}{\bigcirc}}{\text{CHOCH}_2\text{CH}_2\text{N(CH}_3)_2}} \cdot \text{HCl}$$

本品为白色结晶性粉末，无臭、味苦。在水中极易溶解，乙醇或三氯甲烷中易溶，在丙酮中略溶，在乙醚中极微溶解。水溶液呈中性，遇酸易水解。熔点 167～171℃。

纯品对光稳定，当含有二苯甲醇等杂质时，遇光可逐渐变色。在碱性溶液中稳定。

本品能竞争性阻断组胺 H_1 受体而产生抗组胺作用，中枢抑制作用显著。有镇静、防晕动和止吐作用，可缓解支气管平滑肌痉挛。临床上主要用于治疗荨麻疹、花粉症、过敏性鼻炎和皮肤瘙痒等皮肤、黏膜变态性疾病；预防晕动病及治疗妊娠呕吐。

为了克服苯海拉明嗜睡和中枢抑制的缺点，将具有中枢兴奋作用的嘌呤衍生物结合成盐，如 8-氯茶碱与苯海拉明形成的盐称为茶苯海明（又名晕海宁，乘晕宁），常用于晕动病。

茶苯海明

在氨烷基醚类的结构改造中发现，不对称性原子的构型对活性影响较大，手性碳原子构型的变化可获得若干个更优的抗过敏药，如司他斯汀和氯马斯汀。

司他斯汀　　　　氯马斯汀

知识链接　苯海拉明的过量中毒与解救

本品的毒性主要是使中枢神经系统先抑制后兴奋，最后产生衰竭性抑制，严重程度视用量而定。一旦发现误服或过量服用本品时，应立即送医院急救处理。表现为厌食、恶心、呕吐、便秘或腹泻、口渴、尿频或排尿困难、血尿、听觉障碍、视物模糊、运动失调、呼吸浅表、心动过速、发热及胸骨下疼痛；严重时可出现惊厥、昏迷、心脏抑制、呼吸麻痹。解救时应进行催吐、洗胃、导泻，静脉补液，吸氧和对症治疗。对兴奋期患者，除伴有惊厥外一般不用镇静剂，以免导致中枢抑制。发生惊厥时可给予10%水合氯醛液10～15ml保留灌肠，或静脉注射硫喷妥钠。出现抑制现象时，忌用中枢兴奋剂，对深度抑制者，特别是影响呼吸时，应酌情给予呼吸兴奋剂，但应密切观察，以防发生惊厥。

马来酸氯苯那敏　Chlorphenamine Maleate

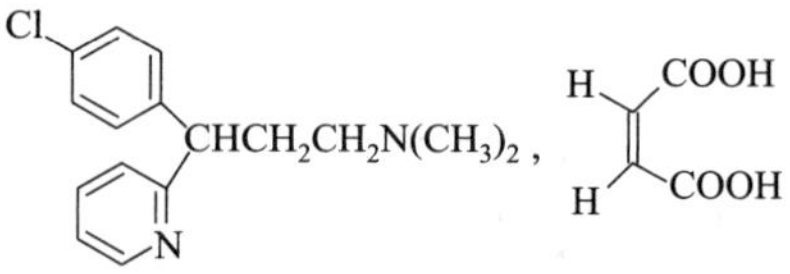

化学名为 2-[对-氯-α-[2-(二甲氨基)乙基]苯基]吡啶马来酸盐。

可从 2-甲基吡啶出发，经侧链氯化得 2-氯甲基吡啶，然后与苯胺高温缩合，经 Sandmeyer 反应得 2-对氯苄基吡啶，再与溴代乙醛缩二乙醇在氨基钠存在下采用"一锅炒"方法得氯苯那敏。也可将 2-对氯苄基吡啶与二甲氨基氯乙烷用强碱或相转移反应直接缩合制备氯苯那敏。

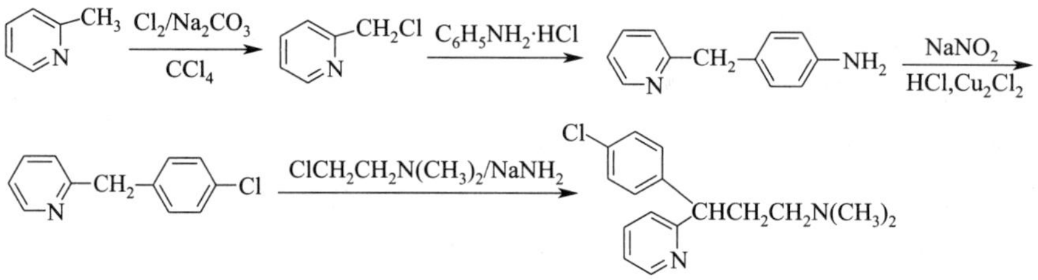

本品为白色结晶性粉末，无臭，味苦。在水、乙醇或三氯甲烷中易溶。熔点 131.5～135℃，有升华性。其 1% 水溶液 pH4.0～5.0。

适用于日间服用，治疗花粉症、荨麻疹、过敏性鼻炎、结膜炎等，也用在多种复方制剂和化妆品中。易致中枢兴奋，可诱发癫痫，癫痫患者慎用。

在对丙胺类化合物的结构改造研究中发现引入不饱和双键得到的不饱和类似物同样有很好的抗组胺活性。如曲普利啶和阿伐斯汀，但所得的顺、反几何异构体的 H_1 受体拮抗活性显著不同，E 型活性一般高于 Z 型。如曲普利啶作用强度与氯苯那敏相仿，但 E 型体对豚鼠回肠 H_1 受体的亲和力比 Z 型体大 1000 倍。

阿伐斯汀是在 E 型曲普利啶的吡啶环上增加一个亲水的丙烯酸基团而得到的，因为分子是两性离子化合物，故难以通过血脑屏障，中枢副作用较小。虽然阿伐斯汀体外抑制豚鼠回肠作用弱于曲普利啶，但体内抑制支气管痉挛（$ED_{50}=0.9$mg/kg）比曲普利啶（$ED_{50}=8.8$mg/kg）强，又无镇静作用，属非镇静 H_1 受体拮抗剂。临床证明它对花粉症、风疹热和皮肤潮红有效。

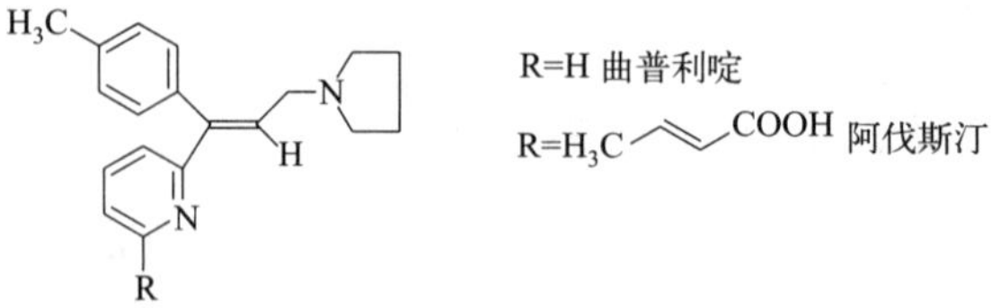

盐酸赛庚啶　Cyproheptadine Hydrochloride

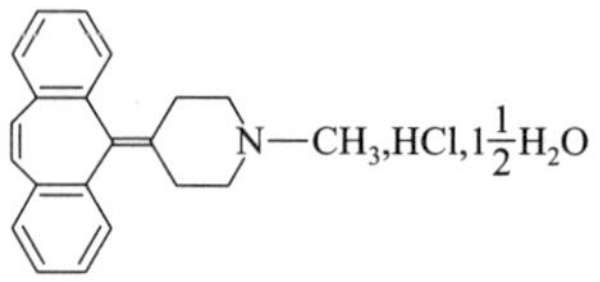

化学名为 1-甲基-4-(5H-二苯并[a,d]环庚三烯-5-亚基)哌啶盐酸盐倍半水合物。

工业生产中采用苯乙酸与邻苯二酸酐反应得亚苄基酞，经氢氧化钾水解，锌粉还原、脱水、氢化、环合等反应先制得二苯并环庚酮，再经溴代、脱溴化氢、格氏反应和脱水反应而制得。

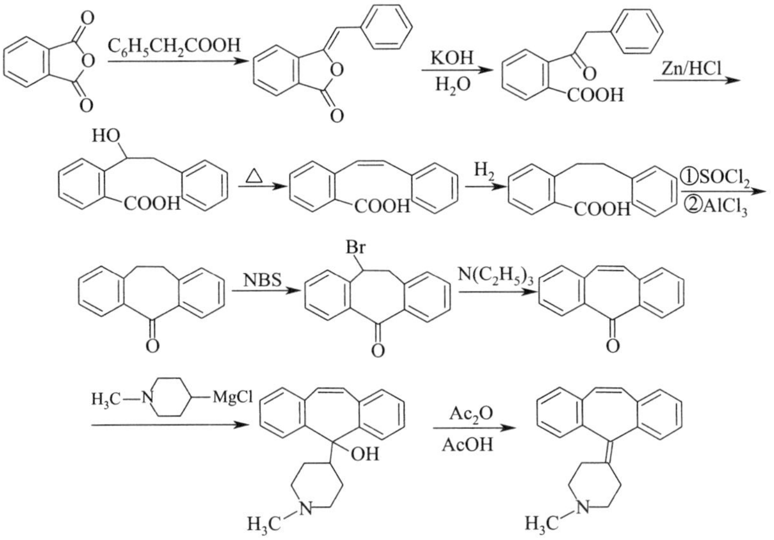

本品为白色至微黄色结晶性粉末，几乎无臭。在甲醇中易溶，三氯甲烷中溶解，乙醇中略溶，水中微溶，乙醚中几乎不溶。

本品可治疗荨麻疹、湿疹、过敏性和接触性皮炎、皮肤瘙痒、过敏性鼻炎、支气管哮喘等。它还有抗 5-羟色胺和抗胆碱作用，并可抑制醛固酮和促肾上腺皮质激素的分泌，亦用于治疗偏头痛、肾上腺皮质功能亢进症及肢端肥大症等。

酮替芬是赛庚啶的七元环—CH=CH—部分用—CH_2CO—替代，把靠近羰基侧的苯环换以噻吩环而得，临床上用其富马酸盐。本品既是 H_1 受体拮抗剂，又是过敏介质释放抑制剂，能抑制支气管黏膜下肥大细胞释放过敏介质，还能抑制嗜碱性细胞和中性粒细胞释放组胺，具有很强的抗过敏作用，对内源性及外源性哮喘有防治作用，对过敏性鼻炎、皮炎和结膜炎及荨麻疹等均有效。但本品有较强的中枢抑制、嗜睡副作用。

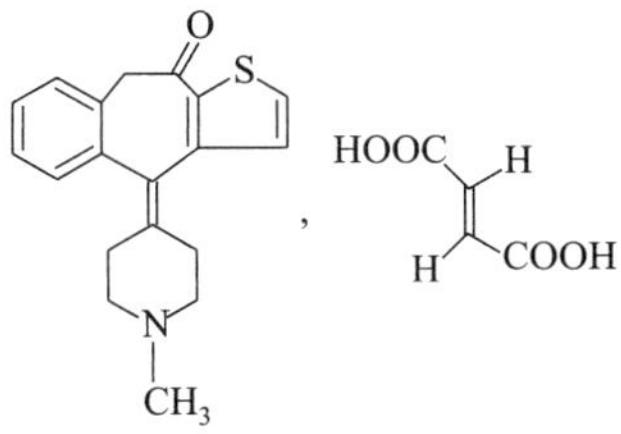

富马酸酮替芬

阿司咪唑 Astemizole

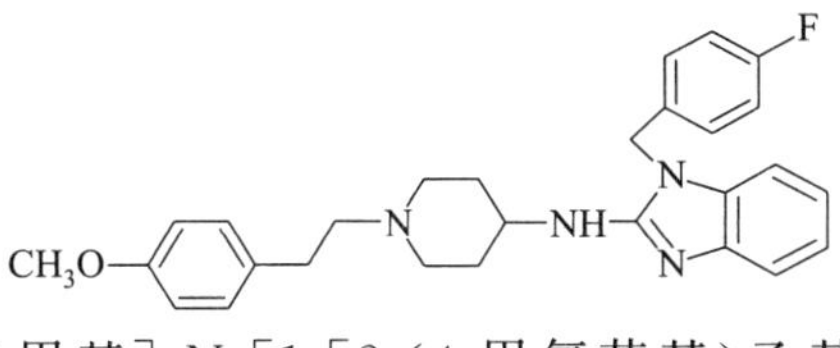

化学名为 1-[(4-氟苯基)甲基]-N-[1-[2-(4-甲氧苯基)乙基]-4-哌啶基]-1H-苯并咪唑-2-胺。

将对氟苄胺与邻硝基氯苯缩合，用雷氏镍催化氢化得 2-(对氟苯甲氨基)苯胺，再与 4-异硫氰基-1-哌啶甲酸乙酯缩合，在二氧化汞和硫的作用下环合可制得取代的 2-氨基苯并咪唑。然后经水解、脱胺后,与对-(2-溴乙基)苯甲醚缩合得到本品。

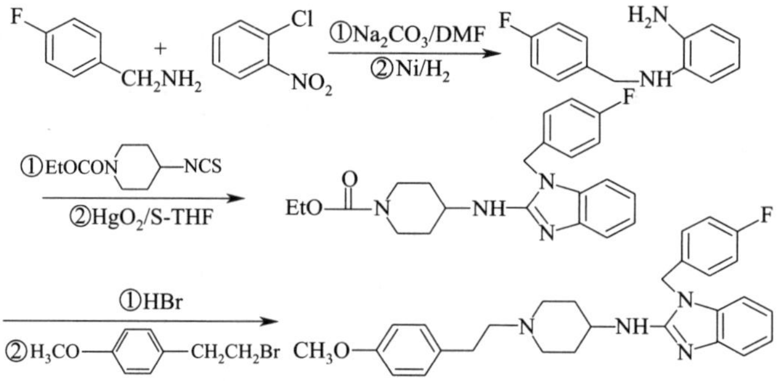

本品为白色结晶,无臭。与有机溶剂混溶,几乎不溶于水。熔点 149.1℃。

本品为强效、长效的 H_1 受体拮抗剂,临床剂量 10mg/日,用于治疗过敏性鼻炎和结膜炎、慢性荨麻疹和其他过敏性反应症状。

三、组胺 H_1 受体拮抗剂的构效关系

H_1 受体拮抗剂结构大多数类似于乙二胺类、胺烷基醚类和丙胺类药物,可用以下通式表示。

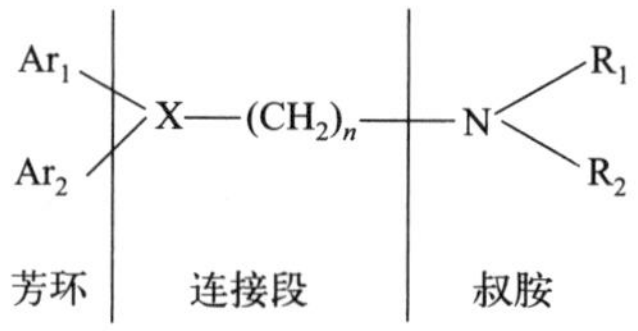

① Ar_1 为苯环、杂环或取代杂环,Ar_2 为另一个芳环或芳甲基,Ar_1 和 Ar_2 可桥连成三环类化合物。Ar_1 和 Ar_2 的亲脂性及他们的空间排列与活性相关,已知很多药物光学和几何异构体抗组胺活性不同。

② NR_1R_2 一般是叔胺,也可以是环系统的一部分,常见的是二甲氨基和四氢吡咯基。

③ X 是 sp^2 或 sp^3 杂化的碳原子、氮原子或连氧的 sp^3 碳原子。

④ 连接段碳链 $n=2\sim3$,通常 $n=2$。叔胺与芳环中心的距离一般为 $50\sim60nm$。

第二节　H_2 受体拮抗剂

一、概述

19 世纪 60 年代中期,发现组胺 H_2 受体是胃壁细胞内促进胃酸分泌活体后,对以拮抗 H_2 受体的抗胃溃疡新药进行了大量的研究,相继发现了咪唑类、呋喃类、噻唑类等 H_2 受体拮抗剂。

H_2 受体拮抗剂

 知识链接　消化性溃疡

消化性溃疡主要指发生于胃和十二指肠的慢性溃疡,是一种多发病、常见病。溃疡的形成有多种因素,其中酸性胃液对黏膜的消化作用是溃疡形成的基本因素,因此得名。酸性胃液接触的任何部位,如食管下段、胃肠吻合术后吻合口、空肠以及具有异位胃黏膜的梅克尔

憩室，绝大多数的溃疡发生于十二指肠和胃，故又称胃溃疡、十二指肠溃疡。

1. 咪唑类

西咪替丁是上市最早的 H_2 受体拮抗剂，很快成为治疗胃溃疡的首选药。它是以组胺为先导化合物，保留其咪唑环，通过一系列的分子结构改造得到的。

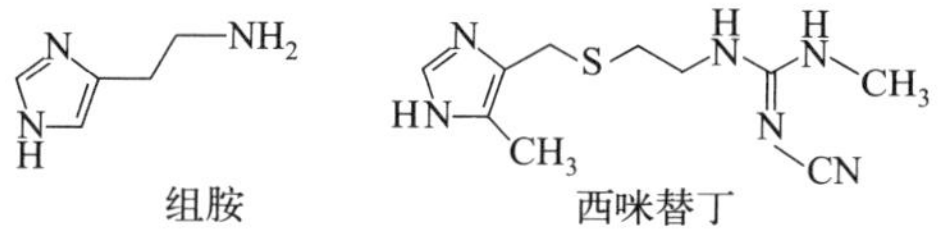

西咪替丁具有一定的极性和亲水性质，限制了它对生物膜的穿透作用，故如何提高药物脂溶性，改善药代动力学的性质显得尤为重要。比如采用前药方法，对咪唑环的 N-1 位和 N-3 位进行丁酰氧甲基化和烷氧羰基化可达到增加活性的目的。

2. 呋喃类

将西咪替丁结构中的甲基咪唑环换成二甲基氨基甲基呋喃环；氰基亚氨基换成硝基次甲基，成为雷尼替丁，抑制胃酸分泌的作用强于西咪替丁，副作用也低。

3. 噻唑类

法莫替丁为噻唑类 H_2 受体拮抗剂的代表药，其氢键键合的极性基团为氨磺酰脒基。本品是目前选择性高和作用强的首选 H_2 受体拮抗剂。

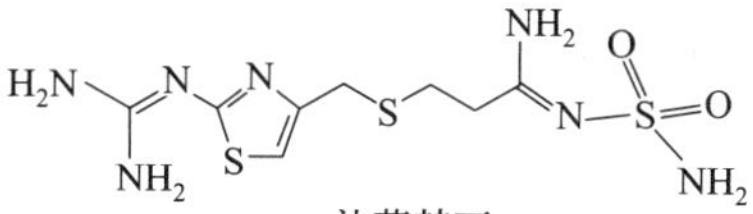

二、典型药物

西咪替丁 Cimetidine

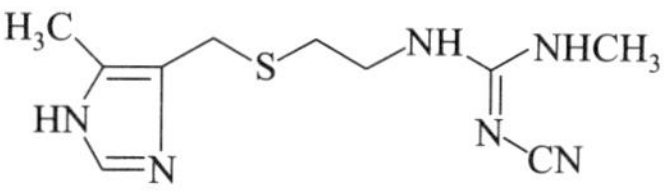

化学名为 1-甲基-2-氰基-3-[2-[[(5-甲基咪唑-4-基)甲基]硫代]乙基]胍。

本品的合成方法有多种，均涉及三个重要的中间体片段：5-甲基-4-咪唑甲醇（Ⅱ）（或 4-氯甲基-5-甲基咪唑）、巯基乙胺和氰基胍。

本品几乎无臭，味苦，易溶于甲醇、稀盐酸，溶于乙醇，微溶于水。

本品能抑制基础胃酸分泌和各种刺激引起的胃酸分泌，对夜间胃酸分泌也有强力的抑制作用，亦可防止应激状态下的胃黏膜出血和胃黏多糖成分减少。临床应用中发现中断用药后复发率高，故需维持治疗；长期应用抑制雄激素作用，可引起男性轻微性功能障碍和乳房发育，妇女溢乳，还可引起精神紊乱等副作用。

盐酸雷尼替丁 Ranitidine Hydrochloride

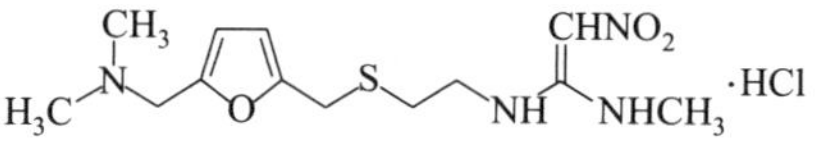

化学名为 N'-甲基-N-[2-[[[5-[(二甲氨基)甲基]-2-呋喃基]甲基]硫基]乙基]-2-硝基-1,1-乙烯二胺盐酸盐。

本品为类白色至淡黄棕色结晶性粉末，有异臭，味微苦带涩，极易潮解。水或甲醇中易溶，乙醇中略溶，丙酮中几乎不溶。熔点 137~143℃。本品晶型有两种，Ⅱ型吸湿性小，其片剂质量稳定。

本品是利用 2-氯甲基-5-二甲氨基甲基呋喃与 2-巯基乙胺进行烷基化制得 2-[[5-[(二甲氨基)甲基]呋喃甲基]硫基]乙胺后，再与 N-甲基-1-甲硫基-2-硝基乙烯胺反应而制得的。也可用 2-氯甲基-5-二甲氨基甲基呋喃中间体与 N-甲基-N-(2-巯乙基)-2-硝基乙烯脒直接缩合制得。

雷尼替丁是竞争性 H_2 受体拮抗剂，抑制胃酸分泌的强度约为西咪替丁的 4~10 倍，治疗消化性溃疡效果优于西咪替丁，对 H_1 受体和胆碱受体均无拮抗作用，在高血钙状态下降低血浆 Ca^{2+} 浓度。无抗雄激素作用，对内分泌的影响小，未见西咪替丁类似的中枢副作用。

三、组胺 H_2 受体拮抗剂的构效关系

将上述几种类型的 H_2 受体拮抗剂的结构进行比较，可以发现它们都是由以下三部分组成。

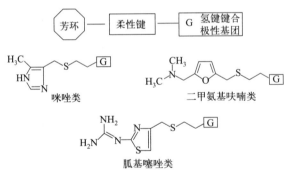

① 碱性芳杂环或碱性基团取代的芳杂环。

② 平面性基团。如西咪替丁的对应基团为氰基胍，雷尼替丁为硝基脲，法莫替丁则为氨基磺酰脒基等。这些基团都是平面的，在生理 pH 条件下离子化程度很低，能和受体形成一个以上的氢键。

③ 上述两个组成部分是通过一条柔性原子链连接。链的长度为组胺侧链的 2 倍，即 4 个原子。链的长度与拮抗作用无关。

> **知识链接　盐酸雷尼替丁的用量与不良反应**
>
> 　　口服，消化性溃疡 150mg/次，一日 2 次，清晨及睡前服。卓-艾综合征 150mg/次，3 次/日，必要时可至 900mg/日。8 岁以上儿童每次 75~150mg，2 次/日。肌内注射 50mg/次，一日 2 次。静脉滴注 100~300mg/日，或 25mg/h，每日 2 次或 6~8h 一次。
>
> 　　不良反应：可见恶心、皮疹、便秘、乏力、头痛、头晕；偶见静脉滴注后出现心动过

缓；少见轻度肝功能损伤。长期服用可持续降低胃液酸度，利于胃内细菌繁殖。

禁忌与注意事项：肝功能不全者及老年患者慎用；严重肾功能不全者剂量应减半；孕妇及婴儿仅限于绝对必要的病例才用，8岁以下儿童禁用。

同步测试

一、选择题

（一）A型题（单选题）

1. 盐酸雷尼替丁的化学名是（　　）。

A. N'-甲基-N-[2-[[[5-[(二甲氨基)甲基]-2-呋喃基]甲基]硫基]乙基]-3-硝基-1,1-乙烯二胺盐酸盐

B. N'-甲基-N-[2-[[[5-[(二甲氨基)甲基]-2-呋喃基]甲基]硫基]乙基]-2-硝基-1,1-乙烯二胺盐酸盐

C. N'-甲基-N-[2-[[[5-[(二甲氨基)甲基]-2-呋喃基]甲基]硫基]乙基]-1-硝基-1,1-乙烯二胺盐酸盐

D. N'-甲基-N-[2-[[[5-[(二甲氨基)甲基]-2-呋喃基]甲基]硫基]乙基]-2-硝基-1,2-乙烯二胺盐酸盐

E. N'-甲基-N-[2-[[[5-[(二甲氨基)甲基]-2-呋喃基]甲基]硫基]乙基]-2-硝基-2,2-乙烯二胺盐酸盐

2. 下列药物中哪个药物是咪唑类 H_2 受体拮抗剂（　　）。

A. 西咪替丁　　　B. 法莫替丁　　　C. 雷尼替丁

D. 奥美拉唑　　　E. 氯雷他定

3. 甲硫米特的作用机制是（　　）。

A. 质子泵抑制剂

B. 羟甲戊二酰辅酶A还原酶抑制剂

C. 磷酸二酯酶抑制剂

D. 组胺 H_2 受体拮抗剂

E. 血管紧张素转化酶抑制剂

4. 下列药物中哪个药物是呋喃类 H_2 受体拮抗剂（　　）。

A. 西咪替丁

B. 法莫替丁

C. 雷尼替丁

D. 奥美拉唑

E. 酮替芬

5. 关于西咪替丁的叙述，下列选项正确的是（　　）。

A. 本身无活性

B. 抗溃疡药

C. 经 H^+ 催化重排为活性物质

D. 质子泵抑制剂

E. 抗组胺药

6. 法莫替丁不具有下述何种特点（　　）。

A. 高选择性 H_2 受体拮抗剂

B. 结构中含有噻唑环

C. 用于治疗胃溃疡及十二指肠溃疡

D. 结构中含有磺酰氨基

E. 结构中含有咪唑环

(二) B 型题（每小组 5 个备选答案，备选答案可重复，可不选）

A. 雷尼替丁

B. 西咪替丁

C. 法莫替丁

D. 三者均有

E. 三者均无

1. 具有抗胃溃疡作用的是（　　）。

2. 具有组胺 H_1 受体阻断作用的是（　　）。

3. 含硫原子的是（　　）。

4. 具有组胺 H_2 受体阻断作用的是（　　）。

(三) X 型题（多选题）

1. 以下描述哪些符合雷尼替丁（　　）。

A. 临床用反式体，顺式体无活性

B. 作用机制属于呋喃类组胺 H_1 受体拮抗剂

C. 作用机制属于呋喃类组胺 H_2 受体拮抗剂

D. 化学性质极稳定，吸湿后颜色不变

E. 是速效和长效的抗消化道溃疡药

2. 指出下列哪些药物属于手性药物（　　）。

A. 马来酸氯苯那敏

B. 奥美拉唑

C. 盐酸苯海拉明

D. 西咪替丁

E. 地尔硫䓬

3. 抗溃疡药雷尼替丁具有下列哪些性质（　　）。

A. H_2 受体拮抗剂

B. 结构中含有呋喃环

C. 用于抗过敏性疾病

D. 为反式体，顺式体无活性

E. 本品为无活性的前药，经 H^+ 催化重排为活性物质

4. 抑制胃酸分泌的药物有（　　）。

A. 兰替丁

B. 罗沙替丁

C. 硫代布立马胺

D. 甲硫米特

E. 西咪替丁

5. H_2 受体拮抗剂的构效关系是（　　）。

A. 结构由三个部分组成

B. 有碱性芳杂环

C. 有极性的平面结构

D. 有硝基

E. 有易曲绕的链

二、问答题

1. 组胺受体有哪些亚型，分布在什么部位，与组胺结合会分别产生哪些生理活性？

2. 抗过敏药物有哪几种类型？分别举例。

3. 请简述经典 H_1 受体拮抗剂的构效关系。

第六章

麻醉药

知识目标

1. 了解麻醉药的分类，局部麻醉药的构效关系。
2. 掌握全身麻醉药和局部麻醉药的特点及主要代表药物。
3. 熟悉麻醉乙醚、氟烷、盐酸普鲁卡因、盐酸利多卡因等典型药物的化学结构、理化性质及作用特点。

能力目标

1. 能写出麻醉乙醚、氟烷、盐酸普鲁卡因、盐酸利多卡因等典型药物的结构。
2. 能应用典型药物的理化性质、构效关系，解决该类药物的制剂调配、鉴别、贮存保管及临床应用问题。

麻醉药是指能使整个机体或机体局部暂时、可逆性失去知觉及痛觉的药物。根据其作用范围可分为全身麻醉药及局部麻醉药。全身麻醉药作用于中枢神经，使其受到可逆性抑制，从而使意识、感觉和反射消失。局部麻醉药作用于神经末梢及神经干，阻滞神经冲动的传导，使局部的感觉消失。两类药物的作用机制不同，但均能使痛觉消失，达到适于外科手术的要求。

第一节 全身麻醉药

全身麻醉药分为吸入性全身麻醉药和非吸入性全身麻醉药。吸入性全身麻醉药与一定比例的空气或氧气混合后，随吸气进入肺泡，从肺泡膜弥散进入血液，再经血液循环，分布至大脑组织，发挥麻醉作用。非吸入性全身麻醉药，通常为静脉注射给药，麻醉作用发生快，对呼吸道无刺激，不良反应较少，目前临床应用日趋增多。

一、药物概述

吸入性全身麻醉药又称挥发性全身麻醉药。最早在外科手术中使用的全身麻醉药是乙醚、氧化亚氮、氯仿等，但都存在一定的缺点。后发现在低级烃类及醚类分子中引入卤素原子，如氯乙烷、三氯乙烯等，降低了易燃性，但毒性增大，限制了它们的临床使用。目前临床上有应用价值的氟化物为氟烷、甲氧氟烷、恩氟醚等。目前临床上使用的吸入性全身麻醉药的副作用较多，仍然需要寻求更理想的药物。

非吸入性全身麻醉药又称静脉麻醉药。这类麻醉药的优点是作用迅速，不刺激呼吸道，不良反应少，使用方便，最早应用的静脉麻醉药为一些超短时的巴比妥类，如硫喷妥钠、硫戊比妥钠、美索比妥钠。这些超短时巴比妥类具有较高的脂溶性，极易透过血脑屏障达到大脑，因此麻醉作用快。但由于药物的脂溶性强，可迅速由脑组织向其他组织分布，因此麻醉持续时间较短，仅能持续数分钟。近年来，非巴比妥类静脉麻醉药不断发展，已有多种类型使用。如羟丁酸钠、丙泮尼地、依托咪酯、氯胺酮等。

> **课堂活动**
> 讨论：麻醉药与麻醉药品是同一概念吗？

二、典型药物

麻醉乙醚　Ether

$$CH_3—CH_2—O—CH_2—CH_3$$

本品为无色澄明、易流动的液体；有特臭；与乙醇、三氯甲烷、苯、石油醚、脂肪油或挥发油均能任意混合。水中溶解（1∶12）。相对密度为 0.713～0.718。馏程为 33.5～35.5℃。有极强的挥发性与燃烧性，蒸气与空气混合后遇火能爆炸。

在日光、湿气、空气作用下易形成过氧化物、醛等杂质。过氧化物及醛对呼吸道有刺激，能引起肺水肿，严重时引起死亡。

本品为吸入性全麻药，作用强，毒性小，对骨骼肌松弛完全。使用时易于控制，主要缺点为易燃易爆性、对呼吸道黏膜有刺激性、诱导期长、苏醒慢等。

知识链接　最早的麻醉药的发明

在 18 世纪以前，医生做外科手术因为没有使用麻醉剂，手术的死亡率极高，60%的患者在手术中死去。英国著名化学家戴维发现了氧化亚氮。他先在自己身上进行试验，吸入氧化亚氮后产生了一种眩晕的陶醉感，使人的抑制能力降低，很容易发笑，因此，他又将氧化亚氮称为"笑气"。美国牙科医生莫顿向一位化学家杰克逊抱怨牙科手术的苦恼时，杰克逊建议莫顿使用乙醚。莫顿先用猫狗做试验，接着自己也用乙醚进行试验，证明有麻醉作用。后来，莫顿正式将乙醚用于手术前的麻醉。莫顿先将蘸有乙醚的手帕递给患者，让其吸入，使其渐渐失去知觉，然后在助手的帮助下，将牙拔掉。从此后，乙醚作为麻醉药被广泛使用。

氟烷　Halothane

$$\begin{array}{c} \text{F} \quad \text{Cl} \\ | \quad\; | \\ \text{F—C—C—H} \\ | \quad\; | \\ \text{F} \quad \text{Br} \end{array}$$

化学名为 1,1,1-三氟-2-氯-2-溴乙烷。

本品为无色、易流动的重质液体，类似氯仿气味、味甜。可与乙醇、三氯甲烷、乙醚及非挥发性油类互相混合，微溶于水，相对密度为 1.871～1.875。

本品遇光、热和湿空气能缓缓分解，通常加 0.01% 的麝香草酚作稳定剂，置于冷暗处密封保存。

本品经氧瓶燃烧法进行有机破坏后，用稀氢氧化钠吸收，加茜素氟蓝试剂和 pH4.3 的醋酸-醋酸钠缓冲液，再加硝酸亚铈试液，即形成蓝紫色络合物。

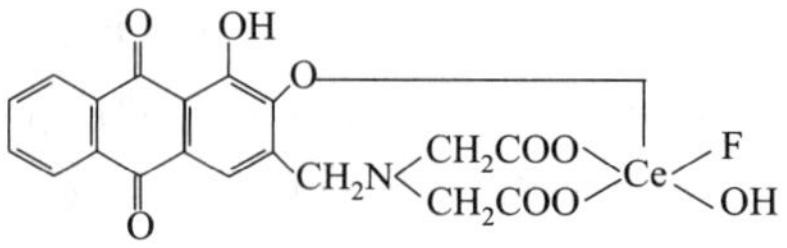

本品全身麻醉作用强而迅速，约为乙醚的 2~4 倍。恢复快、停药后患者立即苏醒，对呼吸道黏膜刺激性小，对肝、肾功能无持久性损害。浅度麻醉时呼吸道通气量开始减小；中度、深度可出现呼吸抑制。单独使用适于小手术麻醉，与肌肉松弛剂或其他麻醉药合用，适于长时间的大手术。

盐酸氯胺酮　Ketamine Hydrochloride

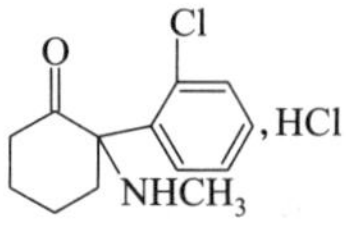

化学名为 2-(2-氯苯基)-2-(甲氨基)环己酮盐酸盐。

本品为白色结晶性粉末，无臭。水中易溶，10% 水溶液的 pH 约为 3.5，可溶于热乙醇，不溶于乙醚。熔点 259~263℃（分解），游离碱熔点为 91~94℃。

本品麻醉作用快、麻醉时间短，可单独用于小手术或作其他全麻药的诱导剂与其他全麻药合用。

羟丁酸钠　Sodium Hydroxybutyrate

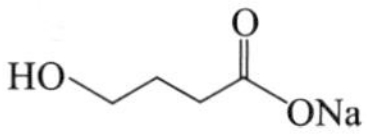

化学名为 4-羟基丁酸钠。

本品为白色有引湿性的结晶性粉末；微臭、味咸，极易溶于水，可溶于乙醇，不溶于乙醚或三氯甲烷。

本品水溶液加 $FeCl_3$ 试液显红色。

本品静脉注射可达全麻状态。对呼吸的影响轻微，可作为体弱或外伤休克患者的麻醉药。

第二节　局部麻醉药

局部麻醉药是一类能在用药后局部可逆性地阻断感觉神经冲动的发生和传导的药物，可使患者在意识清醒，但无痛觉的情况下接受外科手术。根据化学结构类型，可将局部麻醉药分为芳酸酯类、酰胺类等。

一、药物概述

最早的局部麻醉药是从南美洲古柯树叶中提取的可卡因，其毒性大、有成瘾性、水溶液不稳定、消毒时易水解失效。通过对可卡因的结构分析，发现苯甲酸酯在可卡因的局部麻醉作用中占据重要地位，自此引导后来合成了许多苯甲酸酯类衍生物的局部麻醉药。如苯佐卡因、盐酸普鲁卡因等。

酰胺类局麻药在化学结构上与酯类为同型化合物，较酯难水解，故麻醉作用持久。如普鲁卡因胺、盐酸利多卡因、盐酸丙胺卡因等。

局麻药的化学结构类型虽多，但具有相同结构的结构特征。通常均由亲脂部分、中间部分和亲水部分三部分组成，以普鲁卡因为例来说明。

$$H_2N-\underset{亲脂部分}{\underline{\text{C}_6H_4}}-\underset{中间部分}{\underline{\text{CO}-O-CH_2-CH_2}}-\underset{亲水部分}{\underline{N(C_2H_5)_2}}$$

① 亲脂性部分为芳基或芳杂环取代物。其作用顺序为：

$$\text{苯环} > \text{吡咯环(N-H)} > \text{噻吩(S)} > \text{呋喃(O)}$$

大多数较好的局麻药在苯环或喹啉环上带有不同的取代基，在苯环上引入给电子的 $-NH_2$、$4-C_4H_8NH-$、$4-C_4H_8O-$、$2-Cl$、$2,6-$二$-CH=$、$4-C_3H_7-3-NH_2$，在喹啉环上引入 $2-OC_4H_9$ 等可增加他们的局麻作用。因为他们通过诱导效应从芳香环的邻、对位供给电子，促进了羰基的极化，因而增强了局麻作用，而吸电子取代基减弱其作用。

② 中间部分是由酯基或其电子等排体和一个次烃基（如 $-CH_2CH_2-$）组成的，在同一化合物中引入不同的电子等排体时，其麻醉作用强度将依下列顺序降低。

$$-\overset{O}{\underset{\|}{C}}-S- > -\overset{O}{\underset{\|}{C}}-O- > -\overset{O}{\underset{\|}{C}}-CH_2- > -\overset{O}{\underset{\|}{C}}-NH-$$

同时，此部分决定药物的稳定性，作用持续时间次序如下：

$$-\overset{O}{\underset{\|}{C}}-CH_2- > -\overset{O}{\underset{\|}{C}}-NH- > -\overset{O}{\underset{\|}{C}}-S- > -\overset{O}{\underset{\|}{C}}-O-$$

③ 中间链中的碳原子为 2～3 个最好，碳链增长，可延效，但毒性增加。
④ 亲水部分通常为仲氨基或叔氨基，叔氨基最常见。也可以是二乙氨基、哌啶基或吡咯基。

二、典型药物

盐酸普鲁卡因　Procaine Hydrochloride

$$H_2N-C_6H_4-COOCH_2CH_2N(C_2H_5)_2 \cdot HCl$$

化学名为 4-氨基苯甲酸-2-(二乙氨基)乙酯盐酸盐，又称盐酸奴佛卡因。

本品为白色结晶或结晶性粉末，无臭、味微苦，随后有麻痹感。熔点 154～157℃。易溶于水，略溶于乙醇，微溶于三氯甲烷，几乎不溶于乙醚；在空气中稳定，但对光线敏感，故宜避光贮存。水溶液加氢氧化钠或碳酸钠溶液，有油状的普鲁卡因析出，放置后可形成结晶，熔点为 57～59℃。

本品分子中含有酯键，易被水解。水解后生成对氨基苯甲酸和二乙氨基乙醇，失去局麻作用。其水溶液水解速率受温度和 pH 的影响较大。在 pH3～3.5 时最稳定，在碱性、中性及强酸性条件下易水解。

$$H_2N-C_6H_4-COOCH_2CH_2N(C_2H_5)_2 \xrightarrow{H_2O} H_2N-C_6H_4-COOH + HOCH_2CH_2N(C_2H_5)_2$$

本品结构中具有芳伯氨基，其水溶液易被氧化变色，当pH增大和温度升高均可加速氧化，紫外线、氧、重金属离子可加速氧化变色。结构中芳伯氨基可发生重氮化-偶合反应，在稀盐酸中与亚硝酸钠反应生成重氮盐，再加碱性 β-萘酚试液生成猩红色偶氮染料。

$$H_2N-C_6H_4-COOCH_2CH_2N(C_2H_5)_2 \xrightarrow{NaNO_2+HCl} ClN_2-C_6H_4-COOCH_2CH_2N(C_2H_5)_2$$

（猩红色偶氮染料结构）

盐酸普鲁卡因水溶液加氢氧化钠试液，析出白色沉淀，加热，变为油状物；继续加热，发生的蒸气能使湿润的红色石蕊试纸变蓝，加热至油状物消失后放冷，加酸酸化析出白色沉淀。

$$H_2N-C_6H_4-COOCH_2CH_2N(C_2H_5)_2 \cdot HCl \xrightarrow{NaOH} H_2N-C_6H_4-COOCH_2CH_2N(C_2H_5)_2 \downarrow \text{白色沉淀}$$

$$\xrightarrow{NaOH,\Delta} HOCH_2CH_2N(C_2H_5)_2 \uparrow + H_2N-C_6H_4-COONa \xrightarrow{HCl} H_2N-C_6H_4-COOH \downarrow \text{白色沉淀}$$

本品用于局部浸润麻醉、阻断麻醉或腰椎麻醉。由于普鲁卡因有扩张小血管作用，故吸收快、麻醉时间短。常酌加肾上腺素于盐酸普鲁卡因中，不仅可增强麻醉作用、延长作用时间并能降低毒性。

> **课堂活动**
> 讨论：根据所学的盐酸普鲁卡因的相关理化性质，对盐酸普鲁卡因应采取哪些措施防止其变质失效呢？

盐酸利多卡因　Lidocaine Hydrochloride

$$2,6\text{-}(CH_3)_2C_6H_3\text{-}NHCOCH_2N(C_2H_5)_2 \cdot HCl \cdot H_2O$$

化学名为 N-(2,6-二甲苯基)-2-(二乙氨基)乙酰胺盐酸盐一水合物。

本品为白色结晶性粉末，无臭，味略苦，继有麻木感。在空气中稳定，熔点75~79℃。易溶于水和乙醇，溶于三氯甲烷，不溶于乙醚。对酸或碱均较稳定，不易水解。

本品游离碱可与某些金属离子生成有色络盐，如与二氯化钴生成蓝绿色沉淀；加硫酸铜试液显蓝紫色，加三氯甲烷振摇后放置，三氯甲烷层显黄色。

本品分子中有叔胺结构，与三硝基苯酚试液生成沉淀，其熔点228~232℃。

本品麻醉作用比普鲁卡因强二倍，迅速而持久，刺激性较小，可作表面麻醉、浸润及传导等麻醉。本品又为抗心律不齐药，主要用于室性心动过速及频发室性期前收缩，疗效较普鲁卡因胺显著。无蓄积作用，可反复使用。

★ 案例分析：盐酸利多卡因有哪些剂型？

案例：盐酸利多卡因结构中含有酰胺，理论上酰胺容易发生水解而使药物失效，为什么临床上盐酸利多卡因仍制成注射剂进行使用呢？分析原因。

分析：盐酸利多卡因分子结构中虽含有酰胺键，但由于邻位两个甲基的空间位阻作用，对酸、碱均较稳定，不易被水解。临床上最常见的有盐酸利多卡因注射剂、盐酸利多卡因胶浆。

? 同步测试

一、选择题

（一）A 型题（单选题）

1. 下列哪条性质与麻醉乙醚描述不相符（　　）。
A. 沸点低、易挥发　　B. 无色澄清、易流的液体
C. 化学性质稳定　　D. 不溶于水

2. 盐酸普鲁卡因与亚硝酸钠反应后，再与碱性 β-萘酚试液合成红色沉淀，依据是（　　）。
A. 含苯环　　　　B. 酯基的水解　　　C. 含芳伯氨基　　D. 苯环上有亚硝化反应

3. 盐酸氯胺酮的化学结构为（　　）。

A. 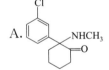　　B. 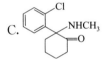　　C.

4. 下列不属于全身麻醉药的是（　　）。
A. 盐酸利多卡因　　B. 恩氟烷　　　　C. 麻醉乙醚　　　D. 羟丁酸钠

（二）B 型题（每小组 5 个备选答案，备选答案可重复，可不选）
A. 盐酸普鲁卡因　　B. 盐酸利多卡因　　C. 两者均是　　D. 两者均不是

1. 不溶于水的是（　　）。
2. 分子结构中有酰胺基的是（　　）。
3. 分子结构中有酯基的是（　　）。
4. 有氯化物的鉴别反应的是（　　）。
5. 有重氮化-偶合反应的是（　　）。

（三）X 型题（多选题）

1. 盐酸普鲁卡因含有芳伯氨基，故可以（　　）。
A. 水解失效　　　　B. 用重氮化-偶合反应鉴别　　　　C. 与醛缩合
D. 与三氯化铁试液显色　　　　E. 与生物碱沉淀试剂产生沉淀

2. 下列试剂可用于区别盐酸普鲁卡因和盐酸利多卡因的是（　　）。
A. 硝酸银试液　　B. 硫酸铜试液及碳酸钠试液　　　　C. 三硝基苯酚
D. 亚硝酸钠、盐酸、碱性 β-萘酚试液　　　　E. 三氯化铁试液

3. 下列药物属于全身麻醉药中的静脉麻醉药的是（　　）。
A. 氟烷　　　　B. 羟丁酸钠　　　　C. 麻醉乙醚

D. 盐酸利多卡因　　E. 盐酸氯胺酮

4. 属于局部麻醉药的有（　　）。

A. 盐酸普鲁卡因　　B. 羟丁酸钠　　　　C. 盐酸利多卡因
D. 盐酸氯胺酮　　　E. 盐酸丁卡因

二、问答题

1. 麻醉药主要分为哪几类？
2. 简述盐酸普鲁卡因的主要理化性质？

第七章 拟肾上腺素药

  知识目标

1. 了解拟肾上腺素典型药物的结构、理化性质及用途。
2. 掌握拟肾上腺素药物的一般代谢过程和构效关系。
3. 熟悉拟肾上腺素药物的发展。

能力目标

1. 能写出常见的肾上腺素受体激动剂典型的结构特点。
2. 能应用典型药物的理化性质、构效关系解决该类药物的制剂调配、鉴别、贮存保管及临床应用问题。

一、概述

拟肾上腺素药是一类化学结构和药理作用与肾上腺素相似的胺类药物，又称拟交感胺。它们通过直接与肾上腺素受体结合或促进肾上腺素能神经末梢释放递质，增加受体周围去甲肾上腺素的浓度，兴奋交感神经而发挥作用。其主要作用包括收缩血管、升高血压、加速心率、加强心肌收缩力、散大瞳孔、舒张支气管等，临床上主要作为升压药、平喘药、抗鼻充血药等。

拟肾上腺素药概述

内源性肾上腺素（AD）是肾上腺髓质分泌的具有升高血压作用的物质，1904 年首次人工合成肾上腺素的消旋体，1908 年将其成功拆分，并证实人工合成的左旋体与天然品完全相同。之后，人们逐步发现心脏、神经中贮存和释放去甲肾上腺素，并进一步证实去甲肾上腺素和多巴胺均存在于外周及中枢神经组织中，作用与肾上腺素类似。1929 年，麻黄碱的药理作用和临床药效被阐明后开始广泛应用于临床，20 世纪 60 年代发现可乐定是 α_2 受体激动剂，具有降压作用。

拟肾上腺素药的基本化学结构为 β-苯乙胺，部分药物含有儿茶酚结构（邻苯二酚结构），如肾上腺素、去甲肾上腺素、异丙肾上腺素、多巴胺和多巴酚丁胺等，故亦称儿茶酚胺。儿茶酚胺类药物易氧化变质，在体内易被消化液代谢失活，口服无效。

按药物化学结构，拟肾上腺素药物可分为苯乙胺类和苯异丙胺类。苯乙胺类主要有肾上腺素、去甲肾上腺素、去甲氧肾上腺素、多巴胺、异丙肾上腺素、沙丁胺醇、克仑特罗等；苯异丙胺类主要有麻黄碱、间羟胺、甲氧明等。

拟肾上腺素药按作用受体亚型的不同分为 α 受体激动剂、α 和 β 肾上腺素受体激动剂和 β 受体激动剂三大类。$α_1$ 受体激动剂可用于升高血压和抗休克；$α_2$ 受体激动剂用于治疗鼻黏膜充血、止血和降低眼压；中枢 $α_2$ 受体激动剂用于降血压；$β_1$ 受体激动剂用于强心和抗休克；$β_2$ 受体激动剂用于平喘和改善微循环，以及防止早产。部分常见的肾上腺素受体激动剂见表 7-1。

表 7-1 常见的肾上腺素受体激动剂

药物名称	化学结构	作用受体	用途
去甲肾上腺素	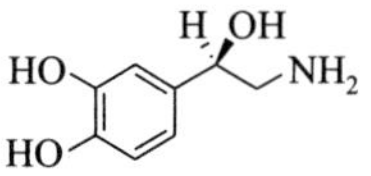	$α_1、α_2$ 受体	治疗各种休克,也可治疗胃黏膜出血
间羟胺	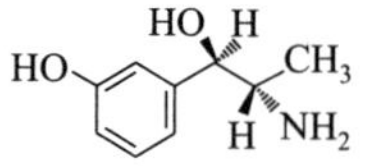	$α_1、α_2$ 受体	用于休克早期
去氧肾上腺素	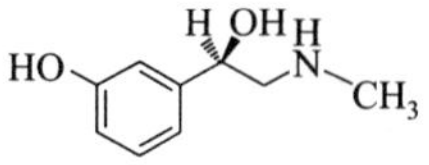	$α_1$ 受体	适用于低血压及扩瞳
甲氧明	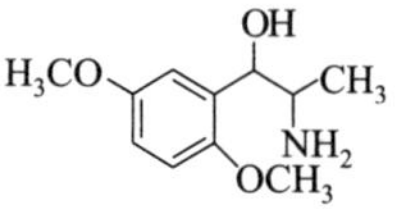	$α_1$ 受体	适用于低血压
可乐定	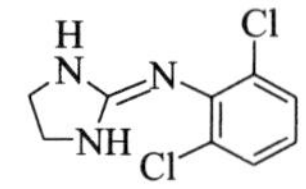	$α_2$ 受体	降低眼压,适用于青光眼,中枢降压
肾上腺素	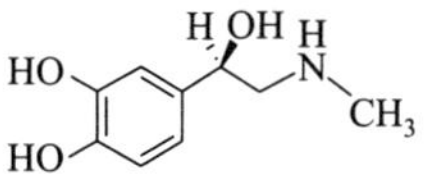	$α、β$ 受体	过敏性休克、心搏骤停和支气管哮喘的急救、局部止血
麻黄碱	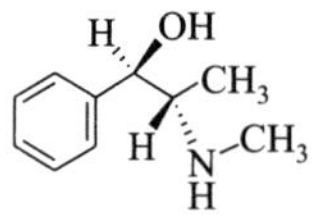	$α、β$ 受体	治疗鼻黏膜充血、支气管哮喘、低血压等
多巴胺	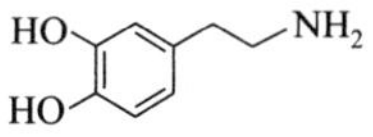	$α、β$ 受体	抗休克
异丙肾上腺素	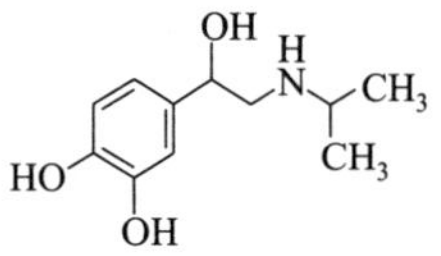	$β_1、β_2$ 受体	抗休克、平喘,又名"喘息定"
多巴酚丁胺	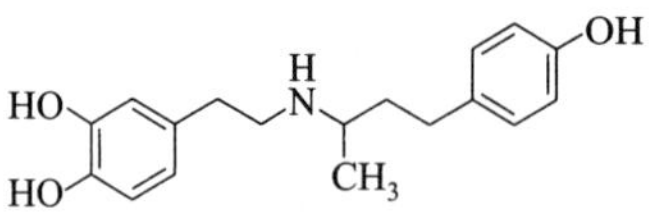	$β_1$	用于心源性休克及术后低血压
沙丁胺醇	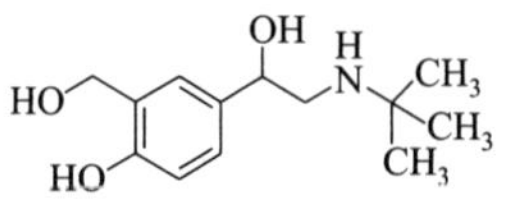	$β_2$ 受体	平喘

二、拟肾上腺素药的一般代谢过程

儿茶酚类拟肾上腺素药在体内易受单胺氧化酶（MAO）和儿茶酚-O-甲基转移酶（COMT）的作用，分别在侧链末端氨基发生氧化脱胺反应，在 3 位酚羟基发生甲基化反应，从而失活。产物可进一步经醛脱氢酶（AD）氧化成酸或经醛还原酶（AR）还原成醇。代谢的发生次序可以不同，代谢产物最终是相同的。如肾上腺素经不同的代谢途径，最终的代谢产物均为 3-甲氧基-4-羟基苯乙醇酸和 3-甲氧基-4-羟基苯乙二醇（见图 7-1），最后与葡糖醛酸或硫酸结合经肾脏排出体外。

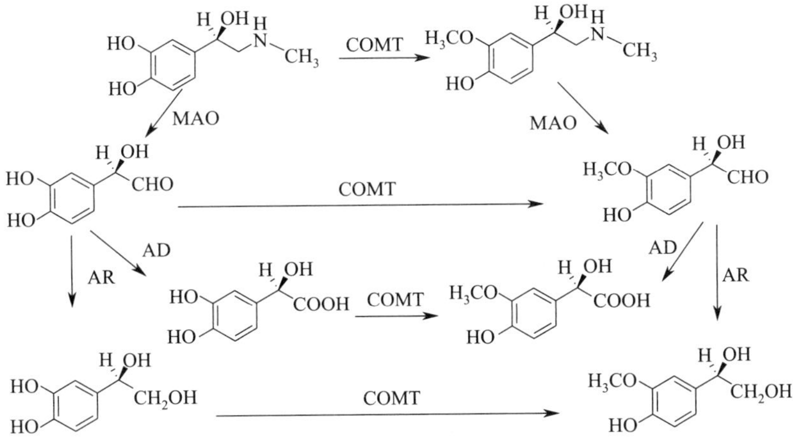

图 7-1　肾上腺素的体内代谢

异丙肾上腺素由于氮上有异丙基保护，不易被 MAO 代谢脱胺，而易被肝、肺等组织的 COMT 甲基化，代谢产物尚有弱效。去氧肾上腺素被 MAO 脱胺失活。

麻黄碱无儿茶酚结构，氨基被甲基保护，化学结构较稳定，不易代谢转化，24h 内 79% 以原药排出，极少量发生脱胺氧化或去甲基化，生成去甲麻黄碱。

三、拟肾上腺素药物的构效关系

常用拟肾上腺素药的基本结构如下：

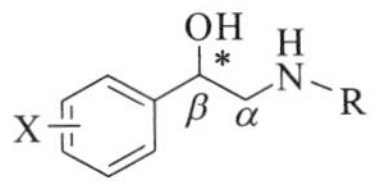

（1）具有 β-苯乙胺的基本结构　目前，临床常用的拟肾上腺素药绝大多数都具有 β-苯乙胺的基本结构，即取代苯基与脂肪族伯胺或仲胺间隔两个碳原子，碳链增长或缩短，作用强度均减弱。

（2）手性中心 β 碳原子的活性构型为 R 构型　β 碳原子为手性中心，天然肾上腺素受体激动剂和合成药物的 β 碳原子均为 R 构型为活性体，转变为 S 构型则失活。

（3）氨基（氮上）的取代显著影响 α 和 β 受体效应　氨基 N 上的取代基可显著影响对 α 和 β 受体的选择性。N 上无甲基取代的去甲肾上腺素主要为 α 受体效应。随着取代基的增大，α 受体效应减弱，β 受体效应则增强。如 N 上甲基取代的肾上腺素兼有 α 和 β 受体效应，N 上异丙基取代的异丙肾上腺素，则主要表现为 β 受体效应。不同的取代基可以对不同的 β 受体亚型产生选择性作用，如 N-叔丁基取代的沙丁胺醇选择性作用于 $β_2$ 受体。但氨基上必须保留一个氢不被取代。

（4）α 碳原子上可以引入甲基　α-C 上引入甲基为苯异丙胺类，如麻黄碱。甲基的引入使得 α 碳原子也成为手性中心，其活性构型为 S 构型。甲基的存在使单胺氧化酶对药物代谢脱胺的空间位阻增大，稳定性增加，时效延长，但活性降低，中枢兴奋毒性增大。

（5）苯环上酚羟基影响药物性质和作用　苯环上羟基的存在使作用增强，尤以3,4位羟基最明显，但极易受COMT的代谢而失活，所以不能口服。苯环上无羟基时，作用减弱，但口服作用时间可以延长。苯环上没有酚羟基，还使化合物极性降低，药物的中枢作用增强，外周作用减弱，如麻黄碱具有较强的中枢兴奋作用。苯环上只有一个羟基时，3-酚羟基比4位重要，4-羟基化合物作用弱。去氧肾上腺素的作用介于肾上腺素和麻黄碱之间。

四、典型药物

肾上腺素　Epinephrine

化学名为(R)-4-[2-(甲氨基)-1-羟基乙基]-1,2-苯二酚，又名副肾碱。

拟肾上腺素的典型药物

本品为白色或类白色结晶性粉末；无臭。本品在水中极微溶解，在乙醇、三氯甲烷、乙醚、脂肪油或挥发油中不溶；在无机酸或氢氧化钠溶液中易溶，在氨溶液或碳酸钠溶液中不溶。

本品呈酸碱两性。分子中的酚羟基显酸性，可与氢氧化钠成盐而溶解，但不溶于碳酸钠及氨溶液。侧链的脂肪族仲胺结构甲氨基显弱碱性，可与强酸成盐而溶于水，碱性强于酸性，故临床上通常使用盐酸盐。

本品有一个手性碳，为R构型，具左旋性，比旋度$[\alpha]_D^{20}$为$-50°\sim-53.5°$[2%的盐酸溶液（9→200）]。左旋体的药效分别是消旋体和右旋体的2倍和12倍。本品水溶液加热或室温放置后可发生消旋化，即部分左旋体转变为右旋体，导致药物活性降低，pH4以下消旋速度更快。因此在注射剂配制和储存中应避免加热，在使用时要注意溶液的酸度。

本品具有邻苯二酚结构，具有较强的还原性，如遇空气中的氧或某些弱氧化剂（二氧化锰、升汞、碘、过氧化氢等）即可被氧化生成红色的肾上腺素红，并可进一步聚合成棕色多聚体。日光、热、微量金属离子及碱性环境均能促其氧化变质。因此，在配制盐酸肾上腺素注射液时要采取防氧化和消旋化的措施。《中国药典》规定本品注射液pH2.5~5.0，一般在生产过程中控制pH3.6~4.0。此外，加入焦亚硫酸钠等抗氧剂及金属离子配合剂乙二胺四乙酸二钠。注射用水经惰性气体或氮气饱和，灌封时也要通入上述气体。采用流通蒸汽灭菌15min。本品储藏时应避光并避免与空气接触。

本品的稀盐酸溶液加三氯化铁即显翠绿色，再加氨试液，即变紫色，最后变成紫红色。本品的稀盐酸溶液加过氧化氢试液，煮沸，即显血红色。

本品氨基上有甲基取代，对α和β受体都有较强的激动作用。在体内易受单胺氧化酶（MAO）、儿茶酚-O-甲基转移酶（COMT）等酶的作用而失去活性，也易被消化道破坏，故口服无效，主要以静脉给药。常用剂型为盐酸肾上腺素注射液、酒石酸肾上腺素注射液以及肾上腺素滴鼻液。临床上主要用于心搏骤停的急救、过敏性休克、支气管哮喘、局部鼻黏膜充血和齿龈出血等。与局部麻醉药合用有利于减少手术部位出血。

重酒石酸去甲肾上腺素 Norepinephrine Bitartrate

化学名为(R)-4-(2-氨基-1-羟基乙基)-1,2-苯二酚重酒石酸盐一水合物，又名重酒石酸正肾上腺素。

本品为白色或类白色结晶性粉末；无臭。本品在水中易溶，在乙醇中微溶，在三氯甲烷或乙醚中不溶。熔点为100～106℃，熔融时同时分解，并显浑浊。

本品有一个手性碳，为 R 构型，具左旋性，比旋度 $[\alpha]_D^{20}$ 为 $-10°$～$-12°$。左旋体的药效大。本品在120℃加热3min或在80～90℃与浓硫酸共热2h，均发生消旋化，pH4以下消旋速度更快。在注射剂配制和储存中应避免加热，防止药品消旋化。

本品含有邻二苯酚结构，苯环上的酚羟基遇光或空气易被氧化变质。故注射液加抗氧剂焦亚硫酸钠，避免与空气接触，避光保存。

本品的水溶液加三氯化铁试液，振摇，即显翠绿色，再缓缓加碳酸氢钠试液，即显蓝色，最后变成红色。

本品加酒石酸氢钾的饱和溶液溶解后，加碘试液，放置5min后，加硫代硫酸钠试液，溶液为无色或仅显微色或淡紫色。本反应被碘氧化的速度极慢，可与肾上腺素或异丙肾上腺素区别。

本品含有酒石酸，加10%氯化钾溶液析出酒石酸氢钾结晶性沉淀。

去甲肾上腺素氨基氮上没有取代基，主要兴奋α受体，具有强的血管收缩作用。临床上主要利用它的升压作用，静脉滴注用于治疗各种休克。

盐酸麻黄碱 Ephedrine hydrochloride

化学名为[R-(R′,S′)]-α-[1-(甲氨基)乙基]苯甲醇盐酸盐，又名麻黄素。

本品为白色针状结晶或结晶性粉末；无臭。本品在水中易溶，在乙醇中溶解，在三氯甲烷或乙醚中不溶。熔点为217～220℃。

麻黄碱分子中有两个手性碳原子，有四个光学异构体，本品为（－）(1R,2S)麻黄碱，β碳原子构型与儿茶酚胺类一致，在四个异构体中活性最强。（＋）(1S,2S)伪麻黄碱的作用比麻黄碱弱，有间接的拟肾上腺素作用，中枢不良反应和对心脏的副作用较麻黄碱小，常用于复方感冒药，用于减轻鼻黏膜充血。

(－)麻黄碱 (1R,2S)　　(＋)麻黄碱 (1S,2R)　　(－)伪麻黄碱 (1R,2R)　　(＋)伪麻黄碱 (1S,2S)

本品水溶液呈左旋性，比旋度 $[\alpha]_D^{20}$ 为 $-35.5°$～$-33°$（5%水溶液）。

本品苯环上不含酚羟基，较稳定，遇光、空气、热均不易被破坏。

本品具有氨基醇类结构的共同反应。其水溶液加碱性硫酸铜试液形成蓝紫色配位化合物；加乙醚振摇后，放置，乙醚层即显紫红色，水层变成蓝色。

本品具有 α-氨基-β-羟基特征结构，可被铁氰化钾、高锰酸钾等氧化生成苯甲醛和甲胺，前者具特臭，后者可使红色石蕊试纸变蓝。

本品为盐酸盐，其水溶液显氯化物的鉴别反应。

本品结构不同于肾上腺素，属于苯异丙胺类，具有两个结构特点。一是苯环上无酚羟基，不受 COMT 的影响，作用强度较肾上腺素低，但作用时间比肾上腺素更长。苯环上不含酚羟基还可降低化合物的极性，易通过血脑屏障进入中枢神经系统，所以麻黄碱具有较强的中枢兴奋作用。二是 α 碳原子上带有一个甲基，因空间位阻不易被 MAO 代谢失活，故也使稳定性增加，作用时间延长。但 α 碳原子上烷基也导致活性降低，中枢毒性增大。

本品属于混合作用型药物。既能与肾上腺素受体结合，又能促进去甲肾上腺素能神经末梢释放递质。麻黄碱对 α 和 β 受体都有激动作用，具有与肾上腺素相似的升压作用，且平喘作用持久。本品比肾上腺素更稳定、作用较持久、口服有效，$t_{1/2}$ 为 3～4h。主要用于治疗支气管哮喘、过敏性反应、鼻黏膜肿胀引起的鼻塞及低血压等。用量过大或长期使用会产生震颤、失眠、焦虑、心悸等反应。主要剂型为盐酸麻黄碱片、盐酸麻黄碱注射液和盐酸麻黄碱滴鼻液。

思政小课堂　麻黄碱

麻黄碱是麻黄科植物草麻黄、中麻黄或木贼麻黄所含的一种生物碱。麻黄碱分子中有两个手性碳原子，四个光学异构体。（－）(1R,2S) 麻黄碱，β 碳原子构型与儿茶酚胺类一致，在四个异构体中药理活性最强。（＋）(1S,2S) 伪麻黄碱的作用比麻黄碱弱，有间接的拟肾上腺素作用，中枢不良反应和对心脏的副作用较麻黄碱小，常用于复方感冒药中，减轻鼻黏膜充血。

麻黄碱是《联合国禁止非法贩运麻醉药品和精神药物公约》附表管制品种。我国为履行国际公约，加强监督管理，保障制药、医疗以及科研需要，防止其流入非法渠道，依据《中华人民共和国药品管理法》和《国务院关于进一步加强麻黄素管理的通知》，制定了一系列的麻黄碱及其含麻黄碱药物制剂的相关管理规定和条例。体现了我国负责任大国的作为和担当。

(－)麻黄碱 (1R,2S)	(＋)麻黄碱 (1S,2R)	(－)伪麻黄碱 (1R,2R)	(＋)伪麻黄碱 (1S,2S)

沙丁胺醇　Salbutamol

化学名为 1-(4-羟基-3-羟甲基苯基)-2-(叔丁氨基)乙醇，又名舒喘灵。

本品为白色结晶性粉末；无臭。本品在乙醇中溶解，在水中略溶，在乙醚中不溶。熔点为 154～158℃，熔融时同时分解。

本品具有酚羟基，其水溶液加三氯化铁试液，振摇，溶液显紫色，加碳酸氢钠试液，溶液变为橙红色。

本品结构中氮上取代基为叔丁氨基，这使其成为选择性 β_2 受体激动剂。本品能有效抑制组胺等致过敏性物质的释放，防止支气管痉挛。可用于缓解急性支气管痉挛，治疗支气管哮喘、哮喘型支气管炎和肺气肿患者的支气管痉挛。本品也可作用于子宫 β_2 受体，松弛子宫平滑肌，抑制子宫收缩，防止先兆流产。

随着手性药物的发展，人们制得新药盐酸左沙丁胺醇，目前已上市，该药为沙丁胺醇的左旋体，其对 β_2 受体的亲和力大于消旋体和右旋体。

同步测试

一、选择题

（一）A 型题（单选题）

1. 下列叙述与盐酸肾上腺素不符的是（　　）。
   A. 具有旋光性　　B. 易被氧化变色　　C. 易被消旋化使活性增加
   D. 可与三氯化铁试液显色　　E. 其注射剂常加焦亚硫酸钠作抗氧剂

2. 去甲肾上腺素水溶液，室温放置或加热时，效价降低，是因为发生了以下哪种反应（　　）。
   A. 水解反应　　B. 还原反应　　C. 氧化反应
   D. 消旋化反应　　E. 开环反应

3. 苯乙胺类拟肾上腺素药，侧链氨基上被体积较大的异丙基或叔丁基取代时（　　）。
   A. 对 α_1 受体激动作用增大　　B. 对 α_2 受体激动作用增大
   C. 对 β 受体激动作用减小　　D. 对 β 受体激动作用增大
   E. 对 α 和 β 受体激动作用均增大

（二）B 型题（每小组 5 个备选答案，备选答案可重复，可不选）

1. 肾上腺素的化学结构为（　　）。
2. 麻黄碱的化学结构为（　　）。
3. 沙丁胺醇的化学结构为（　　）。

（三）X 型题（多选题）

1. 以下对盐酸麻黄碱描述正确的是（　　）。
   A. 结构中不含酚羟基，性质较稳定
   B. 有两个手性碳原子，四个光学异构体，其中 1R,2S-异构体为麻黄碱
   C. 1S,2S-异构体为麻黄碱
   D. 与肾上腺素相比较，分子极性较小，对中枢作用较大
   E. 与伪麻黄碱为非对映光学异构体

2. 具有儿茶酚胺结构，需要避光保存的药物有（　　）。
   A. 重酒石酸去甲肾上腺素　　B. 盐酸多巴胺　　C. 沙丁胺醇

D. 盐酸麻黄碱　　　　　　　　　　　　E. 盐酸异丙肾上腺素
3. 以下对拟肾上腺素药物的论述正确的是（　　）。
A. 均具有 β-苯乙胺基本结构
B. β-苯乙胺苯环的 3,4 位上有羟基，称为儿茶酚胺
C. 去掉苯环上的两个酚羟基，中枢作用增强，如麻黄碱
D. β-苯乙胺 α-碳上有羟基时，为手性碳原子，R-构型左旋体活性较强，如肾上腺素、去甲肾上腺素
E. β-苯乙胺类氨基上的取代基，将甲基换成异丙基或叔丁基时，对 β 受体的激动作用增强，对 α 受体的作用减弱，如异丙肾上腺素

二、问答题

1. 在配制盐酸肾上腺素注射液时应采取哪些措施来防止它氧化？
2. 肾上腺素与麻黄碱的结构、作用特点和化学性质有什么不同？
3. 简述苯乙胺类药物的结构特点。

第八章

拟胆碱药和抗胆碱药

知识目标

1. 了解拟胆碱药和抗胆碱药的发展。
2. 掌握拟胆碱药和抗胆碱药的分类和代表药物；硝酸毛果芸香碱、溴新斯的明和加兰他敏的作用与用途。
3. 熟悉阿托品的结构特点、性质、硝基化反应和用途；东莨菪碱和山莨菪碱的结构特点和用途。

能力目标

1. 能写出阿托品、东莨菪碱、山莨菪碱、硝酸毛果芸香碱的结构式。
2. 能应用拟胆碱药和抗胆碱药的理化性质解决药物在合理用药、制剂、分析检验、储存养护、使用等方面的问题。

乙酰胆碱（ACh）是胆碱能神经递质，能选择性地与乙酰胆碱受体结合，使受体兴奋，产生一系列的生理反应。按其对天然生物碱毒蕈碱或烟碱的敏感性不同，胆碱受体分为两类：毒蕈碱样胆碱受体（M 受体）和烟碱样胆碱受体（N 受体）。M 胆碱受体至少还可分为 M_1、M_2、M_3、M_4、M_5 五种亚型，N 胆碱受体又可分为 N_1 和 N_2 两种亚型。影响胆碱能神经系统的药物包括拟胆碱药和抗胆碱药。

第一节 拟胆碱药

拟胆碱药是一类作用与乙酰胆碱相似的药物。根据作用机制的不同，可分为直接作用于胆碱受体的胆碱受体激动剂和通过抑制内源性乙酰胆碱的水解反应而发挥间接作用的乙酰胆碱酯酶抑制剂（又称为抗胆碱酯酶药）两种类型。拟胆碱药临床主要用于治疗手术后腹气胀、尿潴留；降低眼压，治疗青光眼；缓解肌无力；治疗阿尔茨海默病等。大部分胆碱受体激动剂还具有吗啡样镇痛作用，可用于止痛镇吐；具有 N 样作用的拟胆碱药还可缓解帕金森病等。

一、胆碱受体激动剂

1. 概述

胆碱受体激动剂分为 M 受体激动剂和 N 受体激动剂，临床使用的是 M 受体激动剂。乙酰胆碱因分子内有酯键，在体内极易水解，且其对胆碱受体无选择性，故无临床实用价值。

M 受体激动剂按化学结构主要分为胆碱酯类和生物碱类。胆碱酯类 M 受体激动剂主要是乙酰胆碱的合成类似物，是对乙酰胆碱的结构进行必要的改造以增加其稳定性，提高其选择性，并能与胆碱受体结合产生生理效应的药物。乙酰胆碱的结构由季铵基、亚乙基桥、乙酰氧基三部分构成，通过对各部分的结构改造，陆续产生了一系列 M 受体激动剂。如卡巴胆碱、氯贝胆碱，前者主要治疗青光眼，后者主要用于手术后腹气胀、尿潴留及其他原因所致的胃肠道或膀胱功能异常。

乙酰胆碱　　卡巴胆碱　　氯贝胆碱

天然生物碱类胆碱受体激动药主要是从芸香科植物毛果芸香叶子中提取分离的毛果芸香碱，具有 M 受体激动作用。

2. 典型药物

硝酸毛果芸香碱　Pilocarpine Nitrate

化学名为 4-[(1-甲基-1H-咪唑-5-基)甲基]-3-乙基二氢-2(3H)-呋喃酮硝酸盐，又名匹鲁卡品。

本品为无色结晶或白色结晶性粉末；无臭；遇光易变质。本品在水中易溶，在乙醇中微溶，在三氯甲烷或乙醚中不溶。熔点为 174~178℃，熔融时同时分解。

本品药用品为硝酸盐，显弱酸性。毛果芸香碱含咪唑环，具有碱性，N3 和 N1 上的 pK_a 为 7.15 和 12.57。本品因含咪唑环，对光较敏感，应遮光保存。

本品含两个手性中心，具旋光性。本品为顺式结构，受热或遇碱其 C3 位可发生差向异构化，生成的异毛果芸香碱的药理活性仅为毛果芸香碱的 1/20~1/6。

毛果芸香碱分子中含有一个羧酸内酯环，在 pH4.0~5.0 时比较稳定，在碱性条件下，可以水解生成毛果芸香酸钠盐而溶解失活。

本品的水溶液，依次加入重铬酸钾、过氧化氢和三氯甲烷，振摇，三氯甲烷层即显紫色。

本品为 M 胆碱受体激动剂，具有缩瞳、降低眼压、兴奋汗腺和唾腺分泌的作用，临床主要用于治疗原发性青光眼。

二、乙酰胆碱酯酶抑制剂

乙酰胆碱酯酶抑制剂（AChEI）能够抑制乙酰胆碱酯酶对乙酰胆碱的水解作用，进而使乙酰胆碱在突触处的浓度升高，增强并延长乙酰胆碱的作用。这类药物也被称为抗胆碱酯酶药，是一类间接的拟胆碱药。按其与乙酰胆碱酯酶的结合程度不同，分为可逆性乙酰胆碱酯酶抑制和不可逆性乙酰胆碱酯酶抑制。临床上主要用于治疗重症肌无力和青光眼、阿尔茨海默病等。

1. 可逆性乙酰胆碱酯酶抑制

毒扁豆碱是一种生物碱，为第一个被发现的可逆性乙酰胆碱酯酶抑制剂。化学结构中甲氨基甲酸酯部分是抑制酶作用的必要结构，当与 AChE 的催化部位结合后，生成无活性的氨基甲酰化的 AChE，其水解速率较乙酰化的 AChE 慢很多，但最终还是可以被水解，释放出活性的 AChE，因此为可逆性的抑制剂。但因选择性低，毒性大，现已少用。

毒扁豆碱为氨基甲酸芳酯类，性质不稳定。对其结构改造得到了合成的抗胆碱酯酶药，用于临床的有溴新斯的明、溴吡斯的明。一些用于临床的季铵类抗胆碱酯酶药有依酚氯铵和安贝氯铵。氢溴酸加兰他敏为一种生物碱，作用与新斯的明类似。加兰他敏和一些新开发的吖啶类抗胆碱酯酶药，目前正研究用于治疗阿尔茨海默病。

溴新斯的明　Neostigmine Bromide

化学名为溴化-N,N,N-三甲基-3-[(二甲氨基)甲酰氧基]苯铵。

本品为白色结晶性粉末；无臭。极易溶于水，易溶于乙醇和三氯甲烷，几乎不溶于乙醚。本品的化学结构由季铵阳离子、芳香环和氨基甲酸酯三部分组成，其阴离子部分可以是Br^-或$CH_3SO_4^-$。本品结构中的季铵离子一方面可增强与胆碱酯酶的结合，另一方面降低中枢作用，另外 N,N-二甲氨基甲酯不易被水解，延长了乙酰胆碱的作用，属于 AChE 的可逆性抑制剂。临床上常用溴新斯的明供口服，甲硫酸新斯的明供注射用，主要用于重症肌无力，术后腹气胀及尿潴留。大剂量使用时可引起恶心、呕吐、腹泻、流泪和流涎等症状，可用阿托品对抗。

2. 不可（难）逆性乙酰胆碱酯酶抑制

有机磷酸酯类衍生物为不可（难）逆性乙酰胆碱酯酶抑制剂，与 AChE 结合后，生成磷酰化乙酰胆碱酯酶，难被水解，时间稍长。磷酰化乙酰胆碱酯酶的磷酰基团上的烷氧基可能断裂，导致酶的蛋白部分发生立体结构的改变，发生"老化"，酶活性即难以恢复，致使体内 ACh 浓度长时间异常增高，产生 M 样、N 样及中枢一系列中毒症状。此类药物多用于农业及环境杀虫剂，如敌百虫、乐果、敌敌畏、对硫磷及内吸磷等。有些剧毒类如沙林（甲氟膦酸异丙酯）可用作神经毒气，被用于战争。

第二节　抗胆碱药

抗胆碱药具有拮抗胆碱受体，拮抗神经递质乙酰胆碱与受体结合而呈现与拟胆碱药相反的作用的药物。按其对受体选择性的不同分为 M 胆碱受体拮抗剂和 N 胆碱受体拮抗剂。

一、M 胆碱受体拮抗剂（颠茄生物碱）

1. 概述

M 胆碱受体拮抗剂选择性地阻断乙酰胆碱与 M 胆碱受体的结合，具有抑制腺体分泌、扩瞳、心动过速、松弛支气管和胃肠道平滑肌等作用。临床上主要用于治疗平滑肌痉挛所致的内脏绞痛、消化性溃疡、散瞳等。根据来源可分为颠茄生物碱类和合成 M 胆碱受体拮抗剂两大类。

颠茄生物碱阿托品

颠茄生物碱是由茄科植物颠茄、曼陀罗、莨菪、东莨菪及唐古特莨菪等植物中分离得到的生物碱。其临床应用的代表物为阿托品、山莨菪碱、东莨菪碱和樟柳碱等。它们的化学结构均为二环氨基醇（亦称莨菪醇）与有机酸类组成的酯，药物分子结构中的 6，7 位之间的氧桥及羟基的存在对药效有重要影响，环氧的存在可增强分子的亲脂性使中枢作用增强，而羟基的存在使中枢作用减弱。因此东莨菪碱中枢作用最强，樟柳碱具有环氧基和羟基，中枢作用较东莨菪碱和阿托品为弱。山莨菪碱中枢作用最弱，因此中枢作用强弱：东莨菪碱＞阿托品＞樟柳碱＞山莨菪碱。

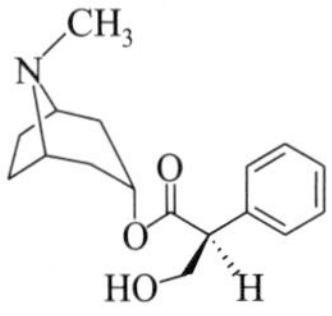

阿托品 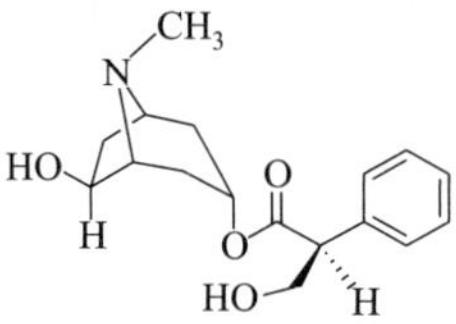　　山莨菪碱 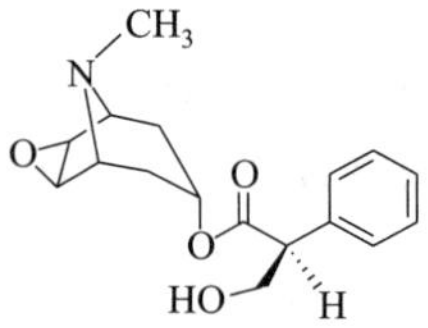　　东莨菪碱 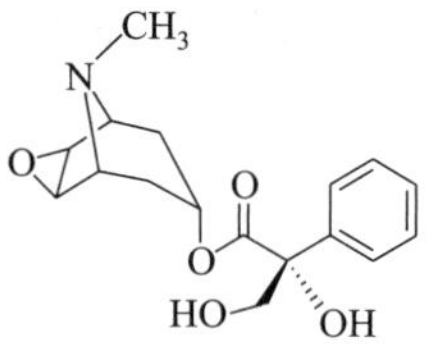　　樟柳碱

山莨菪碱是我国研究者从分布于青海、四川等地的唐古特山莨菪根中分离出的一种莨菪烷类的新型生物碱，药用为氢溴酸山莨菪碱，天然品为左旋体，称为 654-1；合成品为外消旋体，称为 654-2。山莨菪碱阻断 M 胆碱受体，解除平滑肌痉挛、血管痉挛，尤其是微血管，改善微循环，作用类似于阿托品。临床用于抢救感染中毒性休克，治疗血栓及各种绞痛等。

东莨菪碱口服易从胃肠道吸收，可以透过血脑屏障和胎盘，为 M 胆碱受体拮抗剂，作用与阿托品相似，与阿托品的不同之处为对中枢神经系统有明显的抑制作用。药用为氢溴酸东莨菪碱，临床用于全身麻醉前给药，预防和控制晕动病，还用于内脏痉挛和有机磷农药中毒的解救等。

樟柳碱也是从唐古特山莨菪中分离出的生物碱，为左旋体。它与东莨菪碱的结构区别是以柳酸代替了托品酸，临床用其氢溴酸盐治疗血管性头痛、眼底疾病、帕金森病、支气管哮喘、晕动病、有机磷农药中毒等。

2. 典型药物

硫酸阿托品　Atropine Sulfate

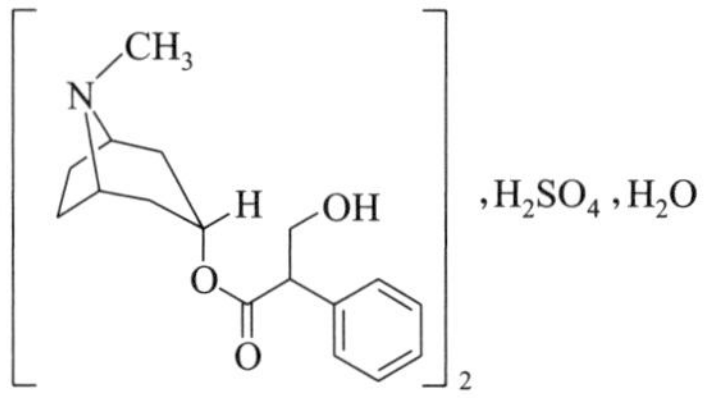

化学名为(±)-α-(羟甲基)苯乙酸-8-甲基-8-氮杂双环[3.2.1]-3-辛酯硫酸盐一水合物。

本品为无色结晶或白色结晶性粉末；含 1 分子结晶水，无臭。熔点为 190～194℃，熔融时同时分解。极易溶于水，易溶于乙醇。

阿托品碱性较强，可与硫酸形成稳定的中性盐，硫酸阿托品水溶液呈中性。本品遇碱性药物（如硼砂）引起分解。

阿托品结构中含有酯键，在碱性条件下易被水解生成莨菪醇和消旋莨菪酸，其水溶液在弱酸性、近中性较稳定，pH3.5～4.0 最稳定。因此，在制备注射液时应注意调整溶液的 pH 值，加入适量的氯化钠作为稳定剂，采用硬质玻璃容器，注意灭菌温度。

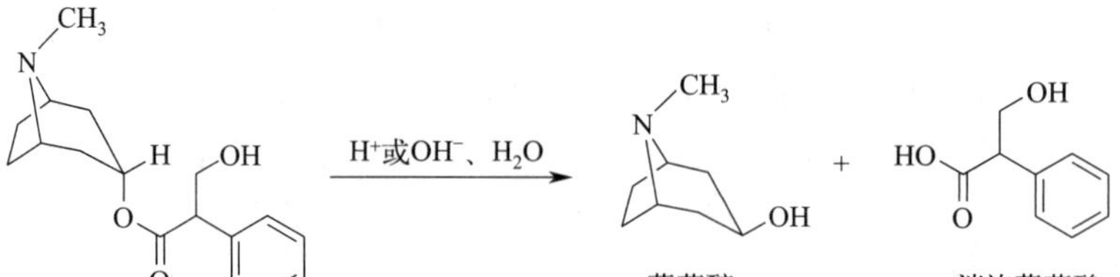

莨菪醇　　　消旋莨菪酸

阿托品用发烟硝酸加热处理后加入氢氧化钾醇液和一小粒固体氢氧化钾，即初显深紫色，后转暗红色，最后颜色消失，称为硝基化反应，是莨菪酸的专属反应。含有莨菪酸结构的阿托品、东莨菪碱、山莨菪碱均可发生硝基化反应，《中国药典》称此反应为托烷生物碱类鉴别反应。

阿托品碱性强，与氯化汞反应，先生成黄色氧化汞沉淀，加热后转变为红色氧化汞。

本品具有外周和中枢 M 胆碱受体拮抗作用，临床用于胃肠道痉挛引起的绞痛、眼科诊疗、抗心律失常、抗休克，也可用于有机磷农药中毒的解救和手术前麻醉给药。

二、合成的 M 胆碱受体拮抗剂

1. 概述

颠茄生物碱类抗胆碱药由于药理作用广泛，临床应用时常引起多种不良反应，如口干、视力模糊、心悸等。因此对阿托品进行结构改造，设计合成了许多选择性较高、作用较强、毒性较低的叔胺类和季铵类的 M 胆碱受体拮抗剂。

其中季铵类化合物如溴丙胺太林等，不易透过血脑屏障，中枢副作用小，临床用作治疗胃肠平滑肌痉挛。叔胺类化合物亲脂性强，易透过血脑屏障，属于中枢抗胆碱药，如盐酸苯海索，临床用于治疗帕金森病。

2. 典型药物

溴丙胺太林　Propantheline Bromide

化学名为溴化 N-甲基-N-(1-甲基乙基)-N-[2-(9H-呫吨-9-甲酰氧基)乙基]-2-丙铵，又名普鲁本辛。

本品为白色或类白色结晶性粉末；无臭；微有引湿性。本品在水、乙醇中极易溶解，在乙醚中不溶。熔点为 157～164℃，熔融时同时分解。

本品分子中含有酯键，在氢氧化钠溶液加热，酯键被水解，生成呫吨酸钠，用酸中和生成呫吨酸白色沉淀。呫吨酸遇硫酸即显亮黄色或橙黄色，并显微绿色荧光。

本品为季铵类化合物，不易透过血脑屏障，中枢副作用小，为外周抗胆碱药。临床用作治疗胃肠平滑肌痉挛等。

三、N 胆碱受体拮抗剂

1. 概述

N 胆碱受体拮抗剂根据对受体亚型的选择性不同，分为 N_1 受体拮抗剂和 N_2 受体拮抗剂。N_2 受体拮抗剂根据作用机制的不同又分为非去极化型和去极化型神经肌肉阻断剂两类。非去极化型肌松药和乙酰胆碱竞争，与 N_2 受体结合，不能激活受体，拮抗了乙酰胆碱与 N_2 受体的结合，使骨骼肌松弛，因此又称为竞争性肌松药，为临床上常用的肌松药，包括生物碱类及合成的神经肌肉阻断剂。按化学结构可分为甾烷类和四氢异喹啉类。甾烷类合成肌松药，用于临床的有罗库溴铵等。四氢异喹啉类合成肌松药用于临床的有苯磺顺阿曲库铵等。去极化型肌松药由于此类药物过量时不能用溴新斯的明解救,其临床应用受到了限制。但氯化琥珀胆碱作用时间短,易于控制,尚在临床应用。

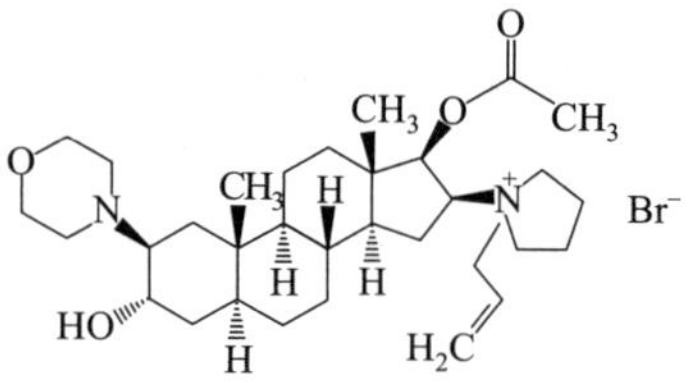

罗库溴铵

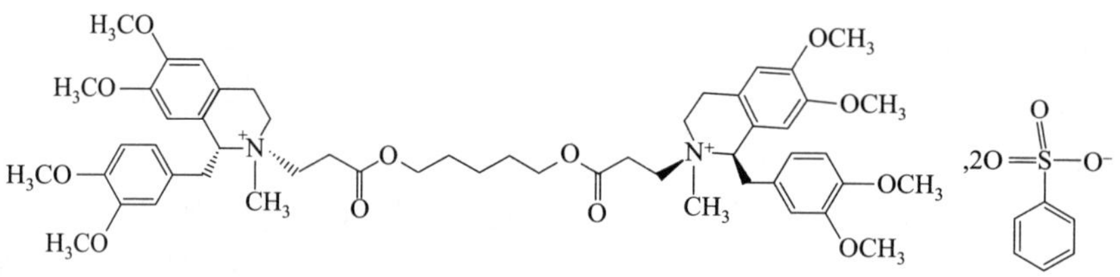

苯磺顺阿曲库铵

2. 典型药物

氯化琥珀胆碱 Suxamethonium Chloride

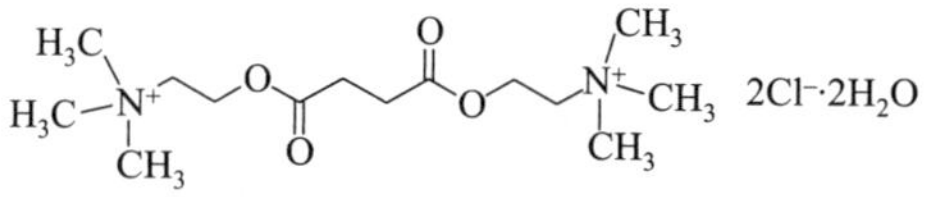

化学名为二氯化-2,2′-[(1,4-二氧代-1,4-亚丁基)双(氧)]双[N,N,N-三甲基乙铵]二水合物,又名司克林。

本品结构中含有酯键,碱性条件下极易被水解,pH3～5较稳定,注射剂应注意冷藏或制成粉针。

本品在酸性溶液中与硫氰酸铬铵反应,生成淡红色复盐沉淀。

本品与氯化钴及亚铁氰化钾试液反应,显持久的翠绿色。

本品为去极化性骨骼肌松弛药。在血浆中迅速被胆碱酯酶水解,起效快,持续时间短,易于控制,但不良反应较多。临床主要用于全身麻醉的辅助药。

同步测试

一、选择题

(一) A 型题(单选题)

1. 关于硫酸阿托品,下列说法不正确的是( )。
   A. 水溶液呈中性
   B. 遇碱性药物引起分解
   C. 在碱性溶液中较稳定
   D. 可用硝基化反应鉴别
   E. 结构中含有酯键

2. 莨菪酸结构的特征定性反应是( )。
   A. 重氮化-偶合反应
   B. $FeCl_3$试液显色反应
   C. 坂口反应

D. 硝基化反应　　　　　　　E. 麦芽酚反应

3. 常用的拟胆碱药是（　　）。
A. 硫酸阿托品　　B. 肾上腺素　　C. 硝酸毛果芸香碱
D. 利巴韦林　　　E. 氯化琥珀胆碱

4. 临床应用的阿托品是莨菪碱的（　　）。
A. 右旋体　　　　B. 左旋体　　　C. 外消旋体
D. 内消旋体　　　E. 都在使用

5. 硫酸阿托品的性质与下列哪条不符（　　）。
A. 无色结晶或白色结晶性粉末　　　B. 水溶液显中性
C. 无旋光性　　　　　　　　　　　D. 在碱性溶液中易水解
E. 可发生硝基化反应

6. 阿托品在碱性水溶液中易被水解，这是因为其化学结构中含有（　　）。
A. 酰胺键　　B. 内酰胺键　　C. 酰亚胺键　　D. 酯键　　E. 内酯键

7. 硫酸阿托品的特征鉴别反应是（　　）。
A. 银盐反应　　B. 紫脲酸铵反应　　C. 硫色素反应
D. 硝基化反应　E. 氯奎宁反应

8. 硫酸阿托品的临床应用不包括（　　）。
A. 麻醉前给药（辅助麻醉）　　　　B. 内脏绞痛　　C. 心动过速
D. 感染中毒性休克　　　　　　　　E. 有机磷中毒

9. 胆碱酯酶抑制剂临床用于（　　）。
A. 抗过敏　　B. 治疗重症肌无力和青光眼　　C. 治疗胃溃疡
D. 麻醉前给药　E. 散瞳

10. 泮库溴铵属于（　　）。
A. 麻醉药　　B. 肌松药　　C. 解痉药
D. 胆碱兴奋药　E. 肾上腺素兴奋药

（二）B型题（每小组5个备选答案，备选答案可重复，可不选）
A. 氯化琥珀胆碱　B. 硝酸毛果芸香碱　C. 硫酸阿托品
D. 碘解磷定　　　E. 加兰他敏

1. M受体拮抗剂为（　　）。
2. 乙酰胆碱酯酶抑制剂为（　　）。
3. M胆碱受体激动剂为（　　）。

A. 泮库溴铵　　　B. 硝酸毛果芸香碱　C. 硫酸阿托品
D. 碘解磷定　　　E. 加兰他敏

4. 解痉药是（　　）。
5. 胆碱酯酶复活药是（　　）。
6. 肌肉松弛药是（　　）。

（三）X型题（多选题）
1. 下列描述中硫酸阿托品的性质相符的是（　　）。
A. 无色结晶或白色结晶性粉末，无旋光性
B. 水溶液显酸性
C. 加入氢氧化钾溶液和一粒固体氢氧化钾初显紫堇色，续变为暗红色，最后颜色消失

D. 与氯化汞作用生成黄色氧化汞沉淀
E. 易于水解，在碱性溶液中更易水解
2. 属于抗胆碱药物的是（　　）。
A. 阿托品　　B. 山莨菪碱　　C. 氯化琥珀胆碱　　D. 硝酸毛果芸香碱　　E. 东莨菪碱

二、问答题

硫酸阿托品水溶液不稳定，容易被水解失效，配制注射液时应采取哪些措施防止水解？

第九章 中枢兴奋药和降血糖药

知识目标

1. 了解中枢兴奋药物的分类。
2. 掌握口服降血糖药的类型、典型药物。掌握尼可刹米、格列本脲、罗格列酮、二甲双胍的性质和用途。
3. 熟悉咖啡因的结构、性质、代谢和用途,以及紫脲酸铵反应和安钠咖组成。

能力目标

1. 能认识尼可刹米、格列本脲、罗格列酮、二甲双胍的结构式。
2. 能应用典型药物的结构、理化性质和用途解决该类药物的制剂调配、鉴别、贮存保管及临床应用问题。

第一节 中枢兴奋药

中枢兴奋药是能提高中枢神经系统活动功能的药物。通过选择性地兴奋延脑的呼吸中枢和血管运动中枢,使呼吸加快,血管收缩,血压升高,主要用于伤、疾病严重和药物中毒(如巴比妥类药物中毒)时出现的呼吸、循环衰竭的急救,又称苏醒药。用量过大可使中枢神经系统广泛强烈地兴奋,引起惊厥,由于能量衰竭,转入抑制,这种抑制称超限抑制,不能再被中枢兴奋药所消除,可因衰竭而危及生命,因此使用本类药物时须控制用量,慎用,用药后要关注患者的反应。

按药物的作用部位和效用可分为:①大脑皮层兴奋药,如咖啡因;②延髓呼吸中枢兴奋药,如尼可刹米;③促进大脑功能恢复的药物,又叫促智药,如吡拉西坦、甲氯芬酯等。按照化学结构分类可分为黄嘌呤类生物碱、酰胺类和其他类。

一、生物碱类

1. 概述

生物碱类中枢兴奋药主要有黄嘌呤类,黄嘌呤类生物碱天然存在于多种饮料植物如茶树、咖啡树和可可树。如咖啡豆含有较多的咖啡因,茶叶中含有咖啡因和少量的茶碱等,可可豆中含有较多可可碱及少量的茶碱。现采用化学合成法生产。

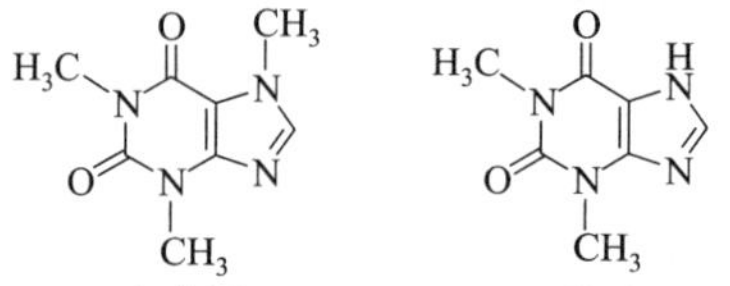

咖啡因　　　　　茶碱

咖啡因和茶碱具有相似的药理作用，但作用强度不同。中枢兴奋作用：咖啡因＞茶碱；平滑肌松弛、利尿作用：咖啡因＜茶碱。咖啡因主要用作中枢兴奋药；茶碱主要为平滑肌松弛药，用于平喘。

黄嘌呤类药物酸性强度：咖啡因＜茶碱。

黄嘌呤类生物碱均具有紫脲酸铵反应。咖啡因与盐酸、氯酸钾置水浴上共热蒸干，残渣滴加氨试液，生成紫色的四甲基紫脲酸胺，再加氢氧化钠试液数滴，紫色即消失。

黄嘌呤类生物碱口服吸收效果好，吸收后可分布于全身，其分布与组织中的水含量有关，含水量多的组织分布较多。咖啡因和茶碱与核酸的组成成分及代谢产物，如黄嘌呤、次黄嘌呤、尿酸的结构相似，因此毒、副作用较低。咖啡因为一类精神药品，其制备、流通和使用均须严格遵守国家相关法规。

2. 典型药物

咖啡因　Caffeine

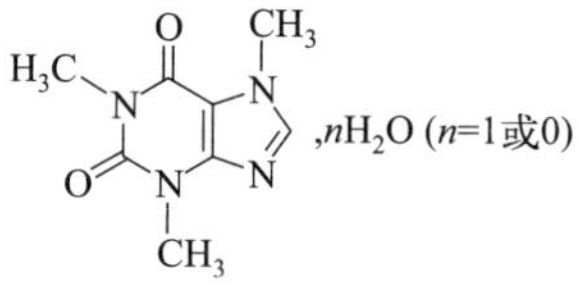

,$n\mathrm{H_2O}$ ($n=1$或0)

化学名为1,3,7-三甲基-3,7-二氢-1H-嘌呤-2,6-二酮一水合物或其无水物，又名咖啡碱。

本品为白色或带极微黄绿色、有丝光的针状结晶或结晶性粉末；无臭；有风化性。本品在热水或三氯甲烷中易溶，在水、乙醇或丙酮中略溶，在乙醚中极微溶解。熔点为235~238℃。

咖啡因的碱性极弱，pK_a为13.4，与强酸如盐酸、氢溴酸等也不能形成稳定的盐。为了增加咖啡因在水中的溶解度，制成注射液使用，可用有机酸的碱金属盐（如苯甲酸钠、水杨酸钠或枸橼酸钠等）与其形成复盐。临床常用的安钠咖注射液就是苯甲酸钠与无水、咖啡因形成的复盐。

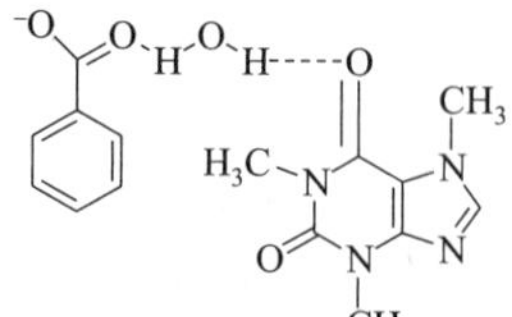

安钠咖

咖啡因具有酰脲结构，碱性条件下加热，可分解为咖啡啶。但石灰水的碱性较弱，不会导致分解，因此提纯咖啡因时可加入生石灰，采用升华法精制咖啡因。

本品为黄嘌呤类生物碱，具有紫脲酸铵反应。

本品的饱和水溶液加碘试液，不生成沉淀，再加稀盐酸即生成红棕色沉淀，并能在稍过量的氢氧化钠试液中溶解。

本品抑制磷酸二酯酶的活性，进而减少环腺苷酸（cAMP）的分解，提高细胞内 cAMP 的含量，加强大脑皮层的兴奋过程，临床主要是用于中枢性呼吸衰竭、循环衰竭、神经衰弱和精神抑制等的治疗。

> **课堂活动**
> 茶叶中含有一定量的咖啡因，如何利用咖啡因的性质从茶叶中提取咖啡因？

二、酰胺类

1. 概述

酰胺类可分为环外酰胺类与环内酰胺类。环外酰胺类有尼可刹米等。环内酰胺类药物分子中具有五元内酰胺类结构，为 γ-氨基丁酸的衍生物，可直接作用于大脑皮质，激活、保护和修复神经细胞，促进大脑蛋白质的合成，提高学习和记忆能力，改善各种类型的脑缺氧和脑损伤，是目前临床上治疗阿尔茨海默病的辅助药与促进大脑功能恢复的药物。最早应用于临床的药物为吡拉西坦，对吡拉西坦的母核 2-吡咯烷酮的 1,4 位进行结构改造，得到一系列同型药物，如有较强的促进记忆、抗脑缺氧功能的茴拉西坦。

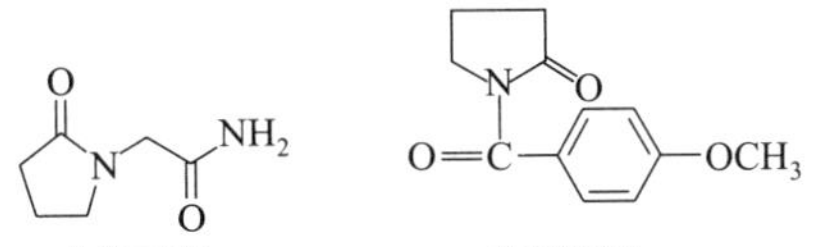

吡拉西坦　　　　茴拉西坦

2. 典型药物

尼可刹米　Nikethamide

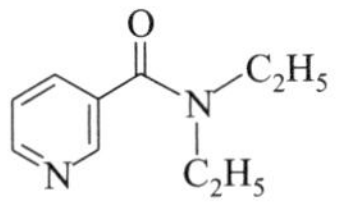

化学名为 N,N-二乙基烟酰胺，又名可拉明。

本品为无色至淡黄色的澄清油状液体；放置冷处，即成结晶；有轻微的特臭；有引湿性。本品能与水、乙醇、三氯甲烷或乙醚任意混合。在 25℃ 时相对密度为 1.058～1.066，折光率为 1.522～1.524，凝点为 22～24℃。

本品酰胺结构具有水解性，在 pH 值为 3～7.5 时较稳定，在强碱性条件下可发生水解，生成碱性的二乙胺，可使湿润的红色石蕊试纸变蓝。

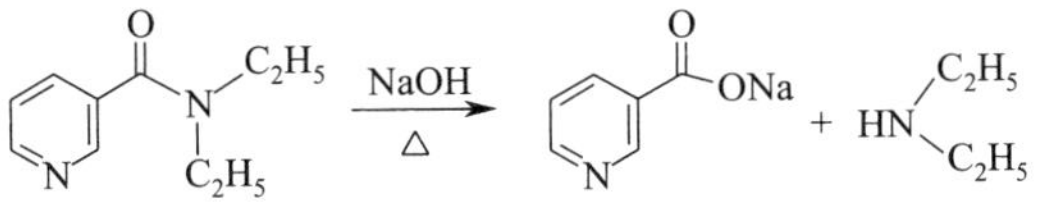

本品的水溶液与碘化汞钾试液产生沉淀。

本品的水溶液加硫酸铜试液与硫氰酸铵（NH_4SCN）试液，生成草绿色配位化合物沉淀。

本品具有戊烯二醛反应，其水溶液遇溴化氰试液与 2.5% 苯胺溶液显黄色。

本品临床应用于中枢性呼吸及循环衰竭、麻醉药及其他中枢抑制药物的中毒解救。

吡拉西坦 Piracetam

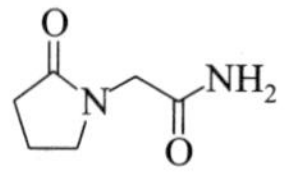

化学名为 2-氧代-1-吡咯烷基乙酰胺，又名脑复康、吡乙酰胺。

本品为白色或类白色的结晶性粉末；无臭。本品在水中易溶，在乙醇中略溶，在乙醚中几乎不溶。熔点为 151～154℃。本品的 5% 水溶液 pH 值为 5.0～7.0。

本品的水溶液加高锰酸钾试液与氢氧化钠试液，溶液呈紫色，渐变成蓝色，最后呈绿色。

本品临床用于老年精神衰退综合征、阿尔茨海默病，也可用于脑外伤所致记忆障碍及智障儿童等。

三、其他类

主要有哌甲酯、甲氯芬酯等。哌甲酯有两个手性碳原子，具旋光性，药用品为其消旋体，适用于中枢抑制药中毒、轻度抑郁及小儿遗尿症，对儿童多动症也有效。

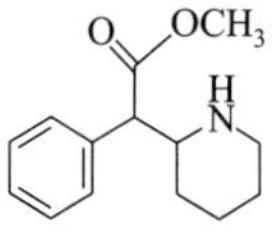

哌甲酯 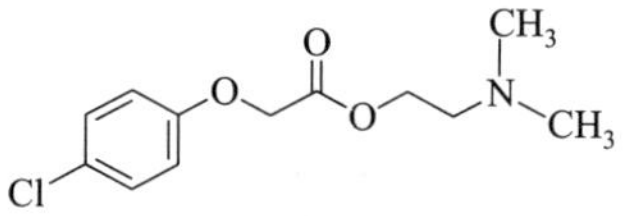　　甲氯芬酯

盐酸甲氯芬酯 Meclofenoxate Hydrochloride

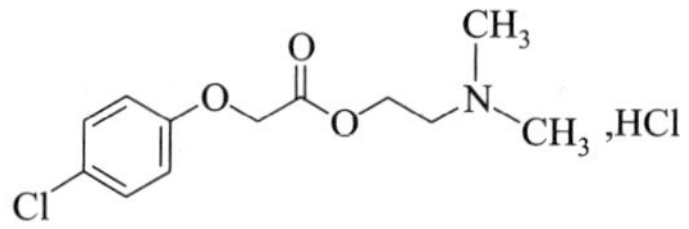

化学名为 2-(二甲基氨基)乙基对氯苯氧基乙酸酯盐酸盐。

本品为白色结晶性粉末；略有特异臭。本品在水中极易溶解，在三氯甲烷中溶解，在乙醚中几乎不溶。熔点为 137～142℃。本品的 1% 水溶液 pH 值为 3.5～4.5。

本品与枸橼酸醋酐溶液共热，渐呈现深紫红色。

本品为酯类化合物，水溶液不稳定，易水解。在弱酸条件下稳定，pH 值增高时水解速度加快，pH>5 时易被水解，水解产物之一为对氯苯氧乙酸，熔点为 158～160℃，可用于鉴别。

本品水溶液加溴试液，即产生淡黄色沉淀或浑浊。

本品为中枢兴奋药，临床用于治疗外伤性昏迷、新生儿缺氧、儿童遗尿症及老年精神病、酒精中毒及某些中枢和周围神经症状等。

第二节　降血糖药

糖尿病是一种由胰岛功能减退、胰岛素抵抗等而引发的糖、蛋白质、脂肪、水和电解质等一系列代谢紊乱的内分泌疾病，患者主要表现为高血糖和尿糖。症状期可出现"三多一少"症状，即多尿、多饮、多食、体重较少等。目前常用的降血糖药物主要包括胰岛素及其类似物和口服降血糖药物，通过减少机体对糖的摄取或加快糖代谢，使血糖下降。

一、胰岛素

胰岛素是由胰腺 β 细胞受内源或外源性物质如葡萄糖、乳糖、核糖等的刺激而分泌的一种蛋白激素。胰岛素是机体内唯一降低血糖的激素，同时促进糖原、脂肪、蛋白质合成。外源性胰岛素主要治疗糖尿病，注射胰岛素不会有成瘾性和依赖性。其结构如下：

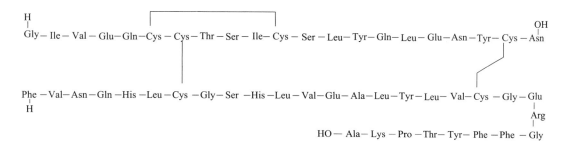

本品为白色或类白色的结晶性粉末；本品在水、乙醇中几乎不溶，在无机酸或氢氧化钠溶液中易溶。熔点为 233℃。可与氧化锌形成金属复合物，随 pH 的变化形成不同的晶型，在水溶液中又解离成单体而起作用。

本品具有典型的蛋白质性质，酸碱两性，等电点约为 pH 5.35～5.45。在微酸性（pH2.5～3.5）环境中较稳定，在强酸、强碱性溶液中易破坏。本品对热不稳定，通常要保存在冰箱中（2～10℃），但要防止冻结。本品由于在消化道中易被胰岛素酶、胃蛋白酶、糜蛋白酶等水解，所以口服无效，必须注射使用。本品可增加葡萄糖的利用，加速葡萄糖的酵解和氧化，促进糖原的合成和贮存，并能促进葡萄糖转变为脂肪，抑制糖的异生和糖原分解而降低血糖。此外，还能促进脂肪合成并抑制其分解，是治疗 1 型糖尿病的药物，也可用于 2 型糖尿病的治疗。

短效胰岛素可用于静脉滴注（限急救时用），为延长胰岛素的作用时间，用碱性蛋白质与之结合可制成中效及长效制剂，经皮下注射后，在注射部位发生沉淀，再缓慢释放、吸收。所有中、长效制剂均为混悬剂，不可静脉滴注。预混胰岛素：将短效与中效预先混合，可一次注射，且起效快（30min），持续时间长达 16～20h。

临床上应用的胰岛素制剂根据其作用时间长短分为短效、中效、长效三类。

 思政小课堂　结晶牛胰岛素

从 1958 年开始，中国科学院上海生物化学研究所、中国科学院上海有机化学研究所和北京大学化学系三个单位联合，王应睐组织的科研团队，在前人的基础上和周密的研究后，确立了合成牛胰岛素的程序。合成工作分三步完成：第一步，先把天然胰岛素拆成两条链，再把它们重新合成为胰岛素。第二步，在合成了胰岛素的两条链后，用人工合成的 B 链同天然的 A 链相连接。第三步，把经过考验的半合成的 A 链与 B 链相结合。对合成后的产物进行严格鉴定，发现它的结构、生物活力、物理化学性质、结晶形状都和天然的牛胰岛素完全一样。这是世界上第一个人工合成的蛋白质，其合成展现了老一辈科学家相互尊重、相互协作的团结协作精神以及锐意进取、勇攀高峰的实践精神。在未来的探索之路上，应该秉持这一精神，不断突破自我，为人类医学事业谱写更加辉煌的篇章。

二、口服降血糖药

1. 概述

糖尿病的药物治疗多基于 2 型糖尿病的两个主要异常病理生理过程,即胰岛素分泌受损和胰岛素抵抗。口服降血糖药物根据作用机制的不同,可以分为促胰岛素分泌剂、胰岛素增敏剂、α-葡萄糖苷酶抑制剂和其他类。

(1) 促胰岛素分泌剂 主要是刺激胰岛 β 细胞分泌胰岛素,增加体内的胰岛素水平。适用于饮食治疗、运动治疗仍不能控制的非肥胖的 2 型糖尿病患者,必须在胰岛功能尚存时方可使用。按化学结构不同,可分为磺酰脲类和非磺酰脲类。

磺酰脲类第一个应用于临床的降血糖药是 1955 年发现具有抗菌活性的氨苯磺丁脲,但由于副作用多,尤其对骨髓的毒性大,后被停用。第一代磺酰脲类药物有甲苯磺丁脲、氯磺丙脲。20 世纪 70 年代研制出第二代磺酰脲类口服降糖药,如格列本脲、格列齐特、格列吡嗪等,降糖作用较第一代更强、副作用更小,口服吸收更快。80 年代出现了第三代口服降糖药,如格列美脲等,特别适用于对其他磺酰脲类药物失效的糖尿病患者,用量更小,更安全。

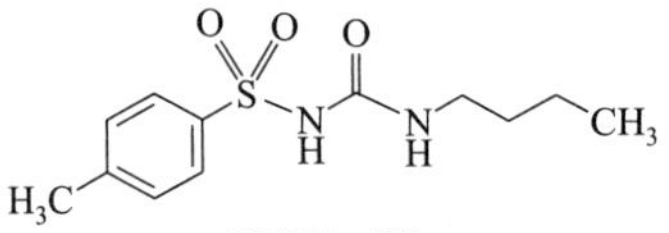

甲苯磺丁脲

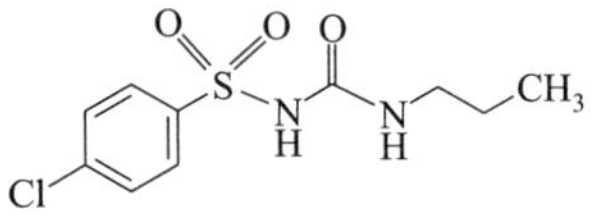

氯磺丙脲

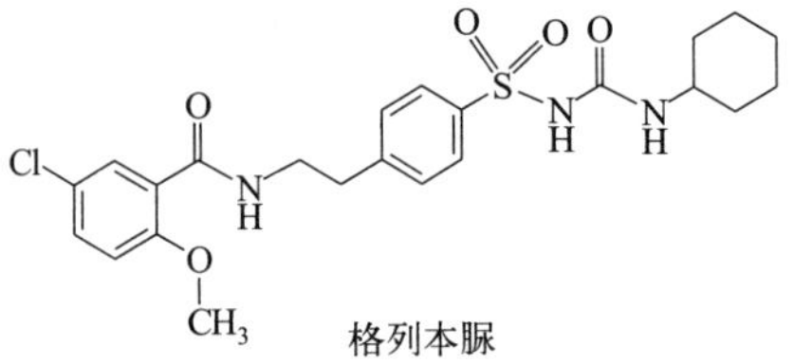

格列本脲

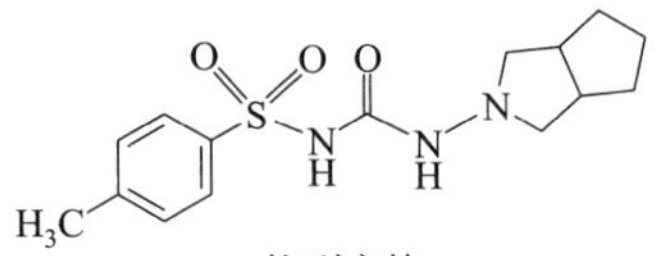

格列齐特

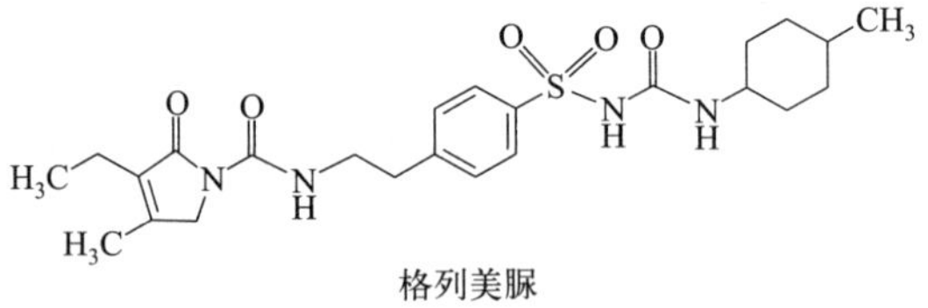

格列美脲

非磺酰脲类化学结构与磺酰脲类降糖药不同,但其作用机制相似,能刺激胰腺释放胰岛素使血糖水平快速地降低。主要药物有瑞格列奈、那格列奈和米格列奈。瑞格列奈分子结构中含有 1 个手性碳原子,S-(+)-异构体是 R-(−)-异构体活性的 100 倍,临床用其 S-(+)-异构体。可空腹或进食时服用,吸收良好,30~60min 达峰,在肝内快速代谢为非活性物,大部分随胆汁排泄,被称为膳食葡萄糖调节剂,临床上主要用于饮食控制、降低体重及运动锻炼不能有效控制高血糖的 2 型糖尿病患者。那格列奈的心脏毒性较瑞格列奈小,起效迅速,持续时间短,对周围葡萄糖浓度更为敏感而易于作用,副作用小。

(2) 胰岛素增敏剂 胰岛素增敏剂又称胰岛素增敏因子,它是过氧化物酶体-增殖体激活受体 (PPAR) 的激动剂,使细胞膜上的胰岛素受体对胰岛素的敏感性增加,促进细胞对葡萄糖的利用。胰岛素增敏剂可有效改善胰岛素抵抗状态,促使胰岛素正常发挥作用。胰岛素增敏剂主要有双胍类和噻唑烷二酮类，被广泛应用于 2 型糖尿病的治疗。

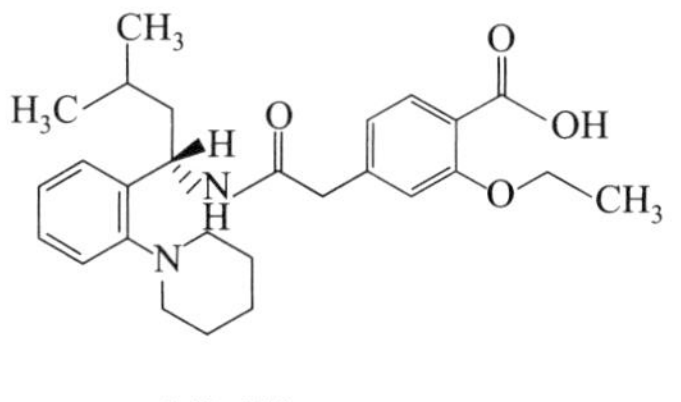

瑞格列奈 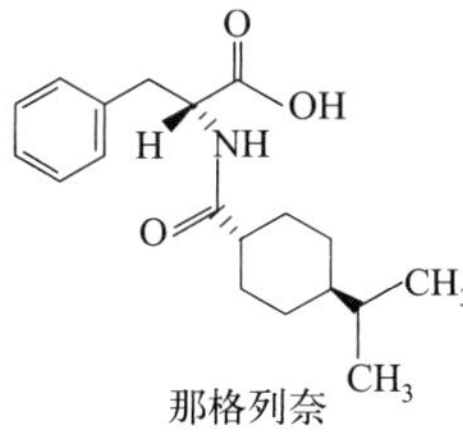　　　那格列奈

双胍类降血糖药通过改善机体的胰岛素敏感性，抑制糖异生，促进外周组织对葡萄糖的摄取和利用。它能明显改善患者的糖耐量和高胰岛素血症，降低血浆游离脂肪酸和血浆三酰甘油水平。为此，双胍类胰岛素增敏剂已成为肥胖伴胰岛素抵抗的 2 型糖尿病患者的首选药物。早在 1918 年就发现胍可以降低动物体内的血糖水平，由于毒性较大未在临床上使用。到 20 世纪 50 年代，由于苯乙双胍降糖作用的发现才使双胍类口服降糖药物开始在临床上应用。本类药物主要有苯乙双胍和二甲双胍。前者因可引起乳酸增高，能发生乳酸性酸中毒，已较少使用；后者因毒性较低而现在在临床上广泛使用。

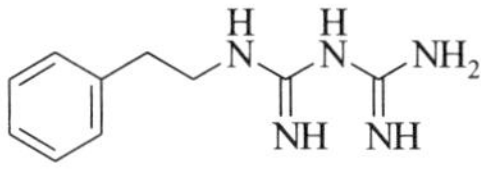

苯乙双胍 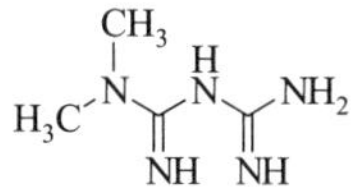　　　二甲双胍

（3）α-葡萄糖苷酶抑制剂　α-葡萄糖苷酶抑制剂可竞争性地与 α-葡萄糖苷酶结合，抑制小肠的糖苷酶，减慢糖类水解为葡萄糖的速度，延缓葡萄糖的肠道吸收，降低餐后血糖，但不增加胰岛素分泌。本类药物均为糖及其衍生物，主要有阿卡波糖、米格列醇、伏格列波糖。

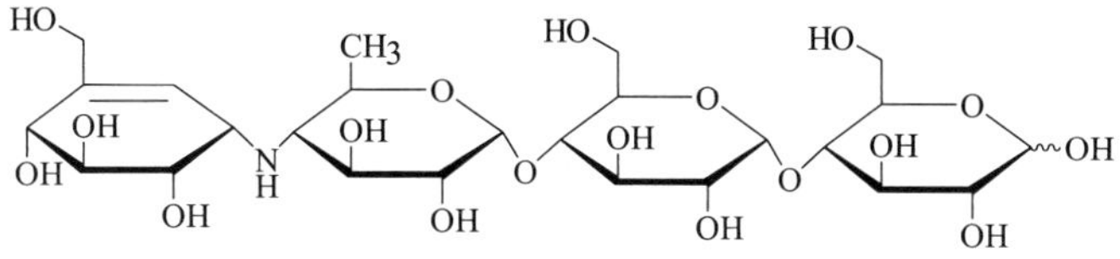

阿卡波糖

（4）其他类　其他类降糖药主要包括：GLP-1 受体激动剂艾塞那肽、利拉鲁肽等；DPP-④抑制剂西格列汀、沙格列汀、维格列汀等。

2. 典型药物

格列本脲　Glibenclamide

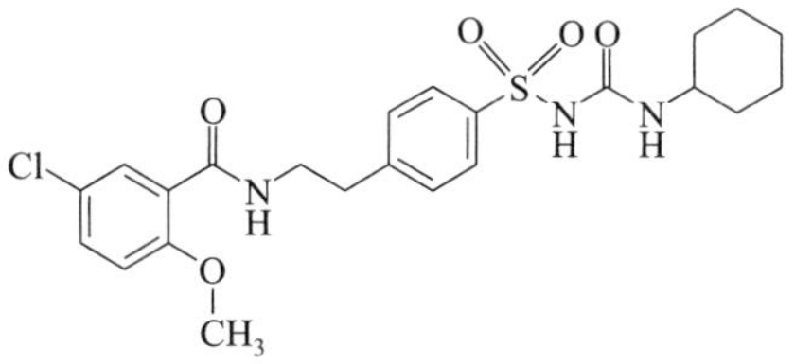

化学名为 N-[2-[4-[[[(环己氨基)羰基]氨基]磺酰基]苯基]乙基]-2-甲氧基-5-氯苯甲酰

胺。又名优降糖。

本品为白色结晶性粉末；几乎无臭。熔点为170～174℃。在三氯甲烷中略溶，在甲醇或乙醇中微溶，在水或乙醚中不溶。

本品在干燥条件下贮存较稳定，对湿度比较敏感，易发生水解。

本品于1969年在欧洲首次上市，是第二代磺酰脲类口服降血糖药的代表药物，属于强效降血糖药，其降糖作用是同等剂量的甲苯磺丁脲的200倍，用于治疗中、重度2型糖尿病。

那格列奈 Nateglinide

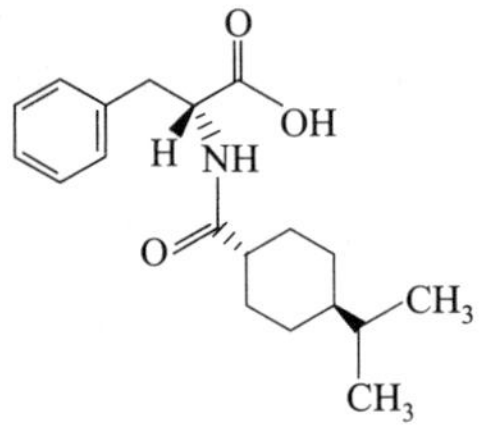

化学名为(−)-N-[(反-4-异丙基环己基)羰基]-D-苯丙氨酸。

本品为白色或类白色结晶或结晶性粉末；味苦。在甲醇、乙醇、丙酮中易溶，在水中几乎不溶。本品为多晶型化合物，已经发现有3种晶型：H型、B型和S型，熔点分别为139.7℃、131.8℃和172.04℃。常见的是B型和H型，目前认为H型为有效晶型。

本品具有手性，其R(−)异构体的活性比S(+)异构体高100倍。

本品体内代谢产生至少8种代谢产物，均为异丙基氧化的产物，除1种有微弱的活性外，其余代谢产物均无活性。

本品为D-苯丙氨酸衍生物，其降糖作用是其前体D-苯丙氨酸的50倍。

由于其基本结构为氨基酸，所以毒性很低。不良反应有轻度低血糖，视觉异常，腹痛、腹泻、恶心、呕吐和便秘等胃肠道症状，少见肝功能异常及皮肤过敏反应。

盐酸二甲双胍 Metformin Hydrochloride

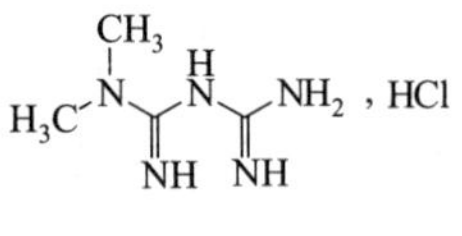

化学名为1,1-二甲基双胍盐酸盐。

本品为白色结晶或结晶性粉末；无臭。熔点为220～225℃。易溶于水，溶于甲醇，微溶于乙醇，不溶于三氯甲烷或乙醚。

本品结构中含有胍基，因此显强碱性，其pK_a为12.4。

本品水溶液加10%亚硝基铁氰化钠溶液、铁氰化钾试液和10%氢氧化钠溶液，放置后显红色。

本品主要是增加葡萄糖的无氧降解和利用，增加骨骼肌和脂肪组织的葡萄糖氧化和代谢，减少对葡萄糖的吸收，抑制糖原的产生和输出，降低血糖。有利于降低餐后血糖和控制空腹血糖。

同步测试

一、选择题

（一）A 型题（单选题）

1. 尼可刹米属于（　　）。
   A. 磺酰脲类降血糖药　　　　　　　　B. 吡乙胺类中枢兴奋药
   C. 酰胺类中枢兴奋药　　　　　　　　D. 双胍类降血糖药
   E. 黄嘌呤类中枢兴奋药

2. 黄嘌呤类生物碱具有的特征反应是（　　）。
   A. 铜-吡啶反应　　　　　　　　B. 麦芽酚反应　　　C. 维他立反应
   D. 紫脲酰铵反应　　　　　　　　E. 重氮化反应

3. 临床上使用的咖啡因注射液，采用增加水溶度的物质是（　　）。
   A. 水杨酸　　　　B. 盐酸　　　　C. 苯甲酸钠　　　　D. 乙醇　　　　E. 醋酸

4. 下列哪条叙述与咖啡因不符（　　）。
   A. 母核为黄嘌呤　　　　　　　　B. 饱和水溶液遇碘试液不发生沉淀
   C. 结构中含有两个甲基　　　　　D. 可发生紫脲酸铵反应
   E. 水溶液遇鞣酸试液，生成白色沉淀

5. 可用紫脲酸铵反应鉴别的药物是（　　）。
   A. 吡拉西坦　　　B. 咖啡因　　　C. 甲氯芬酯　　　D. 尼可刹米　E. 地高辛

6. 咖啡因的基本母核为（　　）。
   A. 黄嘌呤　　　　B. 蝶呤　　　　C. 嘌呤　　　　D. 喹啉

7. 安钠咖注射液的组成是（　　）。
   A. 咖啡因加氯化钠　　　　　　　　B. 咖啡因加苯甲酸钠
   C. 咖啡因加水杨酸钠　　　　　　　D. 咖啡因加枸橼酸钠
   E. 咖啡因加甘氨酸钠

8. 胰岛素主要用于治疗（　　）。
   A. 高血钙症　　　B. 骨质疏松症　　C. 糖尿病　　　D. 高血压　　　E. 不孕症

9. 下列属于 α-葡萄糖苷酶抑制剂类降糖药物的是（　　）。
   A. 胰岛素　　　B. 甲苯磺丁脲　　C. 二甲双胍　　D. 阿卡波糖　E. 吡格列酮

10. 患胰岛素依赖型（1型）糖尿病的患者，应选用的治疗药物是（　　）。
    A. 阿卡波糖　　　B. 吡格列酮　　C. 甲苯磺丁脲　　D. 二甲双胍　E. 胰岛素

11. 属于胰岛素增敏剂的药物是（　　）。
    A. 格列本脲　　　B. 吡格列酮　　C. 盐酸二甲双胍　D. 阿卡波糖　E. 胰岛素

12. 属于磺酰胺类降血糖药的是（　　）。
    A. 二甲双胍　　　B. 米格列醇　　C. 格列本脲　　　D. 阿卡波糖　E. 胰岛素

（二）B 型题（每小组 5 个备选答案，备选答案可重复，可不选）
　　A. 胰岛素　　　　B. 格列本脲　　C. 吡格列酮　　D. 阿卡波糖　E. 二甲双胍

1. 属于促胰岛素分泌剂的是（　　）。
2. 属于 α-葡萄糖苷酶抑制剂的是（　　）。
3. 由 51 个氨基酸组成的药物是（　　）。

（三）X 型题（多选题）

1. 咖啡因与下列哪项叙述相符（　　）。
A. 水中溶解度小，常与苯甲酸钠形成复盐，制成注射液使用
B. 与碱共热分解为咖啡啶
C. 具有紫脲酸铵反应
D. 为黄嘌呤类生物碱
E. 属于精神药品
2. 下列属于磺酰脲类降糖药物的是（　　）。
A. 甲苯磺丁脲　　　B. 阿卡波糖　　　C. 二甲双胍　　　D. 胰岛素　　E. 格列本脲
3. 下列药物结构中含有磺酰脲的是（　　）。
A. 甲苯磺丁脲　　　B. 格列本脲　　　C. 吡格列酮　　　D. 瑞格列奈　E. 格列美脲
4. 下列属于口服降糖药的是（　　）。
A. 甲苯磺丁脲　　　B. 阿卡波糖　　　C. 二甲双胍　　　D. 胰岛素　　E. 格列本脲

二、问答题

临床常用的口服降糖药有哪些类型？并写出各类代表药物。

第十章 心血管系统药物

知识目标

1. 了解盐酸维拉帕米、盐酸地尔硫䓬、华法林钠、盐酸美西律、地高辛的结构特点及主要性质。
2. 掌握阿托伐他汀、盐酸维拉帕米、盐酸胺碘酮、氯沙坦、氢氯噻嗪、硫酸奎尼丁、氯吡格雷的结构特点及理化性质。
3. 熟悉心血管系统药物分类、各类代表药以及洛伐他汀、消心痛、硝酸甘油、硝酸异山梨酯、卡托普利、硝苯地平、利血平的结构特点及理化性质。

能力目标

1. 能写出消心痛、硝酸甘油、卡托普利、硝苯地平、利血平的结构特点。
2. 能认识消心痛、硝酸甘油、卡托普利、氢氯噻嗪、硝苯地平、利血平的结构式。
3. 能应用典型药物的理化性质、构效关系解决该类药物的制剂调配、鉴别、贮存保管及临床应用问题。

心血管系统疾病是一类常见病、多发病，也是我国导致死亡的主要原因之一，是危害人类健康的严重疾病。因此，心血管系统药物在临床上占有十分重要的地位，其研发已成为各国医学领域科学家们非常重视的研究热点。心血管系统药物种类繁多，作用机制各异，根据药物的临床用途，分为调血脂药、抗心绞痛药、抗高血压药、抗心律失常药、抗血栓药。

第一节 调血脂药

一、概述

调血脂药又称为抗动脉粥样硬化药，是指能调节血脂的含量、预防和治疗动脉粥样硬化及冠心病等疾病的药物。

1. 血脂的化学与生物化学

血脂是血浆中的中性脂肪（甘油三酯）和类脂（磷脂、糖脂、类固醇）的总称。一般说来，血脂中的主要成分是甘油三酯和胆固醇，人体内血脂的来源有两种途径，即内源性和外源性。内源性血脂是指在人体的肝脏、脂肪等组织细胞中合成的血脂成分；外源性血脂是指由食物摄入的血脂成分。由于脂质难溶于水，因此血脂在体内主要与载脂蛋白结合成各种水溶性的脂蛋白。

脂蛋白根据密度分为：乳糜微粒（CM）、极低密度脂蛋白（VLDL）、低密度脂蛋白（LDL）、高密度脂蛋白（HDL）。其中甘油三酯的主要携带者是乳糜微粒和极低密度脂蛋白，胆固醇的主要携带者是低密度脂蛋白和高密度脂蛋白。

血浆中的各种脂质和脂蛋白需有基本恒定的浓度以维持相互间的平衡。如果比例失调，则表现为脂质代谢紊乱，如果血中有过量的脂质存在时，会造成高脂血症，主要是 VLDL 和 LDL 增多，而血浆中的 HDL 则有利于预防动脉粥样硬化。当血浆中总胆固醇高于 5.7mmol/L，甘油三酯高于 1.7mmol/L，即可称为高脂血症。

高脂血症可分为原发性和继发性两类。原发性与先天性和遗传有关，可通过药物治疗，继发性多发生于代谢性紊乱疾病（糖尿病、高血压、黏液性水肿、甲状腺功能减退、肥胖、肝肾疾病、肾上腺皮质功能亢进），或与其他因素，如年龄、性别、季节、饮酒、吸烟、饮食、体力活动、精神紧张、情绪活动等有关。高脂血症在饮食、生活方式改变6周以上，血脂水平仍然异常时，应考虑用药物治疗。

 知识链接　动脉粥样硬化

动脉粥样硬化是心血管疾病中最常见的疾病，它以血管内膜形成粥瘤或纤维斑块为特征，主要累及大动脉和中等动脉，导致管壁变硬、管腔狭窄和弹性减弱，引起相应器官缺血性改变。目前为止，我国的动脉粥样硬化发病率仍然呈现上升趋势，大多见于中老年人。动脉粥样硬化可损伤心、脑、肾等重要器官，引起冠心病、心肌梗死、脑卒中、肾衰等疾病。调整血脂含量，纠正脂代谢紊乱，是预防和消除动脉粥样硬化，改善冠心病、心肌梗死、脑卒中及相关疾病的症状，降低脑血管意外的关键。因此，调血脂药也可看作心血管疾病的预防药物。

2. 调血脂药物

调血脂药主要通过影响胆固醇、三酰甘油的合成及代谢发挥作用，调节血脂是消除和预防动脉粥样硬化的关键。根据作用效果不同，调血脂药可分为两大类：羟甲戊二酰辅酶A（HMG-CoA）还原酶抑制剂、影响胆固醇和甘油三酯代谢药。

（1）羟甲戊二酰辅酶A（HMG-CoA）还原酶抑制剂　人体内的胆固醇有两个来源即内源性和外源性胆固醇，外源性胆固醇主要来自动物性食物，如蛋黄、肉、肝、脑等；内源性胆固醇由机体自身合成，正常成人50%以上的胆固醇来自机体合成，由乙酸经过26步生物合成步骤在肝细胞质中完成。其中，羟甲戊二酰辅酶A（HMG-CoA）还原酶是合成胆固醇的限速酶，若抑制此酶，就可以使胆固醇合成减少。现临床上应用的羟甲戊二酰辅酶A（HMG-CoA）还原酶抑制剂根据化学来源可分为天然的和人工合成两类，天然药物包括洛伐他汀、辛伐他汀及普伐他汀等，人工合成药物包括氟伐他汀、阿托伐他汀及西立伐他汀等。

（2）影响胆固醇和甘油三酯代谢的药物　影响胆固醇和甘油三酯代谢的药物主要包括苯氧乙酸类（贝特类）及烟酸类。

① 苯氧乙酸类：胆固醇在体内的生物合成是以乙酸为起始原料进行的，因此，可

利用乙酸衍生物干扰胆固醇的合成来达到降低体内胆固醇的目的。20世纪60年代，首先发现了苯氧乙酸类化合物氯贝丁酯有降低甘油三酯和VLDL的作用。将其运用于临床后，发现虽然其降血脂的作用较可靠，但不良反应较多，长期使用后因其造成的胆固醇性胆结石的死亡率已超过了其改善冠心病的死亡率。因此，氯贝丁酯现在在临床上较少使用。

氯贝丁酯

② 烟酸类：烟酸为B族维生素，临床上主要用于糙皮病及该类维生素缺乏症的治疗，20世纪50年代发现高剂量的烟酸可降低人体中总胆固醇水平，后来又证实其还能降低血浆中甘油三酯的浓度，对高血脂治疗有效。但由于烟酸具有扩血管作用，常伴有皮肤潮红、胃肠道不适、皮肤瘙痒等不良反应，因此合成了一系列的烟酸类的衍生物。如烟酰胺，将烟酸制成酰胺，为前药，需要在体内转化为烟酸才能发挥活性。

烟酰胺

二、典型药物

洛伐他汀　Lovastatin

化学名为(S)-2-甲基丁酸(4R,6R)-6-[2-[(1S,2S,6R,8S,8aR)-1,2,6,7,8,8a-六氢-8-羟基-2,6-二甲基-1-奈基]乙基]四氢-4-羟基-2H-吡喃-2-酮-8-酯。

本品为白色或类白色结晶或结晶性粉末，无臭、无味，略有引湿性。本品在三氯甲烷中易溶，在丙酮中溶解，在乙醇、乙酸乙酯或乙腈中略溶，在水中不溶。

本品结晶固体在储存过程中，其六元内酯环上羟基发生氧化反应生成二酮吡喃衍生物。

本品在水溶液中内酯环可被水解为羟基酸衍生物，酸、碱可催化水解。

本品为一种无活性的前药，需要在肝脏中将六元内酯环水解为 β-羟基酸才能发挥抑制羟甲戊二酰辅酶A(HMG-CoA)还原酶的活性。

本品能有效降低血液中总胆固醇的含量，可用于原发性高胆固醇血症和冠心病的治疗，也可用于预防冠状动脉粥样硬化。

> **课堂活动**
> 讨论：洛伐他汀萘环上的酯键与六元内酯环酯键性质上有什么区别？

阿托伐他汀钙 Atorvastatin

本品口服后吸收迅速，高浓度分布于胆固醇合成旺盛的肝脏及小肠等部位，给药后吸收快，1～2h 基本达到最大需要浓度，半衰期约为 1.5h。

临床上主要用于高胆固醇血症和混合性高脂血症，还可用于冠心病和脑卒中的治疗和防治。

吉非罗齐 Gemfibrozil

化学名为 2,2-二甲基-5-(2,5-二甲苯基氧基)-戊酸。

本品为白色结晶性粉末，无臭，在三氯甲烷中极易溶解，在甲醇、乙醇、丙酮或己烷中易溶，在水中不溶，在氢氧化钠试液中易溶。本品的熔点为 58～61℃。

本品口服吸收快而完全，服药后 1～2h 血药浓度可达峰值，半衰期为 8.5～35h。

本品可降低血中总胆固醇和甘油三酯水平，可降低冠心病的发病率，适用于 VLDL-胆固醇、LDL-胆固醇及甘油三酯水平升高的高脂血症和糖尿病引起的高脂血症患者。

> **知识链接 他汀类与肌毒性**
>
> 他汀类药物偶可引起肌病（肌病定义为肌肉疼痛或肌肉无力，同时伴有肌酸磷酸激酶 CPK 超过正常值上限 10 倍以上），特别是与贝特类药物合用于降血脂可使肌毒性出现的可能增加。1997 年由德国公司生产的西立伐他汀钠，商品名为拜斯亭，有超过 80 个国家 600 万患者使用过该药，在这些患者使用该药后，轻者出现了肝功能损伤，或肌肉酸痛，与其他降血脂药如吉非罗齐等合用时，严重者可导致横纹肌溶解、急性肾衰竭而死亡。2003 年欧美一些国家发现大约有 52 人的死亡可能与西立伐他汀钠的不良反应有关，因而在全球市场紧急撤回该药。

第二节 抗心绞痛药

心绞痛是冠心病的重要临床症状之一，其发病原因是冠状动脉供血不足，心肌急剧的暂时缺血与缺氧，临床上以发作性胸痛或胸部不适为主要表现。目前抗心绞痛主要通过减轻心脏负荷，降低心肌耗氧量或是扩张冠状动脉，增加心肌供氧量。

根据作用机制的不同，抗心绞痛药可分为：硝酸酯类及亚硝酸酯类、钙通道阻滞剂等。

抗心绞痛药

一、硝酸酯类及亚硝酸酯类

1. 概述

20 世纪 80 年代中期，人们发现血管内皮细胞在一氧化氮合酶的作用下，能释放出 NO 分子（又称为血管内皮因子），该成分活性较强，能有效扩张血管降低血压。在确定了 NO 分子的作用后，人们把能释放出 NO 的药物统称为 NO 供体药物，其中硝酸酯及亚硝酸酯类药物是最经典的 NO 供体药物。NO 供体药物首先和细胞中的巯基形成不稳定的 S-亚硝基硫化合物，进而分解形成具有一定脂溶性的 NO 分子。NO 可激活体内鸟苷酸环化酶，升高细胞中的 cGMP（环磷酸鸟苷）的水平，cGMP 可激活 cGMP 依赖型蛋白激酶，进而影响多种蛋白的磷酸化状态，最终松弛血管平滑肌，使血管舒张，增加心内膜血流，且可以扩张外周血管，减轻心脏负荷，减少心肌耗氧量。这些作用能使心绞痛症状得到有效的缓解。

早在 1867 年，亚硝酸异戊酯先进入临床，主要以吸入给药，副作用较大，现已少用。之后硝酸甘油、硝酸异山梨酯、单硝酸异山梨酯相继出现，硝酸异山梨酯为二硝酸酯，脂溶性较大，易通过血脑屏障，导致偏头痛，而其活性代谢产物单硝酸异山梨酯水溶性增加，极性增强，更难以透过血脑屏障，副作用降低。本类药物都是无机酸酯，在遇热或撞击条件下易发生爆炸。

2. 典型药物

硝酸甘油　Nitroglycerin

化学名为 1,2,3-丙三醇三硝酸酯。

本品为淡黄色、无臭、微带甜味的油状液体。可溶于乙醇，混溶于三氯甲烷、丙酮、乙醚等，略溶于水。具有挥发性并易吸潮。

本品具有丙三醇及硝酸形成的无机酸酯，在弱酸性及中性条件下相对稳定，在碱性条件下迅速发生水解。与氢氧化钾试液反应生成甘油，再加硫酸氢钾，即可产生丙烯醛的刺激性臭气。

本品在受热及撞击条件下易发生爆炸，产生大量氮和二氧化碳气体，故药用其 10% 的无水乙醇溶液，以便于运输和储存。

本品舌下含服吸收迅速，可用于预防和治疗冠心病、心绞痛、充血性心力衰竭和局部浅表性静脉炎。

硝酸异山梨酯　Isosorbide Dinitrate

化学名为 1,4：3,6-二脱水-D-山梨醇二硝酸酯。

本品为白色结晶性粉末，无臭，受热或受撞击易发生爆炸。本品在丙酮或三氯甲烷中易溶，在乙醇中略溶，在水中微溶。

本品在干燥时较稳定，在强热或撞击下，会发生爆炸；在酸、碱中易水解，生成脱水山梨醇及亚硝酸。

本品与水和硫酸混溶后,生成硝酸,沿管壁缓缓加入硫酸亚铁,使成两液层,接界面显棕色。

本品口服生物利用度极低,大多数在胃肠道、肝脏破坏,口服需要大剂量,一般为舌下含服,10min 起效,持效约 1h。进入体循环后,在体内很快被代谢为 2-单硝酸异山梨酯和 5-硝酸异山梨酯,单硝酸异山梨酯无肝脏首过效应,效果优于硝酸异山梨酯。

本品可用于冠心病、心绞痛、急性心肌梗死和充血性心力衰竭、预防与急救。

> **课堂活动**
> 讨论:硝酸酯类及亚硝酸酯类药物在使用过程中应注意哪些问题?

二、钙通道阻滞剂

1. 概述

钙通道存在于心脏、血管平滑肌和其他组织中,细胞内钙离子浓度的增加,可以引起细胞的收缩,使血管阻力增加,血压升高。钙离子通道阻滞剂具有抑制 Ca^{2+} 内流的作用,从而扩张血管,减弱心肌的收缩力,减少心肌的耗氧量,并能扩张冠状动脉,增加心肌耗氧量,适用于各型心绞痛。

钙离子通道阻滞剂根据结构的不同可分为二氢吡啶类、芳烷基胺类、苯并硫氮杂䓬类及二苯基哌嗪类。

二氢吡啶类是 20 世纪 80 年代后期开发上市的一类新结构类型的药物,是目前临床上使用最广泛、作用最强的一类钙通道阻滞剂。其中,硝苯地平作为该类药物中第一个上市的药物,具有较强的血管扩张作用,主要用于心绞痛、高血压的治疗。之后又相继开发出一系列地平类药物,常用的有尼群地平、尼莫地平、氨氯地平、非洛地平等。

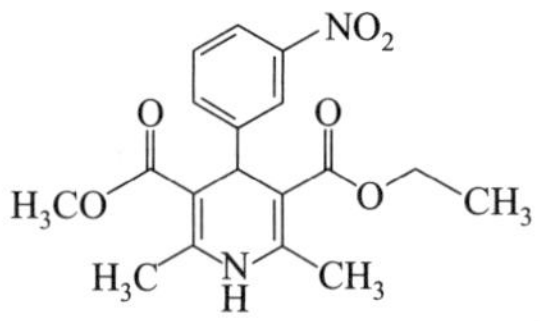

尼群地平

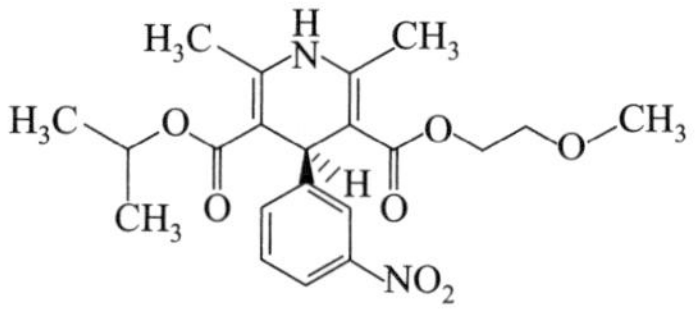

尼莫地平

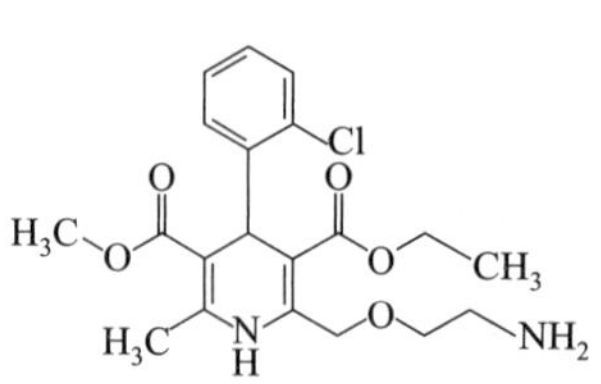

氨氯地平

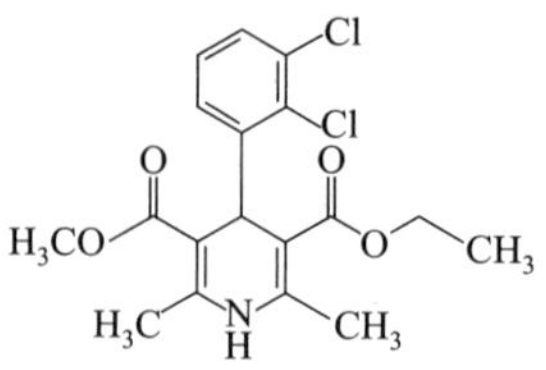

非洛地平

芳烷基胺类药物主要包括维拉帕米、加洛帕米等,该类药物的结构是通过连接 2 个烷基而构成的。

苯并硫氮杂䓬类药物主要作用于心肌和血管平滑肌,是一种高度特异性的钙通道阻滞剂,长期服用,对预防心血管意外的发生是有效的,无耐药性或明显副作用。代表药物有地尔硫䓬。

二苯基哌嗪类与二氢吡啶类钙离子通道阻滞剂相比,对钙通道阻滞作用相对较弱,该类药物常见的有桂利嗪、氟桂利嗪等。临床上该类药物主要作用于脑细胞和脑血管，对缺血性脑缺氧引起的脑损伤、脑水肿等有效。

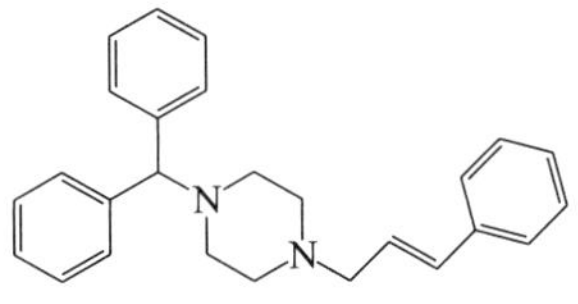

桂利嗪 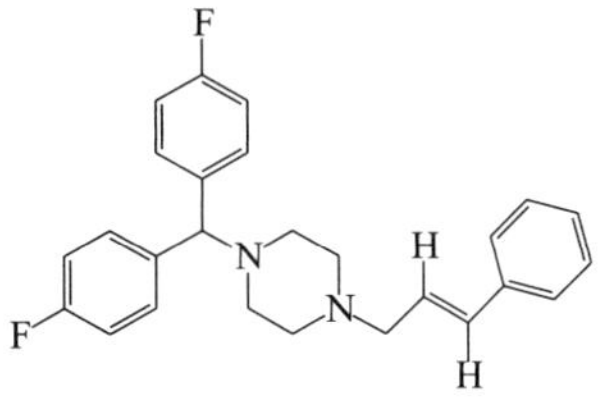　　　　　　　　　氟桂利嗪

2. 典型药物

硝苯地平　Nifedipine

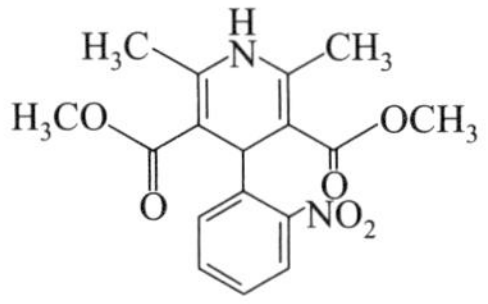

化学名为 2,6-二甲基-4-(2-硝基苯基)-1,4-二氢-3,5-吡啶二甲酸二甲酯，又名心痛定。

本品为黄色结晶性粉末，无臭，遇光不稳定。在丙酮或三氯甲烷中易溶，在乙醇中略溶，在水中几乎不溶。熔点为 171～175℃。

本品加丙酮溶液，加 20% 的氢氧化钠溶液振摇后，显橙红色。

本品加三氯甲烷溶解后，加无水乙醇，照紫外-可见分光光度法，在 237nm 的波长处有最大吸收，在 320～355nm 的波长处有较大的宽幅吸收。

本品在氧化剂和光照存在下，可发生光化学歧化反应，分别生成硝基苯吡啶衍生物和亚硝基苯吡啶衍生物，后者对人体有毒性，故在生产、使用、储存过程中要避光、密封。

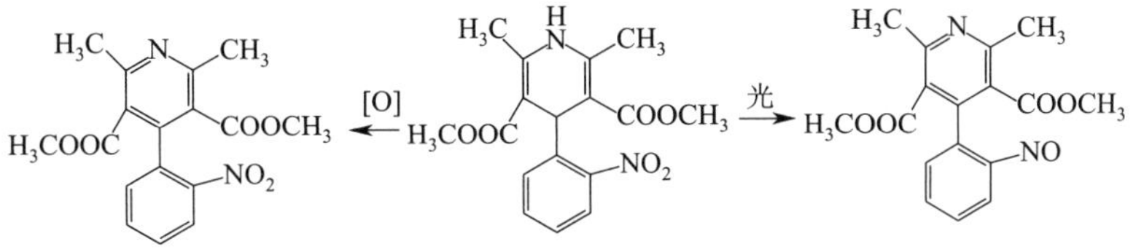

本品在临床上主要用于治疗冠心病、心绞痛，也可用于高血压等疾病的防治。

苯磺酸氨氯地平　Amlodipine Besilate

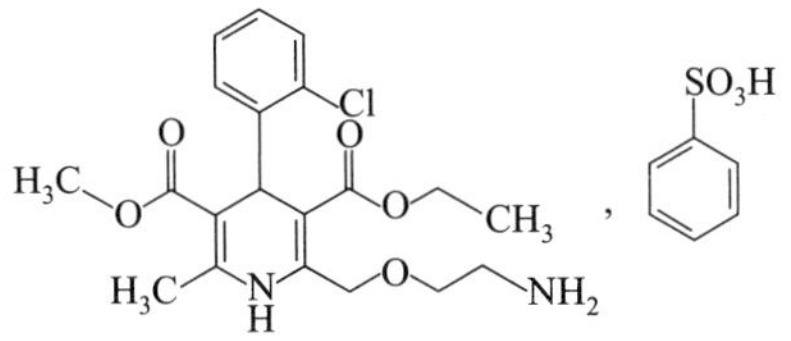

化学名为(±)-2-[(2-氨基乙氧基)甲基]-4-(2-氯苯基)-6-甲基-1,4-二氢吡啶-3,5-二羧酸-3-乙酯-5-甲酯苯磺酸盐。

本品为白色或类白色粉末。本品在甲醇或 N,N-二甲基甲酰胺中易溶，在乙醇中略溶，在水或丙酮中微溶。

本品 3,5 位取代基不同，使 C4 具有手性，可产生两个不同的光学异构体，左旋体的降压作用是右旋体的 1000 倍，右旋体不但没有降压作用，且会引起不良反应。因此，苯磺酸左氨氯地平比苯磺酸右氨氯地平更高效、安全性更好。且苯磺酸左氨氯地平口服生物利用度更高，高达64%，且不受食物等因素的影响。

本品主要用于治疗高血压，单用或与其他抗高血压药合用均可，也可治疗稳定型心绞痛。

盐酸维拉帕米　Verapamil Hydrochloride

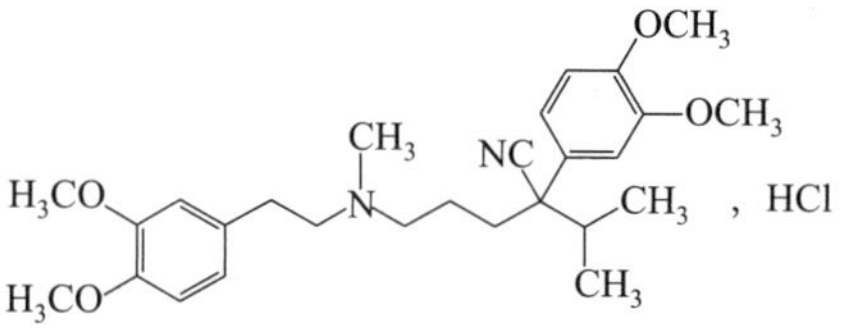

化学名为(±)-α-[3-[[2-(3,4-二甲氧苯基)乙基]甲氨基]丙基]-3,4-二甲氧基-α-异丙基苯乙腈盐酸盐。

本品为白色粉末，无臭。在甲醇、乙醇或三氯甲烷中易溶，在水中溶解。本品的熔点为141~145℃。

本品化学稳定性较好，在酸、碱及光照、加热条件下，均较稳定。

维拉帕米为手性化合物，有不对称中心，右旋体活性强，药用品为外消旋体。

本品水溶液加硫氰酸铬铵试液，生成淡红色的沉淀。

本品临床上主要治疗阵发性室上性心动过速、心绞痛等。

盐酸地尔硫䓬　Diltiazem Hydrochloride

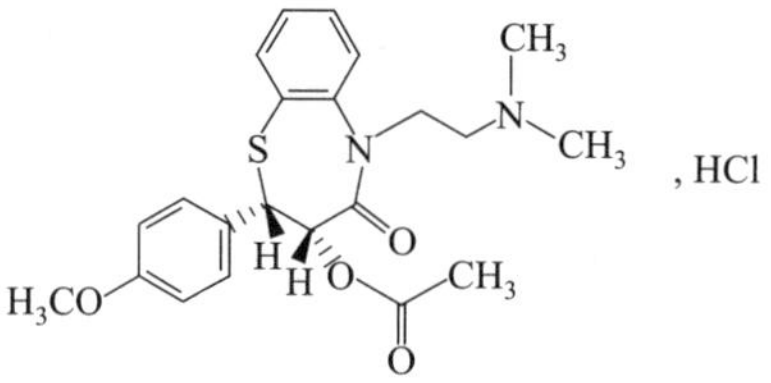

化学名为顺-(+)-5-[(2-二甲氨基)乙基]-2-(4-甲氧基苯基)-3-乙酰氧基-2-3-二氢-1,5-苯并硫氮杂䓬-4(5H)-酮盐酸盐。

本品为白色或类白色的结晶或结晶性粉末；无臭。易溶于水、甲醇或三氯甲烷，不溶于乙醚。

本品分子结构中含有2个手性碳原子，有4个同分异构体，其中（2S，3S）异构体的冠状动脉扩张作用强，故临床仅用（2S，3S）异构体。

本品水溶液可用氯化物的鉴别方法进行鉴别。

本品主要用于治疗变异型心绞痛在内的各种缺血性心脏病，以及室上性心律失常等。

> **课堂活动**
> 心绞痛形成的主要原因是什么，主要抗心绞痛药物的分类及典型代表药物有哪些？

第三节　抗高血压药

高血压是最常见的慢性病，也是心脑血管病最主要的危险因素。高血压是指以体循环动脉血压（收缩压和/或舒张压）增高为主要特征（收缩压≥140mmHg，舒张压≥90mmHg），可伴有心、脑、肾等器官的功能或器质性损害的临床综合征。

高血压的并发症有出血性脑卒中、心力衰竭、左心室肥厚、心房颤动、终末期肾病等。抗高血压药物又称为降压药,利用降压药能降低血压,减轻高血压引起的多种症状和预防并发症的发生。

目前临床上常用降压药物包括:钙通道阻滞剂(CCB)、血管紧张素转化酶抑制剂(ACEI)、血管紧张素Ⅱ受体拮抗剂(ARB)、利尿剂和β受体阻滞剂五类,以及由上述药物组成的固定配比复方制剂。

抗高血压药

> **知识链接　高血压的治疗目标**
>
> 高血压治疗的根本目标是降低发生心脑肾及血管并发症和死亡的总危险。降压治疗的获益主要来自血压降低本身。在改善生活方式的基础上,应根据高血压患者的总体风险水平决定给予降压药物,同时干预可纠正的危险因素、靶器官损害和并存的临床疾病。
>
> 在条件允许的情况下,应采取强化降压的治疗策略,以取得最大的心血管获益。
>
> 降压目标:一般高血压患者应降至< 140/90mmHg,能耐受者和部分高危及以上的患者可进一步降至<130/80mmHg。

一、血管紧张素转化酶抑制剂(ACEI)

1. 概述

该类药物作用机制是抑制血管紧张素转换酶,阻断肾素血管紧张素Ⅱ的生成,抑制激肽酶的降解而发挥降压作用。在欧美国家人群中进行了大量的大规模临床试验,结果显示此类药物对于高血压患者具有良好的靶器官保护和心血管终点事件预防作用,ACEI降压作用明确,对糖脂代谢无不良影响。限盐或加用利尿剂可增加ACEI的降压效应。尤其适用于伴慢性心力衰竭、心肌梗死后心功能不全、心房颤动预防、糖尿病肾病、非糖尿病肾病、代谢综合征、蛋白尿或微量白蛋白尿患者。最常见不良反应为干咳,多见于用药初期,症状较轻者可坚持服药,不能耐受者可改用ARB。其他不良反应有低血压、皮疹,偶见血管神经性水肿及味觉障碍。

该类药物研发于20世纪70年代,1981年卡托普利在美国上市,称为第一个上市的ACEI。随后以卡托普利为先导化合物,设计了一系列的ACEI类药物,现已上市20多种,主要用于高血压及充血性心力衰竭的治疗,具有疗效好、作用持久等特点。

2. 典型药物

卡托普利　Captopril

化学名为1-[(2S)-2-甲基-3-巯基-丙酰基]-L-脯氨酸。

本品为白色或类白色结晶性粉末,有类似蒜的特臭,在甲醇、乙醇或三氯甲烷中易溶,在水中溶解。熔点为104～110℃。比旋度为-126°～-132°。

本品结构中含有巯基,具有还原性,其水溶液能使碘试液褪色。

本品的乙醇溶液,加亚硝酸钠结晶和稀硫酸,振摇后,溶液显红色。

本品的水溶液易发生氧化反应,通过巯基双分子键合为二硫化物,卡托普利的氧化反应受 pH、金属离子及本身浓度的影响。当 pH<3.5、自身浓度较高时，卡托普利水溶液较稳定，加入螯合剂或抗氧剂可延缓氧化。

本品作为第一个可以口服的 ACEI 类药物，可用于各型高血压，尤其适用于合并糖尿病、左心室肥厚、心肌梗死后、心力衰竭等的患者。

二、血管紧张素Ⅱ受体拮抗剂（ARB）

1. 概述

研究发现 AⅡ受体有多种亚型，其中 AT_1 亚型最具临床意义，血管紧张素Ⅱ受体拮抗剂（ARB）作用机制是阻断血管紧张素Ⅱ1型受体而发挥降压作用。较大规模的临床试验研究结果显示，ARB 可降低有心血管病史（冠心病、脑卒中、外周动脉病）的患者心血管并发症的发生率和高血压患者心血管事件风险，降低糖尿病或肾病患者的蛋白尿及微量白蛋白尿。ARB 尤其适用于伴左心室肥厚、心力衰竭、糖尿病肾病、冠心病、代谢综合征、微量白蛋白尿或蛋白尿患者以及不能耐受 ACEI 的患者。

氯沙坦是第一个 AT_1 受体拮抗剂类药物，具有可以口服、高效、选择性好等特点，继氯沙坦之后，先后有多个沙坦类药物相继上市，如联苯四氮唑类的厄贝沙坦、缬沙坦和非联苯四氮唑类的依普沙坦、替米沙坦等。厄贝沙坦对 AT_1 受体的选择性比 AT_2 受体更高，降压效果更强。缬沙坦结构中的联苯四氮唑侧链，不是连接在咪唑环氮原子上，而是连接在直链酰胺衍生物的氮原子上，作用时间可持续 24h。依普沙坦和替米沙坦都不是前药，在体内不经细胞色素 P450 酶系代谢，因此与经此途径代谢的药物无相互作用，但严重肝肾功能不全者应禁用该两种药物。

2. 典型药物

氯沙坦　Losartan

化学名为 2-丁基-4-氯-1-[4-(2-1H-四唑-5-基苯基)苄基]咪唑-5-甲醇。

本品为淡黄色结晶，熔点为 183.5～184.5℃。

本品为中等强度的酸，药用其钾盐。

本品口服吸收良好，不受食物影响，蛋白结合率为 99%，几乎不透过血脑屏障，经肝脏代谢成活性产物 EXP-3174 和另外两种无活性的代谢物。该药和其代谢物经肝脏和肾脏排泄。

本品疗效与 ACEI 相似，具有良好的抗高血压、抗心肌肥厚、抗心衰、抗利尿作用，无 ACEI 的干咳副作用。

三、利尿剂

1. 概述

利尿药是指一类能促进体内电解质（钠离子为主）和水分排出而增加尿量的药物，利尿药主要通过影响肾小球滤过、肾小管重吸收和分泌的功能而实现利尿作用。利尿药直接作用于肾脏的不同部位，影响肾小管和集合管对 Na^+、Cl^- 等电解质和水的重吸收，促进电解质和水，特别是 Na^+ 的排出，增加肾脏对尿的排泄速度，使尿量增加。可用于治疗各种原因引起的水肿及对抗高血压。利尿药可单独使用，也可联合使用。

利尿药根据作用机制的不同可分为以下四类。①碳酸酐酶抑制剂：属于低效能利尿剂，其通过抑制碳酸酐酶，碳酸形成减少，肾小管的 H^+ 减少，使 Na^+、HCO_3^- 重吸收减少，增加尿量，如乙酰唑胺。②渗透性利尿药：又叫脱水药，如甘露醇。③髓袢升支利尿药：包括高效能利尿药和中效能利尿药，高效能利尿药如呋塞米可抑制 Na^+-K^+-Cl^- 同时转运系统，抑制 Na^+、K^+、Cl^- 的重吸收，对电解质的平衡有较大影响，主要用于其他利尿剂难以奏效而又急需利尿的情况，如急性肾衰竭早期的无尿或急性肺水肿。中效能利尿剂如氢氯噻嗪，主要作用于髓袢升支皮质部和远曲小管前段，通过抑制 Na^+-Cl^- 转运系统，从而使原尿 Cl^-、Na^+ 重吸收减少而发挥利尿作用，为最常用的利尿药物和抗高血压药物。小剂量噻嗪类利尿药（如氢氯噻嗪 6.25~25mg）对代谢影响很小，与其他降压药（尤其 ACEI 或 ARB）合用可显著增加后者的降压作用。此类药物尤其适用于老年高血压、单纯收缩期高血压或伴心力衰竭患者，也是难治性高血压的基础药物之一。④保钾利尿药：通过抑制 Na^+-K^+ 交换而发挥利尿作用，主要包括螺内酯、氨苯蝶啶等，也属于低效能利尿剂。

2. 典型药物

氢氯噻嗪　Hydrochlorothiazide

化学名为 6-氯-3,4-二氢-2H-1,2,4-苯并噻二嗪-7-磺酰胺-1,1-二氧化物。

本品为白色结晶性粉末，无臭；在丙酮中溶解，在乙醇中微溶，在水、三氯甲烷或乙醚中不溶，在氢氧化钠试液中溶解。

本品结构中含有两个磺酰氨基，显弱酸性。本品在碱性溶液中易水解失活，故不宜与碱性药物配伍使用。

本品固态稳定，室温储存 5 年，未见发生显著降解；对日光、加热稳定，230℃加热 2h，仅见颜色略变为黄色，其他物理性质没有显著变化，但不能在强光下暴晒。

本品为利尿降压药，口服吸收迅速但不完全，服药后 2h 起效，4h 后作用最强，生物利用度大约为 65%，与食物同服生物利用度可超过 70%，主要以原型排泄。用于治疗多种类型的水肿、高血压，常与其他降压药合用。

> **课堂活动**
> 如何鉴别氢氯噻嗪？

四、β 受体阻滞剂

β 受体阻滞剂主要通过抑制过度激活的交感神经活性、抑制心肌收缩力、减慢心率发挥降压作用。高选择性 $β_1$ 受体阻滞剂对 $β_1$ 受体有较高选择性，因阻断 $β_2$ 受体而产生的不良反应较少，既可降低血压，也可保护靶器官、降低心血管事件风险，β 受体阻滞剂尤其适用于伴快速性心律失常、冠心病、慢性心力衰竭、交感神经活性增高以及高动力状态的高血压患者。

常用于降压的β受体阻滞剂包括普萘洛尔、阿替洛尔和美托洛尔等，对轻中度高血压有效，适用于伴有心绞痛的高血压患者。其中选择性β_1受体阻滞剂阿替洛尔和美托洛尔作用优于普萘洛尔，且副作用更小。

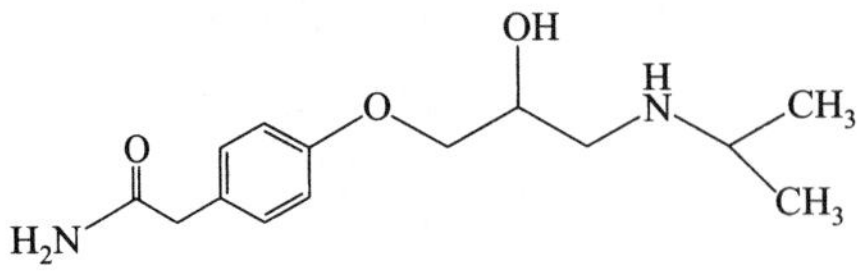

阿替洛尔 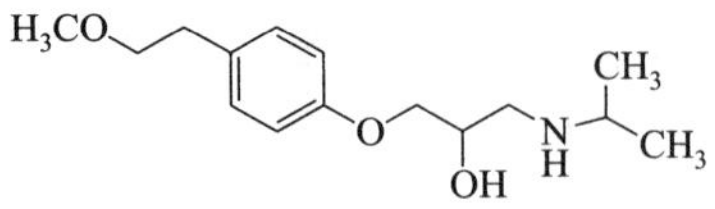　　　　　　　美托洛尔

第四节　抗心律失常药

心律失常主要指心脏活动的起源和（或）传导障碍导致心脏搏动的频率和（或）节律异常，其原因是心房心室不正常冲动形成和传导阻碍。心律失常常表现为心动过速、心动过缓和传导阻滞等类型，心动过缓型和传导阻滞型心律失常临床上常采用阿托品等药物治疗，通常抗心律失常药主要指用于治疗心动过速型心律失常药物。

现临床应用的抗心律失常药物已有约50种，至今还没有统一的分类标准。

根据Vaughan Williams分类法将抗心律失常药物分以下四类，以指导临床合理用药：Ⅰ类，即钠通道阻滞剂；Ⅱ类，即β肾上腺素受体拮抗剂；Ⅲ类，是选择地延长动作电位过程的药物；Ⅳ类，即钙通道阻滞剂。

一、概述

1. 钠通道阻滞剂

钠通道在维持细胞兴奋性及正常生理功能上十分重要，它是一些药物如局部麻醉药、抗心律失常药物作用的靶点。分布于心肌细胞膜上的钠通道，具有去极化心肌细胞和传播动作电位的作用。当受到刺激时，钠通道开放，大量Na^+从细胞外液经钠通道快速内流，导致膜电位迅速上升，即去极化，形成动作电位的O相。

钠通道阻滞剂主要是能抑制Na^+内流，抑制心肌细胞动作电位振幅及超射幅度，减慢传导，延长有效不应期，因而具有较好的抗心律失常的作用。根据作用差异，钠通道阻滞剂又分为I_A、I_B和I_C三种类型。

I_A类能适度阻滞Na^+内流，且可抑制钾通道，延长心肌细胞的有效不应期，为广谱的抗心律失常药，主要包括奎尼丁、普鲁卡因胺等。奎尼丁为金鸡纳树皮中提取的生物碱，普鲁卡因胺为局麻药普鲁卡因的生物电子等排体，其抗心律失常作用与奎尼丁相似，且口服与注射均较安全。

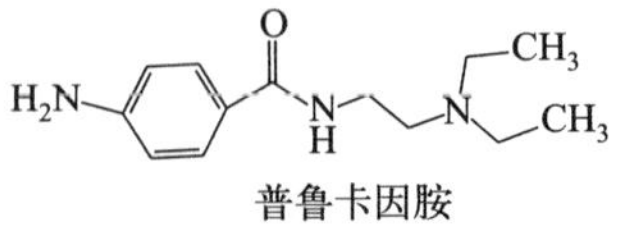

普鲁卡因胺

> **课堂活动**
> 　　普鲁卡因与普鲁卡因胺结构上的区别在哪里？如何鉴别普鲁卡因胺？

I_B 类能轻度阻滞 Na^+ 内流，影响动作电位 4 相 Na^+ 内流而降低自律性，属作用谱较窄的药，只用于室性心律失常。常见的有利多卡因、美西律等。

I_C 类能较强阻滞 Na^+ 内流，代表药有普罗帕酮，对心肌传导细胞有局麻作用和膜稳定作用，还有一定程度的 β 受体阻滞作用，适用于室性和室上性心律失常。

普罗帕酮

2. 延长动作电位时程药

延长动作电位时程药主要是钾通道阻滞剂，存在于心肌细胞的电压敏感性钾通道被阻滞时，K^+ 外流速率减慢，改变动作电位的平段时相，选择性延长 APD，使心律失常消失，恢复窦性心律。该类药物属于 Vaughan Williams 分类法中的第三类。

二、典型药物

硫酸奎尼丁　Quiniding Sulfate

化学名为(9S)-6′-甲氧基-脱氧辛可宁-9-醇硫酸盐二水合物。

本品为白色细针状结晶；无臭；遇光渐变色。在沸水中易溶，在三氯甲烷或乙醇中溶解，在水中微溶，在乙醚中几乎不溶。比旋度为 $+275°\sim+290°$。

本品加水溶解后，加稀硫酸，显蓝色荧光，加盐酸，荧光消失。

取上述溶液，加溴试液后，加氨试液，即显翠绿色，此为典型的绿奎宁反应。

奎尼丁除制成硫酸盐外，还可制成其他盐类供临床使用，如盐酸盐、葡萄糖酸盐和聚半乳糖醛酸盐等。硫酸盐水溶性小，只适合制成片剂；二盐酸盐水溶性好，但酸性强，制成注射剂刺激性较大，易引起局部炎症，葡萄糖酸盐水溶性好，稳定性好，刺激性较小。

本品为广谱的抗心律失常药，临床上用于治疗心房颤动、阵发性心动过速和心房扑动等。

大量服用本品可导致蓄积中毒，常在其他药物无效时才选用。

盐酸美西律　Mexiletine Hydrochloride

化学名为(±)-1-(2,6-二甲基苯氧基)-2-丙胺盐酸盐。

本品为白色或类白色结晶性粉末；几乎无臭。在水或乙醇中易溶，在乙醚中几乎不溶。熔点为 $200\sim204℃$。

本品具有烃胺结构，加水溶解后，加碘试液即生成棕红色沉淀。

美西律原本是一个局麻药和抗惊厥药，1972年后发现其有抗心律失常作用，结构与利多卡因相似，局麻作用和抗心律失常作用也与利多卡因相似。临床上主要用于各种室性心律失常，如室性期前收缩、心室纤颤等，尤其是洋地黄中毒、心肌梗死或心脏手术所引起者。

盐酸胺碘酮　Amiodarone Hydrochloride

化学名为(2-丁基-3-苯并呋喃基)[4-[2-(二乙氨基)乙氧基]-3,5-二碘苯基]甲酮盐酸盐。

本品为白色至微黄色结晶性粉末，无臭。在三氯甲烷中易溶，在乙醇中溶解，在丙酮中微溶，在水中几乎不溶。熔点为158～162℃，熔融时同时分解。

本品结构中含有羰基，加乙醇溶解后，加2,4-二硝基苯肼的高氯酸溶液，反应生成黄色的胺碘酮2,4-二硝基苯腙沉淀。

胺碘酮为碘代化合物，加硫酸微热、分解氧化产生紫色的碘蒸气。

本品口服吸收慢，生物利用度不高，起效慢，一般在1周左右才出现作用，半衰期长达9.33～44天。体内分布广泛，可蓄积在多种器官和组织中，主要代谢物为氮上去乙基产物，该代谢物具有相似的药理活性。

本品为广谱的抗心律失常药，可用于其他药物治疗无效的严重心律失常，如各种室上性及室性快速性心律失常等。长期口服能防止心动过速和室颤的复发，但长期使用有使皮肤色素沉着、甲状腺功能紊乱等副作用。

> **知识链接　盐酸胺碘酮用药注意事项**
>
> 不建议胺碘酮与下列药物合用：β受体拮抗剂、减缓心率的钙通道阻滞剂（维拉帕米，地尔硫䓬）、可能导致低钾血症的刺激性通便剂、环孢素、某些抗寄生虫药（卤泛群、本芴醇及喷他脒）、某些抗精神病药（氨磺必利、氯丙嗪、氰美马嗪、氟哌利多、氟哌噻吨、氟奋乃静、氟哌啶醇、左美丙嗪、匹莫齐特、匹泮哌隆、哌泊噻嗪、舍吲哚、舒必利、舒托必利、硫必利、氯哌噻吨）、喹诺酮类（除左氧氟沙星和莫西沙星）、刺激性泻药、美沙酮或芬戈莫德。
>
> 电解质紊乱，尤其是低钾血症：应重视易于发生低钾血症风险的任何情况，因为低钾血症可诱发心律失常。在胺碘酮治疗开始前，应纠正低钾血症。

第五节　抗血栓药

在活体的心血管腔内流动的血液成分，发生析出、黏集和凝固而形成固体质块的过程，称血栓形成。血管内皮损伤、血流的改变和血液凝固性增高均是促成血栓形成的条件，血栓形成的危害是多方面的。动脉血栓形成使脏器缺血，静脉血栓形成可引起局部淤血。心瓣膜上血栓形成，由于血栓机化常使心瓣膜增厚变硬、相互粘连、扭曲变形形成心瓣膜病。血栓脱落可引起栓塞。微循环广泛微血栓形成可引起广泛出血而造成休克。而防止血栓形成是预防产生这类疾病的有效措施。

血栓形成的条件有：①心血管内膜受损伤，破坏了内皮细胞的抗凝功能，同时内皮下胶原暴露，诱发血小板黏集和激活凝血过程，促成血栓形成。见于心内膜炎、心肌梗死累及心内膜、动脉粥样硬化、血管炎和各种感染性或免疫性血管损伤等。②血流减慢或不规则，如心功能不全、长期卧床、少活动、动脉瘤形成等。③血液凝固性增高，常见于大手术后、严重烫伤和弥散性血管内凝血（DIC）等。在这些因素中，血小板是血栓形成的必需物质，抑制血小板聚集药在血栓的预防和治疗中发挥着重要的作用；凝血因子及凝血酶在血栓形成中起着核心作用，因而凝血酶和凝血因子抑制剂也成为有效的抗凝血药；纤维蛋白溶酶能降解血栓中的纤维蛋白，使血栓溶解，因此能直接或间接激活纤维蛋白溶解酶原的药物，就称为溶栓药。

根据作用机制不同，抗血栓药可分为抗血小板药、抗凝血药和溶血栓药。

一、概述

1. 抗血小板药

血小板与异常或损伤的血管内皮接触后，可导致黏附、聚集和释放反应，对血栓形成有重要作用。抗血小板药主要通过减少血栓素 A_2（TXA_2）的生成或直接对抗 TXA_2 的促凝作用，抑制花生四烯酸代谢，增加血小板内环磷酸腺苷（cAMP）浓度，阻断血小板膜糖受体，抑制血小板黏附、聚集和释放功能，从而防止血栓形成、延长已活化的血小板生存期。

TXA 是目前发现的最强的缩血管物质及最强的血小板聚集剂之一，如果 TXA_2 生成过多，则会出现血栓栓塞性疾病，因此抑制或减少 TXA_2 的生成或抑制 TXA_2 的活性，可防治血栓栓塞性疾病。花生四烯酸是 TXA_2 生物合成的前体，抑制花生四烯酸代谢生成 TXA_2 的中间环节，可减少 TXA_2 生成及其对血管内皮细胞的损伤，这类药包括阿司匹林、帕米格雷等。

血小板的聚集功能受到血小板内 cAMP 浓度的调节，通过抑制膜磷脂的分解和 TXA_2 的形成可增加血小板 cAMP 的浓度并减少血小板聚集。腺苷酸环化酶（AC）激活剂和选择性血小板磷酸二酯酶（PDE）抑制剂均可增加血小板内的 cAMP 浓度，如西洛他唑等不仅抑制磷酸酯酶的活性，还有扩张血管的作用。

噻氯匹定是噻唑并四氢吡啶类衍生物，能拮抗 ADP（腺苷二酸）受体，抑制多种实验性血栓的形成，缺点是会导致中性粒细胞的减少。但噻氯匹定的类似物比氯吡格雷的活性强 100 倍。

2. 抗凝血药

抗凝血药指能降低血液凝固性，从而防止血栓形成或扩大的药物。体内血液凝固与否取决于血管、血小板及凝血系统三者的功能，而且它是一个复杂的在各种凝血因子参与下蛋白质水解活化的连锁反应。抗凝血药就是通过干扰凝血过程的不同环节或抑制某一凝血因子而发挥抗凝血作用的。常用的有肝素及维生素 K 拮抗剂华法林、双香豆素等。

肝素是通过干扰抗凝血过程的多个环节而发挥作用的，在体内和体外均有效，静脉注射后抗凝血作用几乎立即发生，表现为凝血时间、凝血酶时间及凝血酶原时间均延长。

维生素 K 拮抗剂为间接抗凝血药，主要通过干扰合成依赖于维生素 K 的凝血因子 Ⅱ、Ⅶ、Ⅳ 和 Ⅹ 的前体蛋白质，对已形成的各种凝血因子均无影响。其优点为口服有效、作用时间较长。

抗凝血药可用于血栓栓塞性疾病，防止血栓的形成与扩大。也用于弥散性血管内凝血、心血管外科手术、体外循环、心导管检查，以及血液透析等。肝素还用于体外抗凝，如血液保存及血液检查标本等。不良反应主要是发生出血倾向（可注射特殊解毒剂鱼精蛋白拮抗剂）和过敏反应，对某些血液系统疾病、颅内出血、活动性结核病、消化道溃疡，以及严重高血压者均应忌用。

知识链接　溶血栓药

凝血中形成的纤维蛋白，可经纤溶酶作用从精氨酸-赖氨酸键上分解成可溶性产物，使血栓溶解。溶栓药用于治疗急性血栓栓塞性疾病。第一代的溶栓药链激酶（SK）和尿激酶（UK）至今仍然是国内使用最广泛的品种，随着尿激酶原（Pro-UK）等新一代溶栓药的问世，这类药物正在临床逐渐推广应用。

二、典型药物

氯吡格雷　Clopidogrel

化学名为 S(+)-2-(2-氯苯基)-2-(4,5,6,7-四氢噻吩并[3,2-c]吡啶-5-基)乙酸甲酯。

本品为无色油状物，药用其硫酸盐，为白色结晶。

本品在体外无生物活性，口服后经肝细胞色素 P450 酶系转化后，才产生具有生物活性的代谢物。

本品临床上用于预防缺血性脑卒中、心肌梗死以及外周血管病等。

华法林钠　Warfarin Sodium

化学名为 3-(α-丙酮基苄基)-4-羟基香豆素钠盐。

本品为白色结晶性粉末，无臭。在水中极易溶解，在乙醇中易溶，在三氯甲烷或乙醚中几乎不溶。

本品加水溶解后，加硝酸滤过，滤液加重铬酸钾试液振摇，数分钟后溶液显淡绿蓝色。

由于本品主要经肝细胞色素 P450（CYP）酶系代谢，故能抑制 CYP 活性的药物，如胺碘酮、甲硝唑、氯霉素、西咪替丁等均可使华法林钠代谢减慢，半衰期延长，抗凝作用增强，反之亦然。因此使用华法林钠时应特别注意与其他药物的相互作用。

本品可用于治疗急性心肌梗死、肺栓塞及人工心脏瓣膜置换术引起的血栓栓塞性疾病。

由于其不是直接作用于已存在的凝血因子，因此起效较慢。

同步测试

一、选择题

（一）A 型题（单选题）

1. 能与 2,4-二硝基苯肼反应生成腙的药物是（　　）。
   A. 普萘洛尔　　　B. 硝苯地平　　　C. 美西律　　　D. 胺碘酮

2. 属于血管紧张素Ⅱ受体拮抗剂的是（　　）。
   A. 氯贝丁酯　　　B. 洛伐他汀　　　C. 地高辛　　　D. 氯沙坦

3. 具有甾体母核的利尿药是（　　）。
   A. 螺内酯　　　B. 氢氯噻嗪　　　C. 乙酰唑胺　　　D. 依他尼酸

4. 下列不是抗心律失常药的是（　　）。
   A. 普鲁卡因胺　　　B. 普萘洛尔　　　C. 利多卡因　　　D. 可乐定

5. 可发生重氮化-偶合反应的药物是（　　）。
   A. 普萘洛尔　　　B. 肾上腺素　　　C. 卡托普利　　　D. 普鲁卡因胺

6. 下列属无机酸酯的是（　　）。
   A. 硝酸毛果芸香碱　　　　　　　B. 硝酸异山梨酯
   C. 氯贝丁酯　　　　　　　　　　D. 非诺贝特

7. 下列药物具大蒜特臭的是（　　）。
   A. 卡托普利　　　B. 依那普利　　　C. 非诺贝特　　　D. 吉非贝齐

8. 属于 HMG-CoA 还原酶抑制剂的降血脂药是（　　）。
   A. 硝酸甘油　　　B. 卡托普利　　　C. 洛伐他汀　　　D. 美西律

9. 能发生自动氧化产生二硫化合物的药物是（　　）。
   A. 洛伐他汀　　　B. 普鲁卡因胺　　　C. 硝苯地平　　　D. 卡托普利

10. 氢氯噻嗪是属于下列哪类结构的利尿药（　　）。
    A. 多元醇类　　　B. 有机汞类　　　C. 蝶啶类　　　D. 磺酰胺类

11. 阿托伐他汀是（　　）。
    A. 降血压药　　　B. 抗过敏药　　　C. 解痉药　　　D. 调血脂药

12. 属于前药的是（　　）。
    A. 洛伐他汀　　　B. 硝苯地平　　　C. 卡托普利　　　D. 硝酸甘油

13. 下列调血脂药中不属于 HMG-CoA 还原酶抑制剂的是（　　）。
    A. 辛伐他汀　　　B. 氟伐他汀　　　C. 非洛贝特　　　D. 西立伐他汀

14. 遇光不稳定，可发生光化学歧化反应的药物是（　　）。
    A. 硝酸异山梨酯　　B. 洛伐他汀　　　C. 非诺贝特　　　D. 硝苯地平

15. 硝酸甘油与下列哪项叙述不符（　　）。
    A. 为淡黄色结晶性粉末　　　　　B. 为速效、短效的抗心绞痛药物
    C. 碱性条件下迅速水解　　　　　D. 不易溶于水

16. 在受到冲击和高热时可发生爆炸的药物是（　　）。
    A. 硝苯地平　　　B. 硝酸异山梨酯　　　C. 氯贝丁酯　　　D. 卡托普利

17. 下列药物中属于钙通道阻滞剂的药物是（　　）。
    A. 氯沙坦　　　B. 氢氯噻嗪　　　C. 硝苯地平　　　D. 硝酸异山梨酯

（二）B 型题（每小组 5 个备选答案，备选答案可重复，可不选）

A. 洛伐他汀　　　B. 硝酸甘油　　　C. 硝苯地平
D. 硫酸奎尼丁　　E. 盐酸胺碘酮

1. 结构中具有二氢吡啶结构的是（　　）。
2. 结构中含有内酯环的是（　　）。
3. 结构中具有硝酸酯结构的是（　　）。

A. 洛伐他汀　　　B. 硝酸甘油　　　C. 硝苯地平
D. 硫酸奎尼丁　　E. 卡托普利

4. 属于 HMG-CoA 还原酶的是（　　）。
5. 属于钙离子通道阻滞剂的是（　　）。
6. 属于血管紧张素转化酶抑制剂的是（　　）。

(三) X 型题（多选题）

1. 下列药物中属于前药的包括（　　）。
   A. 非诺贝特　　B. 卡托普利　　C. 依那普利　　D. 洛伐他汀
2. 属抗高血压药的是（　　）。
   A. 可乐定　　　B. 地高辛　　　C. 卡托普利　　D. 非诺贝特
3. 下列药物受撞击或高热会有爆炸危险的是（　　）。
   A. 硝苯地平　　B. 胺碘酮　　　C. 硝酸甘油　　D. 硝酸异山梨酯
4. 常用的降血脂药有（　　）。
   A. 吉非贝齐　　B. 非诺贝特　　C. 氯贝丁酯　　D. 洛伐他汀
5. 下列哪些药物可用于治疗心绞痛（　　）。
   A. 硝酸甘油　　B. 胺碘酮　　　C. 硝苯地平　　D. 盐酸维拉帕米
6. 与卡托普利相关的性质有（　　）。
   A. 结构中含有羧基，显酸性　　　B. 为血管紧张素Ⅱ受体拮抗剂
   C. 结构中含巯基，具有还原性　　D. 有类似蒜的臭味
7. 下列哪些药物属于钙离子通道阻滞剂（　　）。
   A. 维拉帕米　　B. 尼卡地平　　C. 美西律　　　D. 地尔硫䓬

二、区别题（用化学方法区别下列各组药物）

1. 硝酸甘油与硝苯地平　2. 卡托普利与利血平　3. 硫酸奎尼丁和盐酸胺碘酮

三、问答题

1. 心血管系统药物包括哪几类？请列举出常用药物。
2. 根据化学结构，卡托普利如何鉴别？

第十一章 抗肿瘤药

知识目标

1. 了解抗肿瘤植物药有效成分及其衍生物、抗肿瘤抗生素主要药物的结构特点与理化性质。
2. 掌握白消安、塞替派、顺铂、卡莫司汀的结构特点及理化性质。
3. 熟悉抗肿瘤药的分类与各类代表以及环磷酰胺、甲氨蝶呤、巯嘌呤、氟尿嘧啶的结构特点、理化性质。

能力目标

1. 能写出环磷酰胺、巯嘌呤、氟尿嘧啶典型药物的结构特点。
2. 能说出抗肿瘤药物根据作用机制的分类及其代表药。
3. 能应用典型药物的理化性质、构效关系解决该类药物的制剂调配、鉴别、贮存保管及临床应用问题。

肿瘤是人体器官、组织的细胞在外来和内在有害因素长期作用下，发生过度增生和异常分化而形成的一种新生物。这是直接危害人体健康及人类生命安全的一种疾病，是一种常见病及多发病，根据新生物的细胞特性及对机体的危害性程度，又将肿瘤分为良性肿瘤和恶性肿瘤两大类。

恶性肿瘤主要包括癌和肉瘤两大类，其特点是呈浸润性生长，侵犯及破坏周围正常组织，生长快、多转移。治疗后易复发，晚期可引起恶病质，危害严重。由上皮来源的恶性肿瘤称为癌，从间质来源者称为肉瘤。

从世界范围来看，恶性肿瘤发病率和死亡率逐年上升，过去十年间，全球癌症的发病率及死亡率增长了约 22%。恶性肿瘤的威胁日益严重，已成为人类死亡的第 1 位或第 2 位原因。目前的治疗方法很多，主要的治疗方法有 3 种：手术治疗、放射治疗、化学治疗。辅助治疗方法有免疫治疗、中医中药治疗、内分泌治疗。

抗肿瘤药物为治疗肿瘤疾病的一类药物，又称为抗癌药。按照作用机制可分为：①干扰 DNA 合成的药物，如巯嘌呤；②直接作用于 DNA 的药物，如环磷酰胺；③作用于核酸转录的药物，如放线菌素 D；④干扰微管蛋白合成的药物，如紫杉醇；⑤基于肿瘤信号传导分子为靶点的药物，如喜树碱；⑥表观遗传学类抗肿瘤药物，如地西他滨等。按照作用原理和来源,抗肿瘤药物又可以分为:①烷化剂;②抗代谢药物;③抗肿瘤抗生素;④抗肿瘤植物药有效成分及其衍生物;⑤新型靶向抗肿瘤药物等。

> **知识链接　抗肿瘤药物的不良反应**
>
> 化疗药物在杀灭肿瘤的同时,对全身组织和器官,尤其是增生活跃的骨髓、胃肠道黏膜、生殖细胞、毛发和肝、肾等脏器均有不同程度的损伤,影响生活质量,甚至生命。抗肿瘤药物不良反应主要表现在以下方面。①消化系统:如恶心、呕吐、腹泻、便秘等;②造血系统:如骨髓抑制、血小板减少等;③呼吸系统:如肺水肿、急性呼吸衰竭等;④泌尿系统:如肾实质损伤、泌尿道刺激等;⑤神经系统:如肢体麻木、感觉异常;⑥肝脏毒性:如干细胞功能障碍等;⑦心脏毒性:如窦性心动过速、心律失常、呼吸困难等;⑧其他:如过敏反应、脱发、手足综合征、栓塞性静脉炎等。

第一节　烷化剂

烷化剂是一类化学性质高度活泼的化合物,又称生物烷化剂,在体内能形成碳正离子或其他具有活泼的亲电性基团的化合物,进而与细胞中的生物大分子(如 DNA、RNA、酶等)中含有丰富电子的基团(如氨基、巯基、羟基、羧基、磷酸基等)发生共价结合,使其丧失活性或使 DNA 分子发生断裂,导致肿瘤细胞死亡,抗肿瘤活性强。

烷化剂

生物烷化剂属于细胞毒类药物,该类药物在抑制和毒害增生活跃的肿瘤细胞的同时,对其他增生较快的正常细胞,如骨髓细胞、肠上皮细胞和毛发细胞等也产生抑制作用,会产生许多严重的不良反应,如恶心、呕吐、骨髓抑制及脱发等。

烷化剂结构类型较多,目前临床使用的生物烷化剂药物可分为氮芥类、乙撑亚胺类、亚硝基脲类、磺酸酯类及金属铂配合物类等。

一、概述

1. 氮芥类

氮芥类是最早用于临床的生物烷化剂,氮芥类药物的发现源于芥子气,在第一次世界大战期间使用芥子气为毒性气体,它实际上是一种烷化剂毒剂。后来发现烷化剂对淋巴癌有治疗作用,但其对人的毒性太大,不能作为药用,在此基础上对其进行结构改造得到氮芥类抗肿瘤药。所有氮芥类化合物的结构都可以分为两大部分:烷基化部分(双-β-氯乙氨基)和载体部分。

$$\text{芥子气} \quad S\begin{pmatrix}CH_2CH_2Cl\\CH_2CH_2Cl\end{pmatrix} \qquad \underset{\text{载体部分}}{R-N}\underset{\text{烷基化部分}}{\begin{pmatrix}CH_2CH_2Cl\\CH_2CH_2Cl\end{pmatrix}}$$

烷基化部分是抗肿瘤活性的功能基,载体部分可以改变药物在体内的吸收、分布等药代动力学性质。因此,设计选用不同的载体对氮芥类药物的研究开发具有重要的意义。根据载体不同,氮芥类又可分为脂肪氮芥、芳香氮芥、氨基酸氮芥、杂环氮芥等,代表药物有盐酸氮芥、环磷酰胺等。

思政小课堂　氮甲

1964 年，经专家鉴定和有关部门批准，氮甲作为治疗睾丸精原细胞瘤药物上市。应用 50 多年来，氮甲已是治疗睾丸精原细胞瘤的首选药物，疗效确定且显著。这是中国第一个创制抗肿瘤新药，并作为法定药物收载于中国历版药典。氮甲的研究获 1978 年全国科学大会奖。美籍华人科学家著书介绍新中国抗癌药研究时指出，"氮甲是中国抗癌药中研究最深入的药物"。

（中国科学家用自己的智慧与坚持为我们书写着药学史的奇迹，他们的爱国精神，拼搏精神，敬业精神鼓舞着一代又一代的医药人！）

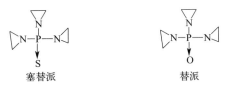

氮甲

2. 乙撑亚胺类

在研究氮芥类药物在体内的构效关系时，发现这一类药物需在体内转化为乙撑亚胺结构才能发挥活性，在此基础上合成了一批直接含有活性的乙撑亚胺基团的化合物。用于临床的有替派和赛替派。

塞替派由于含有体积较大的硫代磷酰基，其脂溶性大，对酸不稳定，不能口服，在胃肠道中吸收差，须通过静脉注射给药。本品进入体内后迅速分布到全身，在肝中被 P450 酶系代谢为替派发挥作用。因此塞替派可认为是替派的前药。

塞替派　　　　　　　替派

赛替派临床上主要用于治疗乳腺癌、膀胱癌和消化道癌，该药是治疗膀胱癌的首选药物，可直接注入膀胱，效果较好。

3. 亚硝基脲类

该类药物具有 β-氯乙基亚硝基脲结构，N-亚硝基的存在使该氮原子与邻近羰基之间的键不稳定，在生理 pH 条件下易发生分解，生成亲核性试剂与 DNA 的组分产生烷基化，从而起到治疗作用。常见药物有卡莫司汀。

4. 磺酸酯类

磺酸酯及多元醇的衍生物是一类非氮芥类的烷化剂，在研究磺酸酯类药物时发现，1～8 个次甲基的双甲磺酸酯具有抗癌活性，其中活性最强的是 4 个亚甲基的化合物白消安。

5. 金属铂配合物类

自 1969 年首次报道，顺铂对动物肿瘤有很强的抑制作用以来，对金属类抗肿瘤配合物抗肿瘤的研究引起了药学工作者的广泛重视，合成了大量的金属配合物。近年来已证实，金属铂、锡、铑、钌等的化合物有明确的抗肿瘤活性，其中尤以铂的配合物引起人们的重视。顺铂被公认为治疗睾丸癌和卵巢癌的一线药物。铂类抗肿瘤药物已在临床上有广泛应用。

卡铂是 20 世纪 80 年代设计开发的第二代铂配合物，临床上用于治疗小细胞肺癌、卵巢癌的效果比顺铂好，毒性较低。奥沙利铂对大肠癌、非小细胞肺癌、卵巢癌及乳腺癌等多种动物和人肿瘤细胞株，包括对顺铂和卡铂耐药肿瘤株多有显著的抑制作用。

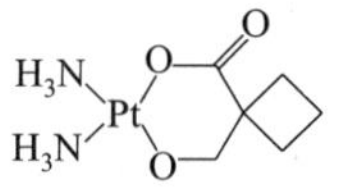

卡铂 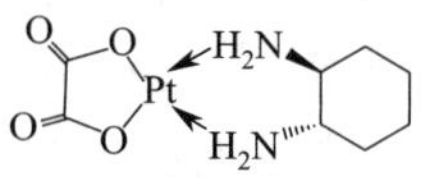　　　　奥沙利铂

二、典型药物

盐酸氮芥　Chlormethine Hydrochloride

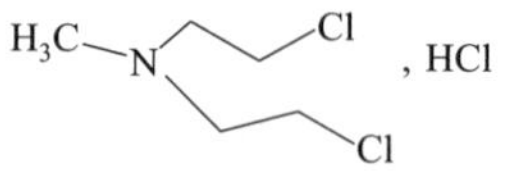

化学名为 N-甲基-N-(2-氯乙基)-2-氯乙胺盐酸盐。

本品为白色结晶性粉末；有引湿性，对皮肤、黏膜有腐蚀性。作为注射剂时只能静脉注射，并要注意忌外漏至静脉外。本品在水中极易溶解，在乙醇中易溶。熔点为108～111℃。

本品在水溶液中很不稳定，特别是在 pH＞7 时易发生水解导致药物失活。因此盐酸氮芥做成水溶液注射剂时，pH 应保持在 3.0～5.0。

盐酸氮芥为脂肪氮芥，结构中的氮原子碱性较强，在游离状态和 pH 为 7.4 时，可因 β-氯原子离去生成高度活泼的乙撑亚胺离子，成为亲电性的强烷化剂，极易与肿瘤细胞的亲核中心（X^-，Y^-）发生烷化作用（见图11-1）。

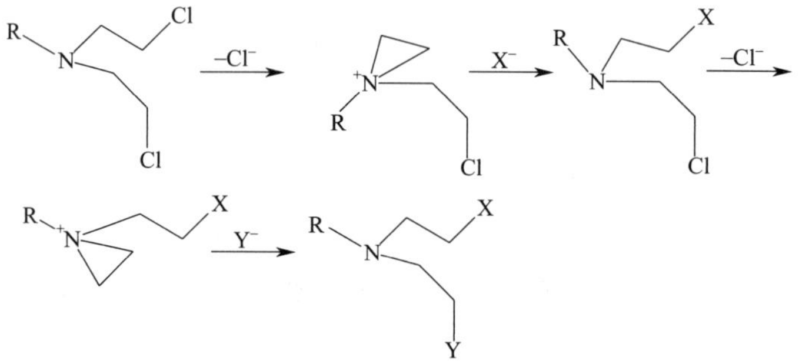

图 11-1　脂肪氮芥的烷基化过程

脂肪氮芥的烷基化过程是双分子亲核取代反应，反应速度取决于烷化剂和亲核中心的浓度。脂肪氮芥属于强烷化剂，对肿瘤细胞的杀伤力较大，抗菌谱较广。但是其选择性比较差，毒性比较大。

本品作为抗肿瘤药物主要用于治疗淋巴瘤和霍奇金病，其最大缺点是只对淋巴瘤有效，且毒性大，对其他肿瘤如肺癌、肝癌、胃癌等实体瘤无效，不能口服，选择性差。

为了改变脂肪氮芥的这些缺点，人们以氮芥为先导化合物进行结构修饰，得到芳香氮芥。芳环的引入可使氮原子上的孤对电子和苯环产生共轭作用，减弱氮原子的碱性，不会像脂肪氮芥那样迅速形成稳定的环状亚乙基亚胺离子，而是通过失去氯原子得到碳正离子的中间体，再与亲核中心作用。其烷化过程一般是单分子亲核取代反应，其反应过程如下（见图11-2）。

从以上烷基化过程反应可以看出，氮芥类烷化剂的作用强弱与形成亚乙基亚胺离子或碳

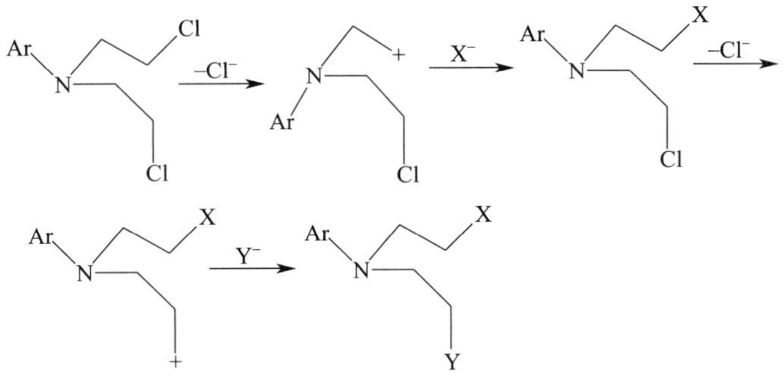

图 11-2 芳香氮芥的烷基化过程

正离子的速率有关。其中载体 R 的化学性质起着关键作用。如引入芳香基团作载体，减小氮原子的电子云密度，可降低毒性；或者在芳香氮芥的结构上引入一些其他基团可以改善该类药物的性质，如美法仑、苯丁酸氮芥或氮甲等（见表 11-1）。

表 11-1 芳香氮芥类抗肿瘤药物

药物名称	药物结构	作用特点
美法仑	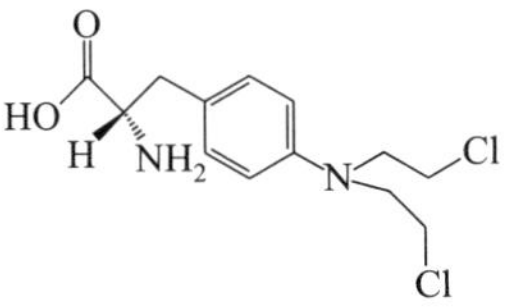	对卵巢癌、乳腺癌、淋巴肉瘤和多发性骨髓瘤等恶性肿瘤有较好的疗效
苯丁酸氮芥	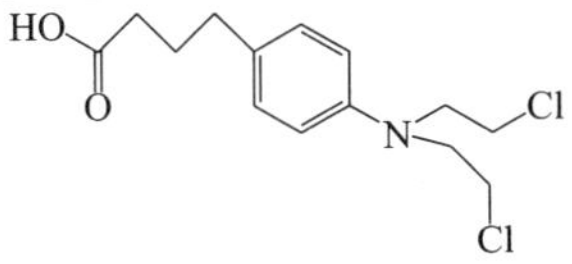	用于治疗慢性淋巴细胞白血病，对淋巴肉瘤、霍奇金病、卵巢癌也有较好的疗效
氮甲	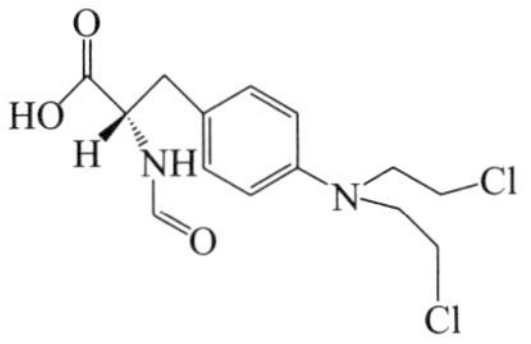	毒性低于美法仑，作用的选择性更高，可以口服给药

环磷酰胺　Cyclophosphamide

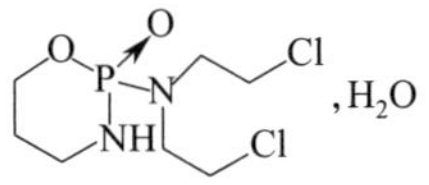

化学名为 P-[N,N 双(β-氯乙基)]-1-氧-3-氮-2-磷杂环己烷-P-氧化物一水合物。又名癌得星，环磷氮芥。

本品含 1 个结晶水，为白色结晶或结晶性粉末；失去结晶水即液化。本品在乙醇中易溶，在水或丙酮中溶解。本品不经干燥，熔点为 48.5～52℃。

环磷酰胺的水溶液（2%）在 pH4.0～6.0 时，磷酰胺基不稳定，加热时更易分解，从而失去烷化作用。

本品与无水碳酸钠加热熔融后，放冷，加水使溶解，滤过；滤液加硝酸使成酸性后，显氯化物的鉴别反应与磷酸盐的鉴别反应。

环磷酰胺在体外对肿瘤细胞无效，进入体内后，经过活化发挥作用，环磷酰胺进入体内后在肝中被细胞色素 P450 氧化酶氧化为 4-羟基环磷酰胺，通过互变异构与醛型平衡存在，在正常组织中氧化为无毒代谢物，对正常组织无影响。而肿瘤细胞中缺乏正常组织所具有的酶，不能进行上述转化，代谢物经 β-消除产生磷酰氮芥和丙烯醛，磷酰氮芥可进一步转化为去甲氮芥。三者都是较强烷化剂（见图 11-3）。

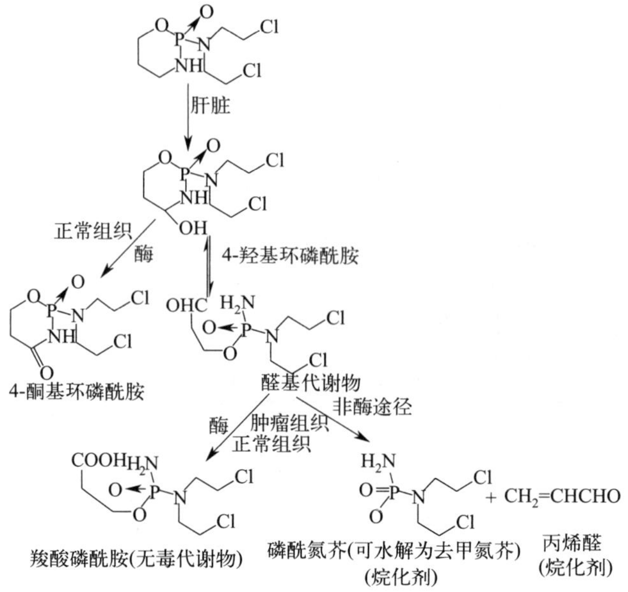

图 11-3　环磷酰胺的代谢途径

本品的抗癌谱较广，主要用于恶性淋巴癌、急性淋巴细胞白血病、多发性骨髓瘤、肺癌、神经细胞瘤等，对卵巢癌、乳腺癌、鼻咽癌也有疗效。

> **课堂活动**
>
> 思考：环磷酰胺较其他烷化剂相比，为什么其毒性更小？该药物需要做成粉针剂临用现配吗？

知识链接　配位键与共价键的区别

原子之间形成共价键时，若共用电子对只是由一方原子提供电子，而非来自双方原子，这样的共价键就称为配位键，故配位键一定是共价键，其也就具有共价键的特征，即方向性与饱和性，所以说配位键与共价键没有本质上的差异。

共价键不一定是配位键，关键是看共用电子对的来源是一个成键原子还是两个成键原子提供的，若是由成键的一个原子单方面提供的则为配位键，若是由成键双方原子共同提供的则是普通共价键，所以说配位键与共价键只是在形成过程上有所不同而已。

卡莫司汀　Carmustine

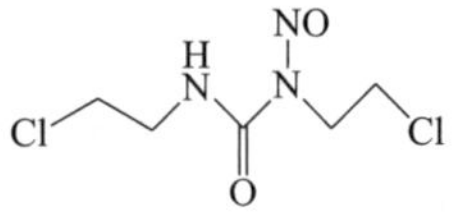

化学名为 1,3-双-(2-氯乙基)-1-亚硝基脲。

本品为无色至微黄或微黄绿色的结晶或结晶性粉末;无臭。在甲醇或乙醇中溶解,在水中不溶。熔点为 30～32℃,熔融时同时分解。

本品的氢氧化钠溶液置水浴上加热,振摇使溶解。加酚酞指示液,用硝酸溶液酸化后,加硝酸银溶液,生成白色沉淀。

本品属于亚硝基脲类烷化剂,因结构中的 β-氯乙基具有较强的亲脂性,该类药物易通过血脑屏障进入脑脊液中,脑脊液中的药物浓度为血浆中的 50% 或以上,因此该药适用于脑瘤、转移性脑瘤及其他中枢神经系统肿瘤、恶性淋巴瘤等肿瘤的治疗。

白消安 Busulfan

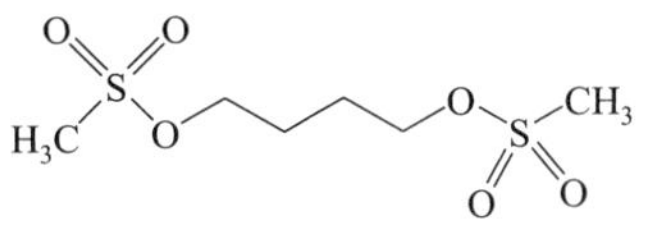

化学名为 1,4-丁二醇二甲磺酸酯,又名马里兰。

本品为白色结晶性粉末;几乎无臭。在丙酮中溶解,在水或乙醇中微溶。熔点为 114～118℃。

本品加硝酸钾与氢氧化钾后,加热熔融,放冷后加水溶解,加稀盐酸酸化,加氯化钡试液,生成白色沉淀。

临床上白消安主要用于治疗慢性粒细胞白血病,其治疗效果优于放射治疗,主要不良反应为消化道反应与骨髓抑制。

顺铂 Cisplatin

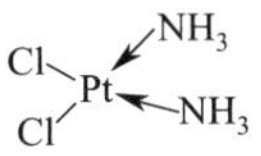

化学名为(Z)-二氨二氯铂。

本品为亮黄色至橙黄色的结晶性粉末;无臭。在二甲亚砜中易溶,在 N,N-二甲基甲酰胺中略溶,在水中微溶,在乙醇中不溶。

本品加硫酸溶解后,显灰绿色。

本品水溶液加硫脲后加热显黄色。

本品加热至 170℃ 时即转化为反式,溶解度降低,颜色发生变化,继续加热至 270℃,熔融同时分解为金属铂。对光和空气不敏感,室温条件下可长期储存。

本品的水溶液不稳定,可逐渐水解和转化为无活性的反式异构体。

本品是最先用于临床的第一代铂络合物,属周期非特异性药物,进入细胞后水解为阳离子水化物,具有类似于烷化的双功能基团的作用。

顺铂临床用于治疗膀胱癌、前列腺癌、肺癌、头颈部癌、卵巢癌、骨肉瘤及黑色素瘤等实体瘤,是目前公认的治疗睾丸癌和卵巢癌的一线用药。与甲氨蝶呤、环磷酰胺等有协同作用,无交叉耐药性,并有免疫抑制作用。但该药物水溶性差,且仅能注射给药,缓解期短,并伴有严重的肾毒性、胃肠道毒性、耳毒性及神经毒性,长期使用会产生耐药性。

第二节 抗代谢药

抗代谢抗肿瘤药是利用代谢拮抗原理设计的,其化学结构与正常代谢物相似,可与代谢物所需的酶竞争性地结合，抑制酶的功能，或作为伪代谢物掺入 DNA 或 RNA 中，干扰 DNA 或 RNA 的生物合成，形成假的无功能的生物大分子，即导致肿瘤细胞的致死性合成，从而导致肿瘤细胞的死亡。抗代谢抗肿瘤药通过抑制 DNA 合成所需的叶酸、嘌呤、嘧啶及嘧啶核苷途径，从而抑制肿瘤细胞的生存和复制所必需的代谢途径，导致肿瘤细胞死亡。

抗代谢药物

由于肿瘤细胞与正常细胞之间，核酸合成代谢的拮抗作用并无明显的不同，故该类药物的选择性差，对人体增殖较快的正常组织，如骨髓、消化道黏膜等带来明显的毒性。

 知识链接　代谢拮抗

代谢拮抗就是设计与生物体内基本代谢物的结构有某种相似程度的化合物，使之竞争性地与特定的酶相作用，干扰基本代谢物的被利用，从而干扰生物大分子的合成；或以伪代谢物的身份掺入生物大分子的合成中，形成伪生物大分子，导致其致死合成，从而影响细胞的生长。代谢拮抗概念已广泛用于抗菌、抗疟以及抗肿瘤药物的设计中。

抗代谢药物的设计多采用生物电子等排原理。

常用的抗代谢抗肿瘤药物可分为三类：①嘧啶拮抗物类，如氟尿嘧啶、盐酸阿糖胞苷；②嘌呤类抗代谢物，如巯嘌呤；③叶酸类抗代谢物，如甲氨蝶呤。

一、概述

1. 嘧啶拮抗物

本类药物是根据生物电子等排原理，在嘧啶基础上改造得到的，如氟尿嘧啶，其抗肿瘤活性最好，临床上可作为治疗实体肿瘤的首选药物。

2. 嘌呤类抗代谢物

腺嘌呤和鸟嘌呤是 DNA 和 RNA 的重要组成部分，次黄嘌呤是腺嘌呤和鸟嘌呤生物合成的重要中间体。嘌呤类抗代谢物主要是次黄嘌呤和鸟嘌呤的衍生物。该类药物中应用较早的是巯嘌呤，其结构与黄嘌呤相似，在体内经酶的作用转化为有活性的 6-硫代次黄嘌呤核苷酸，干扰嘌呤类核苷酸的生物合成，影响 DNA 和 RNA 的生物合成。

3. 叶酸类抗代谢物

叶酸是由蝶啶、对氨基苯甲酸和谷氨酸组成的一种 B 族维生素，为细胞生长和分裂所必需的物质，在体内被还原后参与体内核酸和氨基酸的合成，也是红细胞生长发育的重要因子，临床上用于各种巨幼红细胞性贫血。现已合成多种叶酸拮抗剂，如甲氨蝶呤，甲氨蝶呤主要抑制二氢叶酸还原酶而使二氢叶酸不能还原成有生理活性的四氢叶酸，从而使嘌呤核苷酸和嘧啶核苷酸的生物合成过程中一碳基团的转移受阻，导致 DNA 的生物合成受到抑制。

二、典型药物

氟尿嘧啶　Fluorouracil

化学名为 5-氟-2,4(1H,3H)-嘧啶二酮。

本品为白色或类白色的结晶或结晶性粉末。在水中略溶，在乙醇中微溶，在三氯甲烷中几乎不溶；在稀盐酸或氢氧化钠溶液中溶解。

本品结构中含有双键，可与溴水反应，使溴水褪色。

本品在空气及水溶液中都非常稳定，在亚硫酸钠水溶液中不稳定，因此，该药的注射液添加抗氧剂时不宜添加亚硫酸钠。

氟尿嘧啶口服吸收不完全，因此需要注射给药，静脉注射后可迅速分布到全身各组织，包括脑脊液和肿瘤组织中。

本品的抗癌谱较广，对绒毛膜上皮癌及恶性葡萄胎有显著疗效，对结肠癌、直肠癌、胃癌和乳腺癌、头颈部癌等有效，是治疗实体肿瘤的首选药物。

氟尿嘧啶的疗效虽好，但毒性也较大，可引起严重的消化道反应和骨髓抑制等副作用。进一步研究发现，将尿嘧啶 4 位上的氧用氨基取代后得到的胞嘧啶衍生物也具有较好的疗效。

> **课堂活动**
>
> 讨论：根据氟尿嘧啶的结构判断该药物显酸性还是碱性，其化学性质是否稳定？为什么？

盐酸阿糖胞苷　Cytarabine Hydrochloride

化学名为 1-β-D-阿拉伯呋喃糖基-4-氨基-2(1H)-嘧啶酮盐酸盐。

本品为白色或类白色细小针状结晶或结晶性粉末。在水中极易溶解，在乙醇中略溶，在乙醚中几乎不溶。熔点为 189~195℃，熔融同时分解。

盐酸阿糖胞苷为胞嘧啶衍生物，在体内转化为活性的三磷酸阿糖胞苷发挥作用，三磷酸阿糖胞苷通过抑制 DNA 多聚酶并能少量掺入 DNA，阻止 DNA 的合成，抑制细胞的生长。

本品口服吸收较差，需注射给药。由于该药在体内迅速被肝脏的胞嘧啶脱氨酶作用脱氨，生成无活性的代谢物尿嘧啶阿糖胞苷，因此需要连续滴注给药才能达到较好的效果。因此，为了减少阿糖胞苷在体内的脱氨失活，将其氨基用链烃基酸酰化，成功研制出新的衍生物，如依诺他滨和棕榈酰阿糖胞苷。

本品在临床上主要治疗急性粒细胞白血病，与其他抗肿瘤药合用可提高疗效。

巯嘌呤　Mercaptopurine

化学名为 6-嘌呤硫醇一水化合物。又名 6-巯基嘌呤，简称 6-MP。

本品为黄色结晶性粉末；无臭。在水或乙醇中极微溶解，在乙醚中几乎不溶。

本品用乙醇溶解后，与醋酸铅的乙醇溶液可生成黄色沉淀。

本品用硝酸溶解后，置水浴上蒸干，残渣放冷后，加氢氧化钠试液即变为黄棕色。

本品生物利用度为 5%～37%，经胃肠道吸收后广泛分布于体液内，少量可渗入血脑屏障。静脉注射后的半衰期约为 1.5h。本品可用于绒毛膜上皮癌和恶性葡萄胎的治疗，也可用于各种急性白血病的治疗。

甲氨蝶呤 Methotrexate

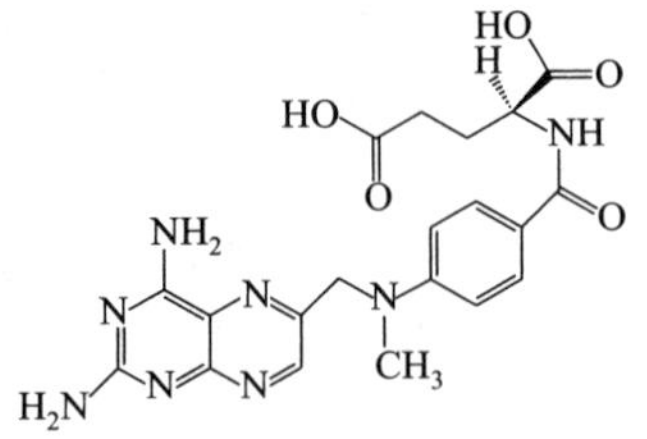

化学名为 L-(+)-N-[4-[[(2,4-二氨基-6 蝶啶基)甲基]甲氨基]苯甲酰基]谷氨酸，又称为 MTX。

本品为橙黄色结晶性粉末；在水、乙醇、三氯甲烷或乙醚中几乎不溶；在稀碱溶液中易溶，在稀盐酸中溶解。

本品在强酸性溶液中不稳定，酰胺键会水解，生成谷氨酸及蝶呤酸而失去活性。

本品主要用于治疗急性白血病、绒毛膜上皮癌和恶性葡萄胎，对头颈部肿瘤、乳腺癌、宫颈癌、消化道癌和恶性淋巴癌也有一定疗效。

第三节 抗肿瘤抗生素

抗肿瘤抗生素是由微生物产生的具有抗肿瘤活性的化学物质。目前发现的抗肿瘤抗生素主要有多肽类抗生素和蒽醌类抗生素两大类。

一、概述

1. 多肽类抗生素

放线菌素 D 为多肽类抗生素。本品为鲜红色或深红色结晶，或橙红色结晶性粉末；无臭；有引湿性；遇光极不稳定。在丙酮或异丙醇中易溶，在甲醇中略溶，在乙醇中微溶，在水中几乎不溶。

放线菌素 D 能与 DNA 结合形成复合体，阻碍 DNA 多聚酶的功能，抑制 RNA 的合成，从而阻碍蛋白质的合成，抑制肿瘤的生长。静脉注射后可迅速分布到各组织，广泛地与组织结合，但不易透过血脑屏障。$t_{1/2}$ 为 36h，在体内代谢的量很小。原形药 10% 由尿排出，50% 由胆道排出，该药抗菌谱较窄，主要用于恶性淋巴瘤、霍奇金瘤、绒毛膜上皮癌、肾母细胞瘤、恶性葡萄胎等的治疗。副作用有消化道反应、骨髓抑制，少数患者有脱发、皮炎、发热及肝功能损伤等。

同类药物还有博来霉素（又名争光霉素、平阳霉素），为白色或类白色疏松块状物或粉末；无臭或几乎无臭；引湿性较强。在水或甲醇中易溶，在乙醇中微溶，在丙酮或乙醚中几乎不溶。博来霉素为放线菌和 72 号放线菌培养液中分离出的一类水溶性碱性糖肽类抗生素。临床上用的是其混合物的盐酸盐。主要用于治疗鳞状上皮癌，包括皮肤癌、口腔鳞癌、头颈部鳞癌等的治疗。

2. 蒽醌类抗生素

蒽醌类抗生素是 20 世纪 70 年代发展起来的抗肿瘤抗生素。主要有柔红霉素、表柔比星等。

柔红霉素为橙红色针状结晶，易溶于水。其水溶液相当稳定，在 0℃ 或 37℃ 能保存 3 周活力不变。其作用与阿霉素相同，嵌入 DNA，可抑制 RNA 和 DNA 的合成，对 RNA 的影响尤为明显，选择性地作用于嘌呤核苷。柔红霉素主要用于对常用抗肿瘤药耐药的急性淋巴细胞或粒细胞白血病，但缓解期短，故需与其他药物合并应用。

多柔比星又称为阿霉素，临床上常用其盐酸盐。其结构中含有共轭的蒽醌结构，为橘红色针状结晶，盐酸多柔比星易溶于水，水溶液稳定，在碱性条件下不稳定，易迅速分解。多柔比星为广谱的抗肿瘤药，临床上主要用于治疗乳腺癌、甲状腺癌、肺癌、卵巢癌等。

表柔比星是多柔比星在柔红霉糖 4′ 位的—OH 差向异构化的化合物。对白血病和其他实体瘤的疗效与多柔比星相似，但骨髓抑制和心脏毒性比多柔比星低 25%。

3. 其他类别的抗肿瘤抗生素

丝裂霉素，又称为自力霉素，是从放线菌培养液中分离得到的一种抗生素，结构中含有苯醌、氨基甲酸酯基、环乙亚氨基 3 种有效基团。其作用与烷化剂相似，能与 DNA 链形成交联，抑制 DNA 的复制，对 RNA 也有抑制作用，丝裂霉素对多种实体肿瘤有效，是常用的治疗消化道癌的抗肿瘤药物之一。

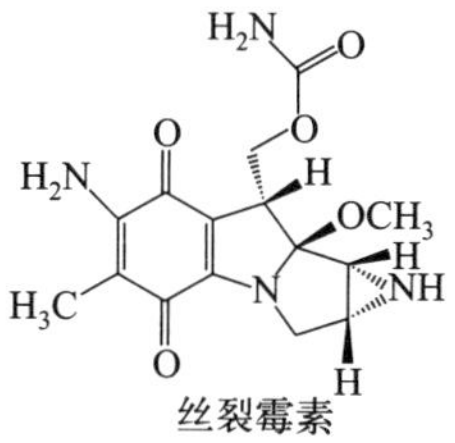

丝裂霉素

二、典型药物

盐酸米托蒽醌 Mitoxantrone Hydrochloride

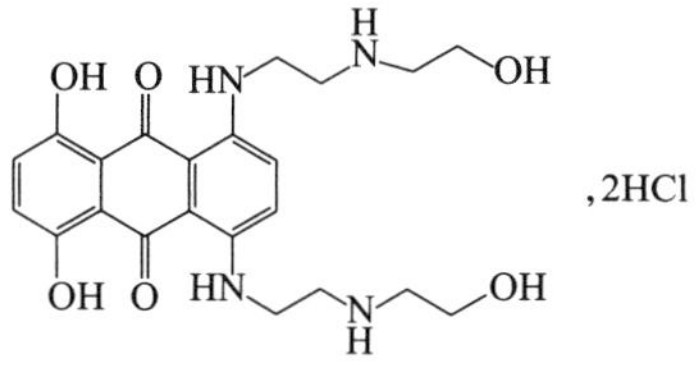

化学名为 1,4-二羟基-5,8-双[[2-[(2-羟乙基)氨基]乙基]氨基]-9,10-蒽醌二盐酸盐。本品为蓝黑色结晶性粉末；无臭；有引湿性。在水中溶解，在乙醇中微溶，在三氯甲烷中不溶。

米托蒽醌为一种蒽醌抗肿瘤新药，其结构及抗癌作用与阿霉素相近，因其无氨基糖结构，不产生自由基，且有抑制脂质过氧化作用，故对心脏毒性较低。本品为细胞周期非特异性药物，因它可杀灭任何细胞周期的癌细胞，增殖与非增殖细胞均受到抑制。

本品在临床上可用于晚期乳腺癌、非霍奇金淋巴瘤和成人急性非淋巴细胞白血病复发，可与多种抗肿瘤药物合用。

第四节 抗肿瘤植物药

从植物中寻找抗肿瘤药物，已成为国内外抗癌药物研究领域中的重要研究方向。抗肿瘤植物药指来源于植物的具有抗肿瘤作用的药物，其有效成分以生物碱占大多数。这类药物结构复杂，天然来源有限，虽然有良好的抗肿瘤活性，但是其毒副作用大，因此对天然药物的有效成分进行结构修饰，得到了一些疗效更好、毒性更小的半合成衍生物。本节主要介绍喜树碱类和紫杉醇类。

一、概述

1. 喜树碱类

该类药物是从中国特有的珙桐科植物喜树中分离得到的内酯生物碱。

2. 紫杉醇类

本来药物是从美国西海岸的短叶红豆杉树皮中分离得到的具有紫杉烯环的二萜类化合物。

紫杉醇对卵巢癌、乳腺癌和大肠癌有效，对移植性动物肿瘤和黑色素瘤、肺癌也有明显抑制作用。但该药物在使用中由于其水溶性较差，口服生物利用度低，难以制成合适的制剂，加上紫杉生长缓慢，其树皮剥脱后难以再生，使得该药物在临床的使用受到限制。

二、典型药物

喜树碱　Camptothecin

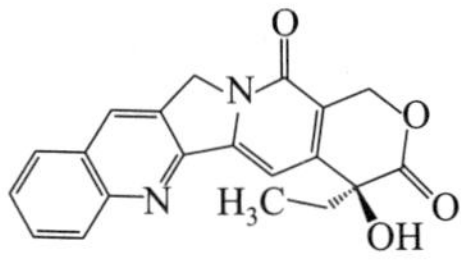

喜树碱有较强的细胞毒性，对消化道肿瘤（如胃癌、结直肠癌）、肝癌、膀胱癌和白血病等恶性肿瘤有较好的疗效。但对泌尿系统的毒性比较大，主要表现为为尿频、尿痛和尿血等。

在临床研究中发现喜树果粗制品疗效优于喜树碱，毒性更低，于是对喜树果其他成分进行研究，后来发现了含量较低，但抗肿瘤活性更好的羟喜树碱。

羟喜树碱　Hydroxycamptothecin

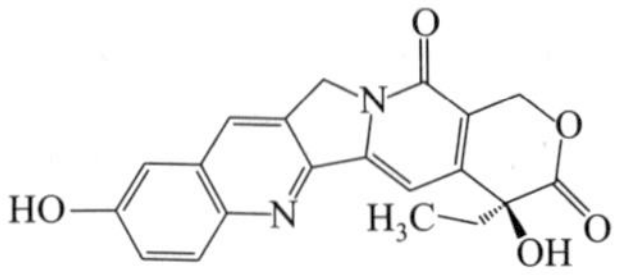

化学名为 10-羟喜树碱。

本品为黄色柱状结晶，不溶于水，微溶于有机溶剂，由于其具有酚羟基而溶于碱性水溶液，溶液具有黄色荧光。

羟喜树碱比喜树碱毒性低，很少引起血尿和肝肾功能损伤，临床主要用于肠癌、肝癌和白血病的治疗。但其水溶性较差，应用较困难，羟喜树碱一般为粉针剂，通过静脉注射，主要以原型从粪中排出。

为了寻找活性更好、毒性更低的喜树碱衍生物，人们从喜树碱类化合物新的抗肿瘤机制入手，得到几种活性较强，毒性更小的药物。如拓扑替康、鲁比替康等。

拓扑替康为喜树碱的半合成衍生物，其盐酸盐有很好的水溶性，主要用于转移性卵巢癌的治疗，对小细胞肺癌、乳腺癌、结直肠癌的疗效也很好，对头颈癌和恶性神经胶质瘤也有效。不良反应为血毒症、中性粒细胞减少、呕吐等。

第五节 新型靶向抗肿瘤药物

一、概述

传统抗肿瘤药物主要以肿瘤细胞的 DNA 或微管作为作用靶点，或通过抑制肿瘤细胞的代谢途径来发挥作用。这样的作用机制在治疗肿瘤疾病的同时，对人体正常细胞也会造成不同程度的损害。

近年来，随着分子生物学的研究进展，人们对基因、蛋白质、细胞的合成和功能都有了更进一步的认识，抗肿瘤药物的开发逐步向靶向设计药物深入，也开发出了一系列新的高选择性的靶向药物，并在临床治疗肿瘤疾病实践中取得了较好疗效。本节简单介绍小分子激酶抑制剂类药物。

激酶是一类生物化学里的分子，从高能供体分子（如 ATP）转移磷酸基团到特定靶分子（底物）的酶，它们参与调节细胞增殖、存活、凋亡、代谢和分化等广泛的细胞活动。目前上市的用于抗肿瘤的小分子激酶抑制剂大部分为蛋白酪氨酸激酶抑制剂。蛋白酪氨酸激酶（protein tyrosine kinase，PTK）是一类催化 ATP 上 γ-磷酸转移到蛋白酪氨酸残基上的激酶，能催化多种底物蛋白质酪氨酸残基磷酸化，在细胞生长、增殖、分化中具有重要作用。根据 PTK 是否存在于细胞膜受体可将其分成非受体型和膜受体型。它们的异常表达会导致细胞信号通路调节紊乱，致使肿瘤发生，还与肿瘤的侵袭、转移、肿瘤新生血管生产以及肿瘤的化疗抗药性密切相关。

因此，蛋白酪氨酸激酶可以作为靶向抗肿瘤药物的作用靶点，替尼类抗肿瘤药是一类新型的生物靶向治疗肿瘤药物，通过选择性地抑制表皮生长因子受体酪氨酸激酶（EGFR-TK）的信号转导通路来发挥作用。

二、典型药物

伊马替尼　Imatinib

化学名为 4-[(4-甲基哌嗪-1-基)甲基]-N-(4-甲基-3-{[4-(吡啶-3-基)嘧啶-2-基]氨基}苯基}苯甲酰胺。又名格列卫。

本品为白色或微黄色结晶性粉末，易溶于水，属于苯胺嘧啶类的衍生物。

本品可在细胞水平上抑制 Bcr-Abl 酪氨酸激酶，能选择性抑制 Bcr-Abl 阳性细胞系细胞、Ph 染色体阳性的慢性粒细胞白血病和急性淋巴细胞白血病新鲜细胞的增殖和诱导其凋亡。还可抑制血小板衍化生长因子受体、干细胞因子，c-Kit 受体的酪氨酸激酶，抑制由血小板生长因子和干细胞因子介导的细胞行为。

本品为非广谱抗肿瘤药，主要用于慢性粒细胞白血病的治疗。不良反应有恶心、液体潴留、肌肉痉挛、腹泻、呕吐、出血、潮红、头疼、乏力等。

吉非替尼　Gefitinib

化学名为 4-(3-氯-4-氟苯基氨基)-7-甲氧基-6-[3-(4-吗啉基)丙氧基]喹唑啉。又名易瑞沙。

吉非替尼是第一个小分子表皮生长因子受体（EGFR）酪氨酸激酶抑制剂，对癌细胞的增殖、生长、存活的信号转导通路起阻断的作用。EGFR 和肿瘤增殖、细胞周期进程、血管生成、转移和抗凋亡有关。EGFR 基因扩增提示肿瘤侵袭性强、容易转移、疗效和预后差。EGFR 的过表达在恶性肿瘤的进程中起重要作用，胶质细胞、肾癌、肺癌、前列腺癌、胰腺癌、乳腺癌等组织中都有 EGFR 的过表达。因此，抑制 EGFR 酪氨酸激酶可以阻碍肿瘤细胞的生长、转移和血管生成，并增加肿瘤细胞的凋亡，从而实现抗癌的作用。

本品适用于治疗既往接受过化学治疗的局部晚期或转移性非小细胞性肺癌，既往化学治疗主要指铂剂和多西他赛治疗。

? 同步测试

一、选择题

（一）A 型题（单选题）

1. 烷化剂类抗肿瘤药物的结构类型不包括（　　）。
   A. 氮芥类　　　B. 乙撑亚胺类　　　C. 亚硝基脲类　　　D. 硝基咪唑类

2. 抗肿瘤药物卡莫司汀属于（　　）。
   A. 亚硝基脲类烷化剂　　　　　　　B. 氮芥类烷化剂
   C. 嘧啶类抗代谢物　　　　　　　　D. 嘌呤类抗代谢物

3. 下列药物中，哪个药物为天然的抗肿瘤药物（　　）。
   A. 紫杉醇　　　B. 伊立替康　　　C. 多柔比星　　　D. 长春瑞滨

4. 环磷酰胺又名（　　）。
   A. 乐疾宁　　　B. 癌得星　　　C. 氮甲　　　D. 白血宁

5. 氟尿嘧啶能使溴水褪色，原因是（　　）。
   A. 结构中有嘧啶　　　　　　　　　B. 结构中有尿嘧啶
   C. 结构中有氟　　　　　　　　　　D. 结构中有双键

6. 符合烷化剂性质的是（　　）。
   A. 属于抗真菌药　　　　　　　　　B. 对正常细胞没有毒害作用
   C. 属于细胞毒性药物

D. 与代谢必需的酶竞争性结合，使肿瘤细胞死亡

7. 治疗膀胱癌的首选药物是（　　）。

A. 环磷酰胺　　　B. 塞替派　　　C. 卡莫司汀　　　D. 氟尿嘧啶

8. 以下不属于抗肿瘤植物药有效成分及其衍生物的是（　　）。

A. 拓扑替康　　　B. 米托蒽醌　　C. 依托泊苷　　　D. 多西他赛

9. 环磷酰胺毒性较小的原因是（　　）。

A. 在正常组织中，经酶代谢生成无毒代谢物

B. 烷化作用强，剂量小

C. 体内代谢快

D. 只能注射给药

10. 对氟尿嘧啶的描述，正确的是（　　）。

A. 处方中可加入亚硫酸氢钠作稳定剂　　B. 在氢氧化钠溶液中稳定

C. 简称 5-FU　　　　　　　　　　　　　D. 本品在水中的溶解度较大

11. 下列描述中与顺铂不符的是（　　）。

A. 黄色结晶性粉末　　　　　　　　　　B. 水溶液不稳定

C. 属第一代铂络合物　　　　　　　　　D. 其反式异构体同样具有抗肿瘤活性

12. 具有下列结构的药物是（　　）。

A. 环磷酰胺　　　B. 氟尿嘧啶　　C. 巯嘌呤　　　　D. 顺铂

（二）B 型题（每小组 5 个备选答案，备选答案可重复，可不选）

A. 卡莫司汀　　　B. 长春新碱　　C. 柔红霉素

D. 顺铂　　　　　E. 氟尿嘧啶

1. 属于抗代谢抗肿瘤药的是（　　）。
2. 属于金属铂类抗肿瘤药的是（　　）。
3. 属于抗生素类抗肿瘤药的是（　　）。
4. 属于烷化剂类抗肿瘤药的是（　　）。
5. 属于生物碱类抗肿瘤药的是（　　）。

A. 环磷酰胺　　　B. 巯嘌呤　　　C. 米托蒽醌

D. 顺铂　　　　　E. 氟尿嘧啶

6. 可用溴水褪色进行鉴别的是（　　）。
7. 结构中含有磷酰胺内酯结构的是（　　）。
8. 属于抗生素类抗肿瘤药的是（　　）。
9. 结构中含有硫元素的是（　　）。
10. 第一个用于临床的铂类抗肿瘤药是（　　）。

（三）X 型题（多选题）

1. 以下哪些性质与环磷酰胺相符（　　）。

A. 结构中含有双 β-氯乙基氨基

B. 可溶于水，水溶液较稳定，受热不分解

C. 水溶液不稳定，遇热更易水解

D. 体外无活性，进入体内经肝脏代谢活化

2. 下列哪些药物是烷化剂（　　）。

A. 白消安　　　　B. 氟尿嘧啶　　　　C. 氮甲　　　　D. 环磷酰胺

3. 下列与巯嘌呤的描述不符的是（　　）。

A. 黄色结晶性粉末　　　　　　　　B. 遇光稳定

C. 属烷化剂类抗肿瘤药物　　　　　D. 为含有硫元素的抗肿瘤药物

4. 下列关于氟尿嘧啶的叙述正确的是（　　）。

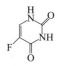

A. 属于抗代谢类抗肿瘤药物

B. 在稀盐酸或氢氧化钠溶液中不溶解

C. 结构中含碳碳双键，可使溴水褪色

D. 在强碱性溶液中，可发生水解开环

5. 下列药物中属于抗肿瘤植物药有效成分及其衍生物的是（　　）。

A. 多柔比星　　　B. 长春新碱　　　C. 紫杉醇　　　D. 羟喜树碱

二、区别题（用化学方法区别下列各组药物）

1. 氟尿嘧啶与巯嘌呤　　2. 环磷酰胺与塞替派

三、问答题

1. 环磷酰胺稳定性如何，如何配制其注射液？

2. 抗肿瘤药物主要分哪几类？各举一例。

第十二章

合成抗感染药

知识目标

1. 了解异喹啉类、硝基呋喃类抗菌药。
2. 掌握喹诺酮类抗菌药、磺胺类药物的作用机制和构效关系；抗生素类抗结核药、唑类抗真菌药的典型药物；抗病毒药的类型、典型药物。
3. 熟悉喹诺酮类抗菌药、磺胺类药物、合成抗结核药的典型药物的化学结构、理化性质及作用特点；喹诺酮类抗菌药的基本结构。

能力目标

1. 能写出喹诺酮类抗菌药、磺胺类药物及抗菌增效剂典型药物的结构特点。
2. 能认识诺氟沙星、环丙沙星、氧氟沙星、左氧氟沙星、磺胺嘧啶、甲氧苄啶、对氨基水杨酸钠、异烟肼的结构式。
3. 能应用典型药物的理化性质、构效关系解决该类药物的制剂调配、鉴别、贮存保管及临床应用问题。
4. 能完成氨基酰化反应、水解反应、产品纯化中的成盐反应等药物合成的简单操作。

抗菌药是一类抑制或杀灭病原微生物的药物（或称化学治疗剂）。由于细菌、病毒等各种病原微生物所致的感染性疾病遍布临床各科，因此在人类与感染性疾病的抗争中，抗菌药物得到了广泛的应用，为目前医药界关注的热点。抗菌药包括喹诺酮类、磺胺类、硝基呋喃类、异喹啉类抗菌药、消毒防腐药、抗结核药、抗真菌药、抗病毒药和抗生素。

第一节 喹诺酮类抗菌药

喹诺酮类抗菌药自 1962 年萘啶酸问世以来，经 40 多年的发展，已经产生了四代。

一、概述

1. 结构类型

喹诺酮类抗菌药主要是由吡啶酮酸并联苯环、吡啶环或嘧啶环等芳香环组成的化合物，按其基本母核结构特征可分为①萘啶羧酸类；②噌啉羧酸类；③吡啶并嘧啶羧酸类；④喹啉羧酸类。其中噌啉羧酸类药物仅有西诺沙星，因其已少用，所以喹诺酮类抗菌药也可分为3种结构类型。其中第一代主要有萘啶酸；第二代主要有吡哌酸和西诺沙星；第三代主要有诺氟沙星、培氟沙星、环丙沙星、氧氟沙星、左氧氟沙星等；第四代目前主要有莫西沙星、加替沙星、司帕沙星等。临床上应用的主要喹诺酮类抗菌药见表 12-1。

表 12-1　临床上应用的主要喹诺酮类抗菌药

药物名称	药物结构	作用特点
萘啶酸	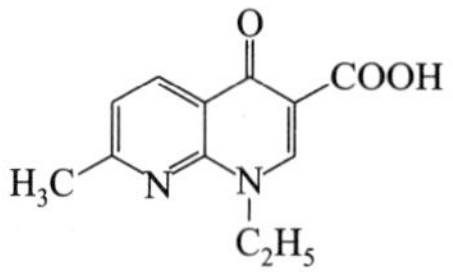	一代喹诺酮类抗菌药，对革兰氏阴性菌有明显抑制作用，对革兰氏阳性菌和铜绿假单胞菌无作用。抗菌谱窄，易产生耐药性，作用时间短，中枢不良反应多，现已少用
吡哌酸	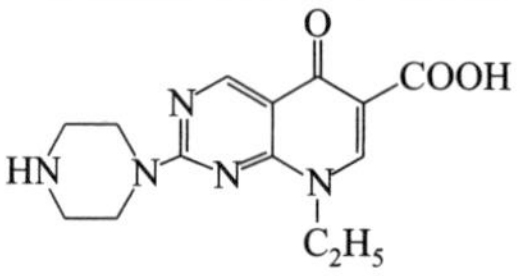	二代喹诺酮类抗菌药，对铜绿假单胞菌和变形杆菌有效，对尿路感染和肠道感染也有作用，耐药性降低，不良反应少，在体内较稳定
诺氟沙星	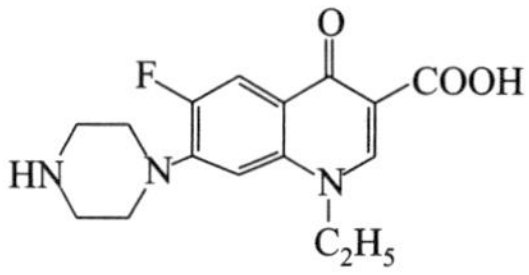	三代喹诺酮类抗菌药，结构中含 F 原子，抗菌谱广，对革兰氏阴性菌和革兰氏阳性菌均有明显抑制作用。耐药性低，毒副作用小，是目前最常用的合成抗生素
环丙沙星	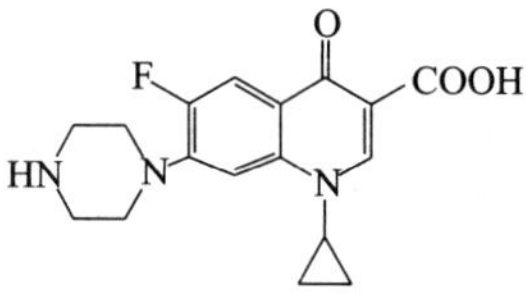	
司帕沙星	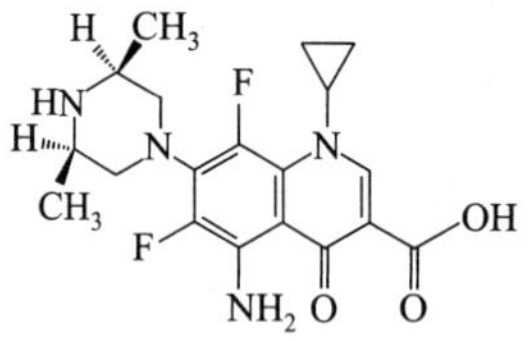	三代喹诺酮类抗菌药，结构中含 5 位氨基，6,8 位分别连有一个氟原子，抗菌活性强，有强的光毒性

2. 构效关系

综合临床使用的三代喹诺酮类抗菌药的结构，归纳其基本结构通式如下：

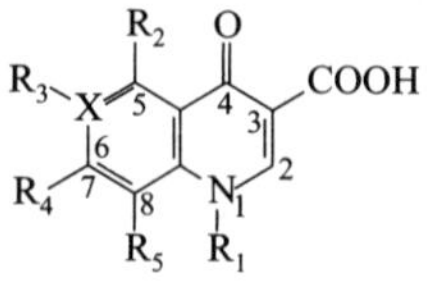

该类药物的结构特点是其基本母核结构上 1 位为取代的氮原子，3 位羧基、4 位酮羰基，第三代喹诺酮类抗菌药 6 位为氟原子，5、7、8 位可有不同的取代基。

1 位取代基应为乙基或乙基的电子等排体。
3 位羧基、4 位酮羰基为必需基团，被其他取代基取代生理活性消失。
5 位被氨基取代可使抗菌活性显著增强，被其他基团取代时生理活性降低。

6位取代基可增效,其活性大小顺序为:F＞Cl＞CN≥NH_2≥H

7位引入侧链可扩大抗菌谱,其活性大小顺序为:哌嗪基＞二甲氨基＞甲基＞氢

3. 理化性质

① 本类药物因含有羧基显酸性,在水中溶解度小,但在强碱水溶液中有一定溶解度。

② 喹诺酮类抗菌药遇光照可分解,对患者产生光毒性反应,应采取避光措施。

③ 本类药物结构中3,4位为羧基和酮羰基,极易和金属离子如钙、镁、铁、锌等形成螯合物,不仅降低了药物的抗菌活性,同时长时间使用也使体内的金属离子流失。

> **课堂活动**
> 讨论:某个医院护士给患者静脉滴注三代喹诺酮类抗菌药时用黑色纸包裹输液瓶,有必要吗?根据所学的知识,对喹诺酮类抗菌药应采取哪些避光措施?

☆ 案例分析:喹诺酮类抗菌药应怎样口服?

案例:有的医生在给患者开处方给药时,特别注上喹诺酮类抗菌药应在饭后服用,最好与食物同服可避免对胃肠道的刺激,因而患者在服药时与大量食物同服,虽然避免了对胃肠道的刺激,但药效也受到影响,请分析原因。

分析:因为喹诺酮类抗菌药含有羧基,显酸性,对胃肠道有刺激性,应饭后服用。但由于其3,4位的羧基和酮羰基极易和金属离子如钙、镁、铁、锌等形成螯合物,降低药物的抗菌活性,所以这类药物不宜和牛奶等含钙、铁等食物或药品同时服用。但与食物同服时应注意食物种类,最好服用食物15min以后再服。

二、典型药物

诺氟沙星 Norfloxacin

化学名为1-乙基-6-氟-1,4-二氢-4-氧代-7-(1-哌嗪基)-3-喹啉羧酸,又名氟哌酸。

本品为类白色至淡黄色结晶性粉末,无臭;在空气中可吸收少量水分。在水中或乙醇中极微溶解,在 N,N-二甲基甲酰胺中略溶,在醋酸、盐酸或氢氧化钠溶液中易溶。

本品避光保存五年未变化,日光照射30天可检出三种分解产物。

取本品少许置干燥试管中,加少许丙二酸与醋酐,在80~90℃水浴中保温5~10min,显红棕色,可用于本品与其他药物的区别。

本品为第一个氟喹诺酮类药物,临床用于敏感菌所致泌尿道、肠道、妇科、外科和皮肤科等感染性疾病。

环丙沙星 Ciprofloxacin

化学名为1-环丙基-6-氟-1,4-二氢-4-氧代-7-(1-哌嗪基)-3-喹啉羧酸。

又名环丙氟哌酸,本品性状、稳定性与诺氟沙星相似。但强光照射12h即可检出分解产物。

环丙沙星向体内各组织移行良好,组织中药物浓度以肾和肝最高。本品主要用于革兰氏阴性菌包括铜绿假单胞菌感染,适应证有敏感性细菌引起的泌尿生殖系统感染、胃肠道感染(包括其他抗生素耐药菌株所致伤寒和沙门菌感染)、呼吸系统感染、骨骼系统感染、皮肤和软组织感染、耳鼻喉与口腔感染以及外科创伤感染等。

氧氟沙星 Ofloxacin

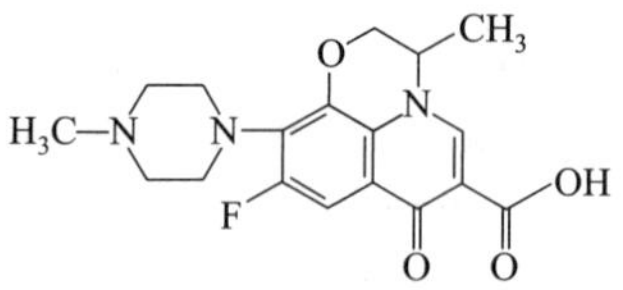

本品又名氟嗪酸,稳定性与诺氟沙星相似。

本品临床上主要用于革兰氏阴性菌所致的呼吸道、消化系统、生殖系统、尿路、口腔感染等。但对革兰氏阳性菌的作用,氧氟沙星显得比诺氟沙星稍强。综合喹诺酮类抗菌药各品种的药理性质,口服以氧氟沙星为优。

左氧氟沙星 Levofloxacin

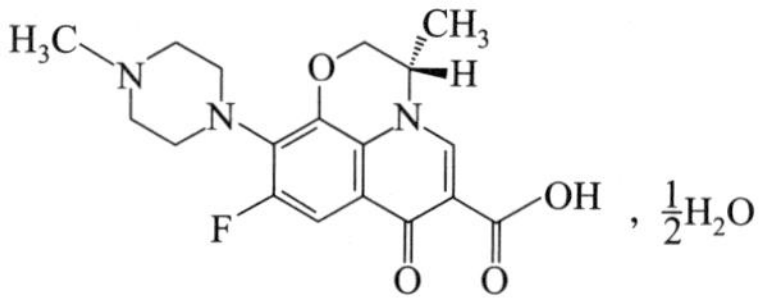

本品又名左旋氟嗪酸,为氧氟沙星的左旋光学活性体,理化性质与氧氟沙星相似,但其甲磺酸盐和盐酸盐的水溶性更好。抗菌活性是氧氟沙星的2倍,对革兰氏阳性球菌的抗菌作用亦明显优于环丙沙星,对革兰氏阴性杆菌的抗菌活性强,抗铜绿假单胞菌是喹诺酮类中最强者。左氧氟沙星在喹诺酮类药物中亦被认为安全性最好,光毒性等不良反应在现有喹诺酮类药物中最轻。口服吸收率达100%,血药浓度及消除半衰期均与氧氟沙星相似。不良反应发生率低于氧氟沙星,故临床实用价值大。

第二节 磺胺类抗菌药及抗菌增效剂

对氨基苯磺酰胺及其衍生物统称为磺胺类,磺胺类药物是从发现、应用到作用机制的阐明时间短、种类多的合成抗菌药,主要用于预防和治疗细菌感染性疾病的化学治疗药物。

磺胺类药物

一、概述

磺胺类药物的母体为对氨基苯磺酰胺,将磺酰氨基的氮原子称为N1,芳伯氨基的氮原子称为N4。磺胺类药物的结构通式为:

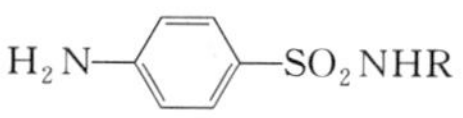

H_2N-⟨benzene⟩-SO_2NHR

由于磺胺类药物 N1、N4 上含有不同的取代基，所以分类方法可有三种，分别是：按 N1、N4 上的取代基的不同分类，按作用时间长短分类，按作用部位分类。按作用时间长短可分为：长效磺胺如磺胺甲噁唑，中效磺胺如磺胺嘧啶，短效磺胺如磺胺。按作用部位可分为：肠道磺胺如磺胺脒，眼部磺胺如磺胺醋酰等。

磺胺类药物的作用机制有多种学说，其中 Wood-Fields 学说被人们所公认，并且已被实验所证实。该学说认为磺胺类药物能与细菌生长繁殖所必需的对氨基苯甲酸（PABA）产生竞争性拮抗作用，从而干扰了细菌的酶系统对 PABA 的利用。因为 PABA 是叶酸的组成部分，叶酸又是微生物生长所必需的物质，也是构成体内叶酸辅酶的基本原料。而磺胺类药物分子与 PABA 分子的形状、大小及电荷分布十分近似，可以取代 PABA 与二氢叶酸合成酶结合，抑制二氢叶酸合成酶的活性，使细菌不能合成二氢叶酸，导致细菌生长受阻，而产生抑菌作用。

1. 磺胺类药物的理化性质

（1）性状　磺胺类药物多为白色或淡黄色结晶或结晶性粉末，无臭，几乎无味；难溶于水，易溶于乙醇、丙酮，具有一定的熔点。

（2）灼烧熔融变色　不同的磺胺类药物，以直火加热可熔融，呈现不同的颜色，产生不同的分解产物。如磺胺显紫蓝色，磺胺嘧啶显红棕色，磺胺醋酰显棕色。

（3）具酸碱两性　磺胺类药物显酸碱两性（磺胺脒除外），碱性来源于芳伯氨基，酸性来源于磺酰氨基，可溶于酸或碱（氢氧化钠和碳酸钠）。但其弱酸性小于碳酸的酸性（磺胺类药物的 pK_a 一般为 7～8，碳酸 pK_a 为 6.37），所以其钠盐注射液与其他酸性注射液不能配伍使用。

> **课堂活动**
> 讨论：配制磺胺类药物钠盐注射液的注射用水能否在煮沸、放冷数天后，再用来溶解其钠盐原料配制注射液？

（4）芳伯氨基的反应　磺胺类药物一般含有游离的芳伯氨基可发生重氮化-偶合反应。另由于芳伯氨基的存在会导致磺胺类药物易被氧化变色。

$$H_2N\text{—}C_6H_4\text{—}SO_2NH\text{—}X \xrightarrow{NaNO_2, HCl} N\equiv N^+\text{—}C_6H_4\text{—}SO_2NH\text{—}X \ Cl^- + NaCl + H_2O$$

$$\text{2-萘酚} \xrightarrow{NaOH} \text{偶合产物}\downarrow + NaCl + H_2O$$

（5）磺酰氨基的反应　本类药物分子结构中磺酰氨基上的氢原子比较活泼，可被金属离子（如银、铜、钴等）取代，生成不同颜色的金属盐。可利用此性质进行该类药物的鉴别反应。如与硫酸铜作用生成不同颜色的铜盐沉淀：磺胺为绿蓝色-蓝色沉淀，磺胺醋酰为蓝绿色沉淀，磺胺嘧啶可发生黄绿-青绿-紫灰色沉淀反应。

$$H_2N\text{—}C_6H_4\text{—}SO_2NH\text{—}X \xrightarrow{HCl} H_2\overset{+}{N}H\text{—}C_6H_4\text{—}SO_2NH\text{—}X\ \ HCl$$

$$H_2N\text{—}C_6H_4\text{—}SO_2NH\text{—}X \xrightarrow{NaOH} H_2N\text{—}C_6H_4\text{—}SO_2\overset{Na}{N}\text{—}X$$

$$H_2N-\text{C}_6H_4-SO_2NH-X \xrightarrow{CuSO_4} (H_2N-C_6H_4-SO_2N-X)_2Cu$$

> **课堂活动**
> 讨论：试写出磺胺类药物与氢氧化钠的成盐反应化学方程式。利用磺胺类药物可以发生重氮化-偶合反应的性质能够解决哪方面的问题？

（6）苯环上的反应 本类药物分子结构中的苯环因受芳伯氨基的影响，在酸性条件下可发生卤代反应，如易起溴代反应，生成白色或黄白色的溴化物沉淀。

（7）N1、N4 上取代基的反应 主要是 N1 上取代基的反应，取代基为含氮杂环的可与生物碱沉淀剂反应生成沉淀，还可以发生溴代反应。

2. 磺胺类药物的构效关系

根据对大量磺胺类衍生物的结构与药理作用和临床应用实践的研究结果，归纳总结出磺胺类药物的构效关系。

① 对氨基苯磺酰胺是产生抗菌作用的必需结构，即芳伯氨基与磺酰氨基在苯环上必须处于对位，邻位及间位异构体均无抗菌作用。

② 苯环被其他环代替或在苯环其他位置上引入基团，均使其抑菌作用降低或完全失去。

③ 磺酰氨基 N1 单取代化合物多可使抑菌作用增强，而以杂环取代的衍生物，抑菌作用一般均较磺胺强，毒性也低。能产生较好药效的杂环为嘧啶、噻唑、异噁唑等。N1 双取代化合物一般均丧失活性，即 N1 上保留一个氢原子是必要的。

④ N4 氨基游离有活性，如被已有取代基修饰的氨基取代，但在体内能被水解或还原为氨基时有效，其他基团取代则无效。

二、典型药物

磺胺嘧啶 Sulfadiazine

$$H_2N-\text{C}_6H_4-SO_2NH-\text{(2-pyrimidinyl)}$$

化学名为 N-2-嘧啶基-4-氨基苯磺酰胺，简称 SD。

本品遇光色渐变暗。其他性质同磺胺类药物的理化通性。

本品与硝酸银溶液反应则生成磺胺嘧啶银，具有抗菌作用和收敛作用，特别是对铜绿假单胞菌有抑制作用，临床上用于治疗烧伤、烫伤创面的抗感染。磺胺嘧啶的锌盐作用同其银盐。

本品的抗菌作用和疗效均较好，其优点为血中浓度较高，血清蛋白结合率低，易通过血脑屏障渗入脑脊液，为治疗和预防流行性脑膜炎的首选药物。

磺胺甲噁唑 Sulfamethoxazole

$$H_2N-\text{C}_6H_4-SO_2NH-\text{(5-methylisoxazol-3-yl)}-CH_3$$

曾用名新诺明，简称 SMZ。性质同磺胺类药物理化通性。

本品的抗菌谱与磺胺嘧啶相似，临床主要用于治疗尿路感染、外伤及软组织感染、呼吸道感染等。本品与甲氧苄啶合用其作用增强，为目前应用较广的磺胺类药物。

> **知识链接　磺胺甲噁唑的作用特点与合理用药**
>
> 磺胺甲噁唑口服易吸收，常制成片剂口服，半衰期较长（$t_{1/2}$ 为 6～12h），一次给药可维持 12h，为长效磺胺类药物。但本品体内乙酰化率较高（约 60%），乙酰化物溶解度小，易在肾小管中析出结晶，产生肾结石，造成尿路损伤，故应避免长期用药。假若需要长期服用时，应与 $NaHCO_3$ 同服，以碱化尿液，提高乙酰化物在尿中的溶解度。服药同时应多饮水，定期检查尿常规。

磺胺醋酰钠　Sulfacetamide Sodium

$$H_2N-\underset{}{\overset{}{\bigcirc}}-SO_2NCOCH_3 \cdot H_2O$$
$$\quad\quad\quad\quad\quad\quad\quad | $$
$$\quad\quad\quad\quad\quad\quad\quad Na$$

简称 SA-Na。本品易溶于水。其他性质同磺胺类药物理化通性。

本品主要用于结膜炎、沙眼及其他眼部感染，一般配制本品 10% 水溶液用作滴眼剂，所以本品的原料药应严格控制质量，滴眼剂应控制其 pH 值在 7.8～9.0 之间。

三、抗菌增效剂

抗菌增效剂是指与抗菌药配伍使用后，能通过不同的作用机制增强抗菌药的抗菌活性。目前临床上使用的抗菌增效剂不多，按增效机制不同可分为三类：①本身具有抗菌活性，与其他抗菌药合用可增强其他抗菌药的抗菌活性，如甲氧苄啶；②本身不具有抗菌活性或抗菌活性很弱，与其他抗菌药合用可增强其他抗菌药的抗菌活性，如棒酸；③本身不具有抗菌活性，与其他抗菌药合用时通过影响其代谢可增强其他抗菌药的抗菌活性，如丙磺舒。

甲氧苄啶　Trimethoprim

化学名为 5-[(3,4,5-三甲氧基苯基)甲基]-2,4-嘧啶二胺，简称 TMP。

本品为白色或类白色结晶性粉末，无臭。在水中几乎不溶，微溶于乙醇、丙酮，易溶于冰醋酸。本品性质较稳定。

本品具含氮杂环，加入 80% 的乙醇中温热溶解后，与稀硫酸、碘-碘化钾试液反应，即发生棕褐色沉淀。

本品为广谱抗菌及抗菌增效药，抗菌谱和磺胺类药物相似，抗菌作用强，对多种革兰氏阳性和阴性菌有效，半衰期比较长，达 16h。本品很少单独使用，因为易产生耐药性。

> **知识链接　临床常用抗菌增效剂的作用特点**
>
> 甲氧苄啶（TMP）为广谱抗菌增效剂。其作用机制是通过可逆性地抑制二氢叶酸还原酶，影响细菌 DNA、RNA 及蛋白质的合成。与磺胺类药物联合使用，可使细菌叶酸代谢受到双重阻断，产生协同抗菌作用，抗菌药效可增强数倍乃至数十倍，甚至有杀菌作用，故 TMP 又称为磺胺增效剂。TMP 与其他抗生素如庆大霉素、四环素等合用也可增强其抗菌活性。

棒酸（克拉维酸）本身抗菌活性很弱，但具有抑制 β-内酰胺酶的作用，可显著增强 β-内酰胺类抗生素的作用，如与头孢霉素、氨苄西林合用可分别增强其抗菌活性 2~8 倍与 130 倍。

丙磺舒（影响尿酸代谢药）可抑制有机酸从哺乳动物肾脏的排泄，因而可以抑制青霉素类、头孢菌素类及对氨基水杨酸等有机酸类抗菌药物的排泄。如与青霉素合用可降低青霉素的排泄速度，提高其在血中的浓度而增强青霉素的抗菌作用。

第三节　抗结核药

结核病是由结核分枝杆菌引起的一种常见的慢性传染性疾病，用于治疗结核病并防止该病传播、传染的药物称为抗结核药。抗结核药物按其来源可分为抗生素类抗结核药和合成抗结核药。

抗结核、真菌
及病毒药物

一、抗生素类抗结核药物

1. 概述

抗生素类抗结核药主要有硫酸链霉素、利福霉素、紫霉素、卷曲霉素等。硫酸链霉素临床用于治疗各种结核病，尤其对结核性脑膜炎和急性浸润型肺结核有很好的疗效，缺点是容易产生耐药性，详细内容见本书第十三章抗生素。紫霉素对结核菌有效，但毒性比链霉素大。卷曲霉素为活性多肽抗结核药，包括四种，但一般与合成抗结核药如对氨基水杨酸钠和异烟肼合用，不宜与硫酸链霉素或紫霉素合用。利福霉素口服吸收好，抗结核活性强，对结核分枝杆菌、麻风杆菌等都有很强的抑制作用，特别是对耐药性金黄色葡萄球菌也具有很强的抗菌作用。

2. 典型药物

利福平　Rifampicin

本品别名甲哌利福霉素。为鲜红或暗红色结晶性粉末；无臭，无味。在甲醇中溶解，在水中几乎不溶。其 1% 水混悬液的 pH 为 4.0~6.5。

> **课堂活动**
>
> 结核患者服用利福平后，患者的尿液、粪便、唾液、泪液、痰液及汗液常呈橘红色，这是什么原因？

本品分子结构中含有 1,4-萘二酚，遇光水溶液易氧化损失效价，在碱性条件下易被氧化成醌型化合物。强酸性条件下易分解，即其醛缩氨基哌嗪易在 C═N 处分解，成为缩合前的醛和氨基哌嗪两个化合物。在弱酸性条件下较稳定，故本品酸度应控制在 pH 4.0~6.5 范围内。

本品与亚硝酸钠试液反应，显橙色-暗红色的变化，这是因为利福霉素类抗生素均易被亚硝酸氧化生成醌类化合物，可用于本品的鉴别反应。

本品临床上主要用于肺结核及其他结核病，也可用于麻风病或厌氧菌感染。与异烟肼、乙胺丁醇合用有协同作用，可延缓耐药性的产生。

 知识链接　利福霉素的来源与结构改造

利福霉素是由链丝菌发酵产生的抗生素，从发酵液中分离得到利福霉素 A、利福霉素 B、利福霉素 C、利福霉素 D、利福霉素 E，均为碱性物质，化学性质不稳定。其中仅利福霉素 B 分离得到纯品，其化学结构为 27 个碳原子的大环内酰胺。天然的利福霉素稳定性差，已很少在临床上使用。将利福霉素 B 经氧化、水解、还原得到利福霉素 SV，对革兰氏阴性菌和结核分枝杆菌的作用比利福霉素 B 强，但口服吸收较差。当利福霉素 SV 与 1-甲基-4-氨基哌嗪成腙时，产生了现在临床上使用的半合成衍生物利福平，比利福霉素 SV 强 32 倍。以利福平为基础，进一步合成其新的衍生物，作用较突出的有利福定和利福喷丁。两者的抗菌谱与利福平相同，抑菌作用比利福平强 3~10 倍。利福定也是我国开发的一种抗结核药，血药浓度比较高。

二、合成抗结核药物

1. 概述

合成抗结核药物主要包括水杨酸类的对氨基水杨酸钠、异烟肼及其与香草醛缩合得到衍生物异烟腙、盐酸乙胺丁醇等。

2. 典型药物

对氨基水杨酸钠　Sodium Aminosalicylate

$$\underset{\text{COONa}}{\underset{\text{OH}}{\text{NH}_2}}\cdot 2H_2O$$

化学名为 4-氨基-2-羟基苯甲酸钠盐二水合物，别名 PAS-Na。

本品的合成是以间氨基酚为原料，在碳酸氢钠的溶液中，于加热、加压下分次通入二氧化碳气体进行羧化反应制备。反应过程中高温和加压对羧化反应有利。本品精制时采用加酸调 pH 值和再加入碳酸氢钠制备钠盐的方法。

$$\text{间氨基酚} \xrightarrow[\triangle,\text{加压}]{NaHCO_3, CO_2} \text{对氨基水杨酸钠}$$

本品为白色或类白色结晶或结晶性粉末，无臭，味甜带咸。易溶于水，乙醇中略溶。

本品的原料药及钠盐水溶液露置日光下或遇热，其颜色变深，可显淡黄、黄或红棕色。

本品分子结构中含有酚羟基和芳伯氨基，可利用其颜色反应与其他药物相互区别。

本品可用于治疗各种结核病，对肠、骨结核及渗出性肺结核有较好疗效，但易产生耐药性，又因在体内吸收和排泄均较快，为保持有效浓度，使用剂量较大。现多与链霉素、异烟肼合用，既可增加疗效，又减少病菌的抗药性。

> **课堂活动**
> 1. 对氨基水杨酸钠注射液长时间放置或露置日光下，其颜色变深，可显淡黄、黄或红棕色，是什么原因？
> 2. 对氨基水杨酸钠与其他药物相互区别时，可以采用什么反应？反应现象是什么？

异烟肼　Lsoniazid

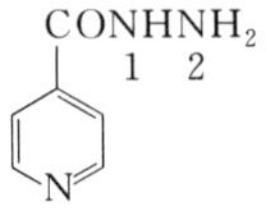

化学名为 4-吡啶甲酰肼，别名雷米封。

本品为无色结晶、白色或类白色的结晶性粉末，无臭。易溶于水，微溶于乙醇，极微溶于乙醚。

本品含有酰肼基，水溶液露置日光下或遇热颜色变深，可显黄或红棕色，必须避光保存。本品水溶液还易水解失效。

本品合成是以 4-甲基吡啶为原料，将其与水蒸气共同在五氧化二矾的催化下，通入空气，经空气中的氧氧化成异烟酸，再与水合肼作用得到异烟肼粗品，经精制而得。

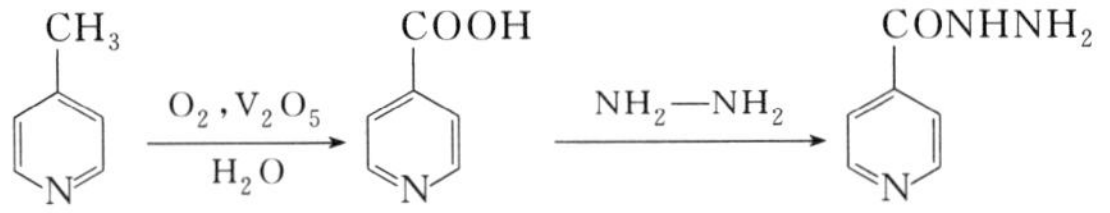

在异烟肼的缩合反应中，常有一些不溶性的副产物生成，影响其产品的质量；也会由于反应不完全产生游离肼，与水杨醛作用可生成不溶性化合物，上述杂质均可通过加入过量的蒸馏水除去。

> **课堂活动**
> 异烟肼在放置过程中其注射液常析出"小白点"，有时会发生变色现象，所以《中国药典》曾规定异烟肼的注射液要制成粉针剂，原因是什么？

本品具有很强的还原性，与氨制硝酸银试液作用，即被氧化生成异烟酸，并生成氮气与金属银，在管壁有银镜生成。此反应可作为异烟肼的鉴别反应。

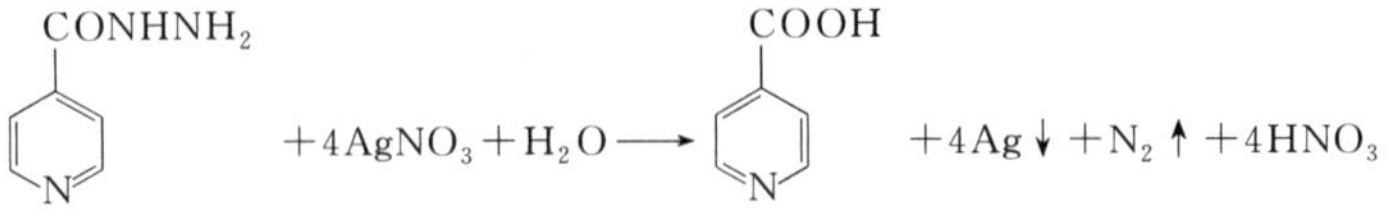

本品可与铜离子、铁离子、锌离子等多种金属离子螯合，形成有色螯合物，使本品溶液变色，如与铜离子在酸性条件下生成单分子螯合物呈红色。因此在本品精制过程使用活性炭脱色时，也应注意铁盐杂质的含量。

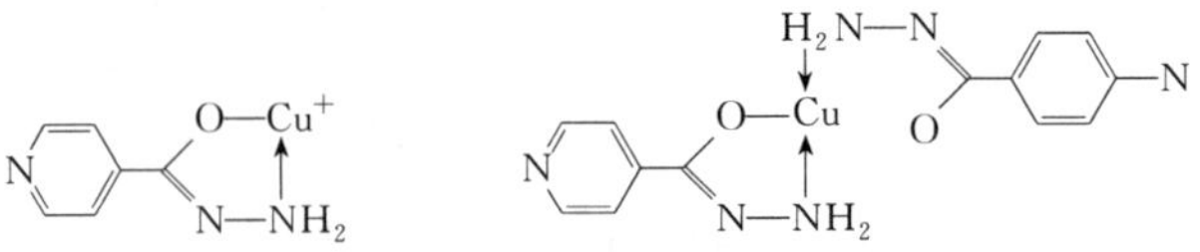

异烟肼与铜离子的螯合物

> **知识链接 异烟肼的代谢与构效关系**
>
> 异烟肼口服后迅速被吸收,食物和各种耐酸药物可能会干扰其吸收,因此异烟肼应空腹服用。主要代谢物为 N-乙酰异烟肼,约占服用量的 50%～90%,并由尿排除,但 N-乙酰异烟肼的抗结核作用仅为异烟肼的 1%。
>
> 异烟肼的构效关系研究表明酰肼基与吡啶环的氮原子必须处于对位,活性最强,处于间位或邻位活性减弱或消失。酰肼基上的氢原子可以被烷基或芳基取代,但仅 N2 取代的衍生物有抗菌活性,而 N1 取代的衍生物无抗菌活性。目前在所有异烟肼衍生物中,异烟肼的活性最强。

本品因含有吡啶环,与生物碱沉淀剂可以产生沉淀反应,如与碘化铋钾(酸性)作用生成红棕色沉淀。

本品可用于治疗各种结核病,高效、低毒。由于单独使用易产生耐药性,常与链霉素、对氨基水杨酸钠合用,既可有协同作用,又减少结核病菌的抗药性。

盐酸乙胺丁醇 Ethambutol Hydrochloride

本品为白色结晶性粉末,无臭或几乎无臭。略有引湿性,在水中极易溶解,乙醇中略溶,在三氯甲烷中极微溶解,几乎不溶于乙醚。

本品含两个手性碳,有三个旋光异构体,药用品为右旋体,右旋体的活性是内消旋体的 12 倍,左旋体的 200～500 倍。人类对乙胺丁醇结构优化过程中合成了大量的衍生物,但没有发现活性更好的衍生物。

本品水溶液对热稳定,120℃加热 10min 不会失活。

本品水溶液加入氢氧化钠溶液与硫酸铜试液反应,充分摇匀,生成深蓝色络合物(1∶1),此反应可用于该药的鉴别。本品水溶液与苦味酸试液反应生成苦味酸盐沉淀。

本品的抗菌机制可能与二价金属离子的络合有关,通过干扰多胺及金属离子的功能,干扰细菌 RNA 的合成。主要适用于对异烟肼、链霉素有耐药性的结核分枝杆菌引起的各型肺结核及肺外结核,多与异烟肼、链霉素合用,单纯使用本品易产生耐药性。

第四节 其他类型抗菌药

其他类型抗菌药主要包括异喹啉类抗菌药、硝基呋喃类抗菌药和硝基咪唑类抗菌药。异喹啉类抗菌药的典型药物盐酸小檗碱,它是黄连和三棵针等植物的抗菌成分,小檗碱用于抗菌历史悠久,主要适应证是肠道感染。具有抗菌活性强、毒性低、副作用小、应用广的特点,但其抗菌机制至今仍未阐明。近来还发现其具有阻断 β-受体和抗心律失常的作用。

盐酸小檗碱 Berberine Hydrochloride

别名氯化小檗碱、盐酸黄连素。

本品为黄色结晶性粉末；无臭。溶于热水。游离小檗碱以三种形式存在，即季铵碱式、醇式和醛式，其中以季铵碱式最稳定。本品可被高锰酸钾氧化，生成小檗酸、小檗醛和去氢小檗碱。本品属于生物碱类，可与多种生物碱沉淀试剂反应，如与钒钼酸试液作用呈紫色；与苦味酸试液作用，生成苦味酸小檗碱沉淀，与碘化钾溶液作用生成碘化小檗碱黄色沉淀。

本品具有的季铵结构（带正电荷的 N 原子处于芳环中）是抗菌活性所必需的结构，其取代基的亲脂性能增强抗菌活性。

硝基呋喃类是一类 5-硝基甲醛缩氨结构的衍生物。1923 年人们确定糠醛具有杀菌作用，由此引起对呋喃类衍生物抗菌作用的研究，合成了许多类似化合物并筛选其抗菌活性。如硝基呋喃类的呋喃唑酮、呋喃妥因和呋喃西林等开始在临床上使用。

知识链接　硝基呋喃类抗菌药的作用特点

硝基呋喃类抗菌药分子结构中均具硝基，其抗菌作用的共同特点为：①抗菌谱广。对金黄色葡萄球菌、肠球菌属等革兰氏阳性菌及肠杆菌科为主的革兰氏阴性杆菌具一定的抗菌活性，但对铜绿假单胞菌无作用。②主要通过干扰细菌的酶系统抑制乙酰辅酶 A，干扰微生物的糖代谢，而起抑菌作用。细菌对其不易产生耐药性，故在临床上对相应的长期感染仍保持一定的疗效。③口服吸收率低，组织渗透性差，只适用于肠道、下尿路感染及皮肤黏膜局部感染。④不良反应相对较多，包括消化道反应、过敏及长期用药致周围神经炎。全身用药时对肝、肾功能不全者和新生儿忌用，孕妇可致溶血反应，故避免应用。

1. 硝基呋喃类结构通式与结构特点

在研究硝基呋喃类衍生物的抗菌活性中，发现具下面通式的化合物具有抗菌作用：

$$O_2N-\text{[呋喃环]}-CH=N-N(CH_3)_2$$

从以上结构可以看出该类药物所具有的结构特点是含有硝基取代的呋喃环，呋喃环通过烯胺键与其他取代基连接。结构中的硝基是产生抗菌作用的必要基团，除去硝基或将硝基移至其他位置，则抑菌作用大大降低或消失。

2. 理化性质

本类药物由于具有硝基，具有一些相似的理化性质，如性状方面一般为黄色结晶或结晶性粉末，在水中溶解度极小，在乙醇中溶解度较水中大。与 NaOH 试液作用呈橙红色，与 Zn 及 H_2SO_4 作用，将硝基还原成氨基而生成无色溶液。

硝基咪唑类抗菌药主要有甲硝唑、替硝唑，都具有硝基咪唑环的基本结构。临床上用于抗滴虫病、抗阿米巴虫病及抗厌氧菌引起的感染。

甲硝唑　Metronidazole

化学名为 2-甲基-5-硝基咪唑-1-乙醇，又名灭滴灵。

本品为白色或微黄色结晶或结晶性粉末；微臭。本品略溶于乙醇，微溶于水，极微溶于乙醚。

本品加入氢氧化钠溶液，温热，即显紫红色；滴加稀盐酸至酸性，即变黄色；再加过量氢氧化钠溶液则变成橙红色。

本品为含氮杂环化合物，具生物碱性质，可与苦味酸生成黄色沉淀。

替硝唑　Tinidazole

化学名为 2-甲基-1-[2-(乙基磺酰基)乙基]-5-硝基-1H 咪唑。

本品为白色至淡黄色结晶或结晶性粉末；味微臭。

本品溶于丙酮，微溶于水和乙醇。

本品结构中含有有机硫，加热熔融，产生二氧化硫气体，可使含硝酸亚汞的滤纸变黑。

第五节　抗真菌药

抗真菌药物的发展较快，尤以抗深部真菌的药物更为显著。目前，临床使用的抗真菌药物可分为抗真菌抗生素、唑类抗真菌药物和其他抗真菌药物。

> **知识链接　真菌感染疾病**
>
> 真菌感染疾病仍是危害人类健康的重要疾病之一。真菌感染可分为浅表真菌感染（主要侵犯皮肤、黏膜、毛发、指甲、皮下组织引起各种癣病）及深部真菌感染（侵犯内脏器官、泌尿系统、脑和骨骼等引起炎症、坏死或脓疡）。其中浅表真菌感染为一种传染性较强的常见病和多发病，占真菌感染患者的90%；此外，深部真菌感染发病率低，但危害性大，常导致死亡。近年来，由于抗生素的大量使用和滥用，破坏了细菌和真菌间正常菌丛的共存关系；皮质激素、放射治疗和其他免疫抑制药物的大量使用，心脏、肾脏移植手术和严重损害人体免疫力的艾滋病传播等使机体对真菌的抵抗力降低，真菌感染特别是深部真菌的感染疾病发病率明显增加。因此，抗真菌药物的研究与开发受到极大的重视。

一、唑类抗真菌药物

1. 简介

主要药物有益康唑、咪康唑、酮康唑、伊曲康唑、氟康唑等。益康唑分子中含有一个手性碳原子，药用品为外消旋体，其左旋体与右旋体的活性相同。酮康唑是第一个口服有效的咪唑类广谱抗真菌药物，对皮肤真菌、头皮、指甲及深部真菌感染均有效。用三氮唑环替换咪唑环后，抗菌活性不变，合成了三氮唑类药物伊曲康唑，具有广谱抗真菌作用，体内体外抗真菌作用比益康唑强。

2. 唑类抗真菌药物的构效关系

唑类抗真菌药物不仅可以治疗浅表性真菌感染，还可以口服治疗全身性真菌感染，经过合成大量咪唑类和三氮唑类衍生物，研究总结出药物的构效关系为：

① 分子中至少含有一个唑环（咪唑或三氮唑）。
② 都以唑环1位氮原子通过中心碳原子与芳烃基相连，芳烃基一般为一卤或二卤取代苯环。

3. 典型药物

克霉唑　Clotrimazole

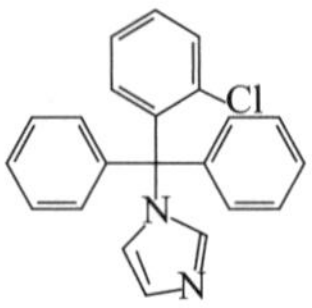

化学名为1-[(2-氯苯基)二苯甲基]-1H-咪唑。

本品为白色或微黄色结晶性粉末；无臭。几乎不溶于水，易溶于甲醇，可溶于乙醇或丙酮。显碱性，可溶于强酸。

本品分子中含有咪唑环，能够产生咪唑类化合物的一般鉴别反应，即加硫酸溶解后显橙黄色，经水稀释后颜色消失，再加硫酸显橙黄色。本品溶于丙酮，与苦味酸试液产生沉淀。

本品为广谱抗真菌药，对念珠菌、曲霉菌、隐球菌等均有抑制作用，临床上既可外用治疗皮肤癣症及阴道霉菌病，又可用于肺部、胃肠道的感染及脑膜炎、败血症等。

硝酸咪康唑　Miconazole Nitrate

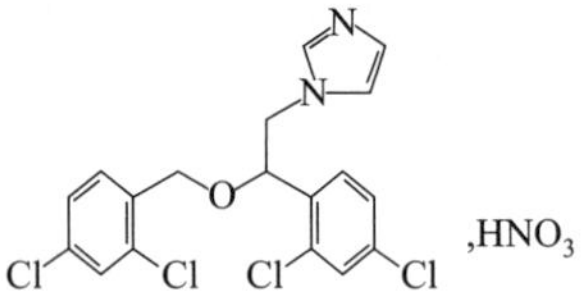

本品为白色或类白色的结晶或结晶性粉末；无臭或几乎无臭。略溶于甲醇，微溶于乙醇，不溶于水和乙醚。

本品为广谱抗真菌药，主要用于深部真菌感染的治疗，对五官、阴道、皮肤等部位的真菌感染也有效。

酮康唑　Ketoconazole

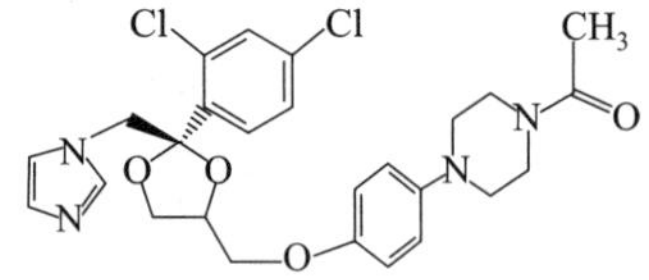

本品为类白色结晶性粉末；无臭。在三氯甲烷中易溶，在甲醇中溶解，在乙醇中微溶，在水中几乎不溶。

本品为口服广谱抗真菌药，用于治疗浅表及深部真菌的感染。

二、其他类抗真菌药

1. 抗真菌抗生素

该类分为多烯和非多烯两类，多烯类主要对深部真菌感染有效，其分子内都含有具12～37个碳原子的亲脂大环内酯结构，并连有4～7个共轭双键及氨基糖，此类药物性质不稳定，遇光、热及空气中的氧可迅速被破坏。常见的多烯类抗真菌药有两性霉素B、抗滴虫霉素、制霉菌素、哈霉素等。非多烯主要用于浅表真菌感染，主要有灰黄霉素和西卡宁等。虽然可以口服，但由于其生物利用度差和毒副作用大，不宜长期服用，一般外用较多。

2. 烯丙胺类化合物

该类为一新型抗真菌药物，其中萘替芬具有较高的抗真菌活性，局部用药治疗皮肤真菌感染的效果优于益康唑，治疗白念珠菌引起感染的效果同克霉唑。继而在此基础上又发现了抗菌作用更强、毒性更低的特比萘芬，用于治疗脚、股、体癣，指甲真菌感染，有更高的杀真菌治愈率和短期内较低的复发率，口服及外用均可（见表12-2）。

表 12-2 其他类抗菌药

药物名称	药物结构	作用特点
萘替芬	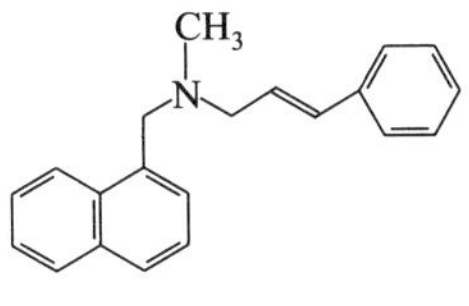	治疗皮肤癣菌效果优于克霉唑和益康唑
布替萘芬	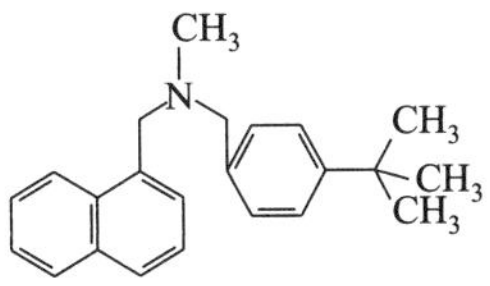	广谱抗真菌药
利拉萘酯	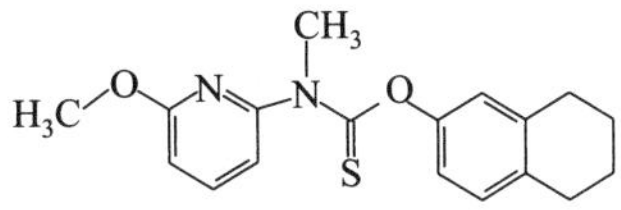	抗菌谱广，口服不产生耐药性
阿莫罗芬	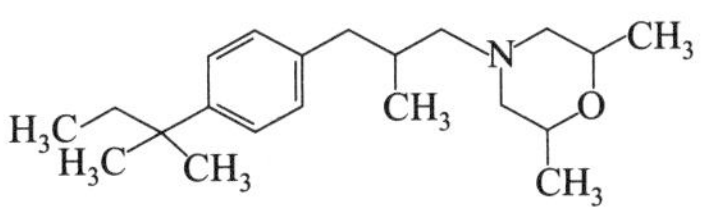	广谱抗真菌药，对浅表真菌有长效作用
环吡酮胺	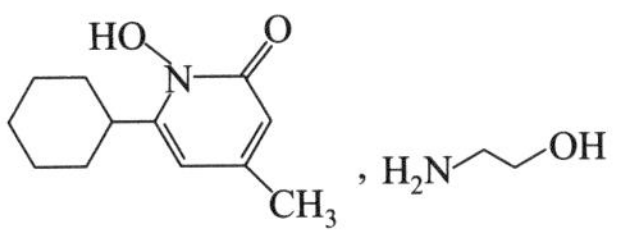	皮肤浅表抗真菌药

3. 典型药物

两性霉素 B　Amphotericin B

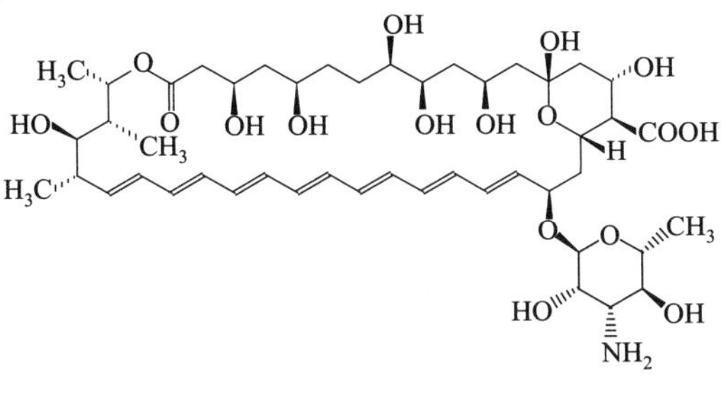

本品为黄色至橙黄色粉末；无臭或几乎无臭；有引湿性。

本品溶于二甲基亚砜，微溶于 N,N-二甲基甲酰胺，极微溶解于甲醇，不溶于水、无水乙醇和乙醚。

本品含氨基和羧基，故具酸碱两性。

本品遇光、热、强酸和强碱均不稳定，在日光下易被破坏失效。

本品主要用于深部真菌感染，口服生物利用度低，不良反应多。

盐酸特比萘芬　Terbinafine Hydrochloride

本品化学名为(E)-N-(6,6-二甲基-2-庚烯-4-炔基)-N-甲基-1-萘甲胺盐酸盐。

本品为白色或类白色结晶性粉末；微有特臭。

本品易溶于甲醇和乙醇，在水中微溶或极微溶解，在乙醚中几乎不溶。

本品结构中含有双键和三键，易与溴水等发生加成反应。

本品为烯丙胺类抗真菌药，抑制真菌细胞麦角甾醇合成过程中的鲨烯环氧化酶，并使鲨烯在细胞中蓄积而起杀菌作用。人体细胞对本品的敏感性为真菌的万分之一。

本品有广谱抗真菌作用，对皮肤真菌有杀菌作用，对白念珠菌则起抑菌作用。适用于浅表真菌引起的皮肤、指甲感染，如毛癣菌、犬小孢子菌、絮状表皮癣菌等引起的体癣、股癣、足癣、甲癣以及皮肤白念珠菌感染。

> **知识链接**
>
> 盐酸特比萘芬是一种丙烯胺类皮肤科用广谱抗真菌药物。目前，在全球90多个国家销售，能特异性地干扰真菌甾醇的晚期生物分解，选择性地抑制真菌的角鲨烯环氧化酶的活性，使真菌细胞膜构成进程中的角鲨烯环氧化反应受阻，从而达到杀灭或抑制真菌的目的。适用于治疗皮肤念珠菌病，如手癣、足癣、股癣、体癣及花斑癣，也是治疗灰指甲的最好的药物。2000年盐酸特比萘芬进入了国家公布的第一批OTC目录。该产品属于抗真菌类药，它对浅部真菌感染作用较强，外用可以治愈绝大部分皮肤真菌病。

第六节　抗病毒药

抗病毒药是指用于预防和治疗病毒感染性疾病的药物。

现临床使用的抗病毒药根据干扰病毒遗传物质的类型可分为抗DNA病毒药和抗RNA病毒药，也有少数药物对两者均有效，称为广谱抗病毒药。抗病毒药依据其结构又可分为核苷类和非核苷类两类。

一、核苷类

核苷类抗病毒药物具有嘧啶核苷或嘌呤核苷的结构，可以分为开环和非开环核苷类。主要药物有利巴韦林、齐多夫定、拉米夫定、阿昔洛韦、更昔洛韦、喷昔洛韦等，后三者为开环核苷类，且喷昔洛韦是更昔洛韦的电子等排体，阿昔洛韦有相同的抗病毒谱。

二、非核苷类

非核苷类抗病毒药物有盐酸金刚烷胺、金刚乙胺和膦甲酸钠等。金刚烷胺、金刚乙胺结构上均为三环胺，临床上对预防和治疗各种 A 型的流感病毒有效。尤其对亚洲 A-2 型流感病毒特别有效，在流感流行期作为预防用药，保护率可达 50%～79%。膦甲酸钠是结构最简单的抗病毒药物，可以选择性作用于病毒的 DNA 聚合酶和逆转录酶的靶点上，抑制疱疹病毒的复制，还可以抑制 HIV 逆转录病毒，用于治疗艾滋病等。

典型药物

利巴韦林　Ribavirin

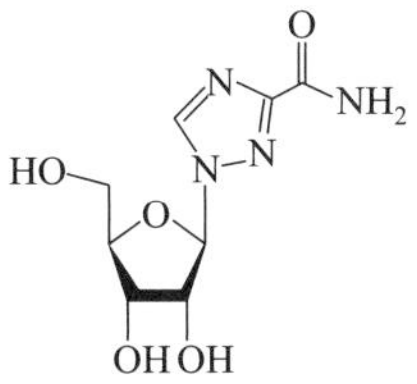

本品又名三氮唑核苷。本品为白色或类白色结晶性粉末；无臭。易溶于水，微溶于乙醇，在乙醚或二氯甲烷中不溶。

本品在常温下较稳定。

本品为广谱抗病毒药，临床上可用于多种病毒性疾病的防治。

齐多夫定　Zidovudine

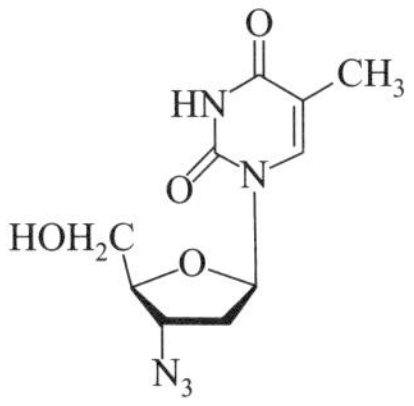

本品又名叠氮胸苷。本品为白色至浅黄色结晶性粉末。在甲醇、N,N-二甲基甲酰胺或二甲基亚砜中易溶，在乙醇中溶解，在水中略溶。

本品对光、热敏感，所以应控制贮存温度并避光保存。

本品为胸苷类似物，有叠氮基取代，它对艾滋病病毒和引起 T 细胞白血病的 DNA 病毒有抑制作用，具抗逆转录酶作用，美国 FDA 批准的第一个用于艾滋病及其相关症状治疗的药物。

阿昔洛韦　Aciclovir

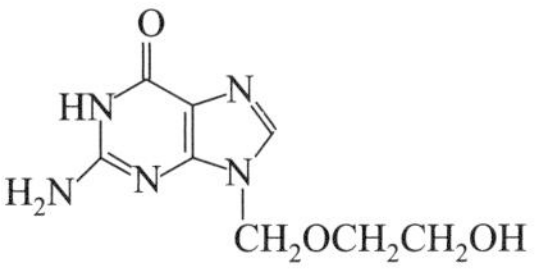

本品为白色结晶性粉末；无臭。略溶于热水或冰醋酸，易溶于氢氧化钠，在乙醚或二氯甲烷中几乎不溶，其钠盐可做成注射剂。

阿昔洛韦是第一个上市的开环核苷类抗病毒药物，又称无环鸟苷，系广谱抗病毒药，现已作为抗疱疹病毒的首选药物。被广泛用于治疗疱疹性角膜炎、生殖器疱疹、全身性带状疱疹和疱疹性脑炎及病毒性乙型肝炎。

? 同步测试

一、选择题

（一）A 型题（单选题）

1. 氟喹诺酮类抗菌药物母核结构中产生药效的必需结构特点是（   ）。
A. 3 位有羧基，2 位有羧基   B. 1 位有甲基取代，2 位有羧基
C. 4 位有氟原子   D. 3 位有羧基，4 位有羧基
2. 复方新诺明的处方成分药是（   ）。
A. 磺胺嘧啶＋磺胺甲噁唑   B. 磺胺嘧啶＋丙磺舒
C. 磺胺甲噁唑＋阿昔洛韦   D. 磺胺甲噁唑＋甲氧苄啶
3. 下列哪个因素不能促进药物被氧化（   ）。
A. 溶液的 pH   B. 将其固体密封保存   C. 重金属离子   D. 紫外线
4. 下列药物为抗菌增效剂的是（   ）。
A. 氧氟沙星   B. 环丙沙星   C. 呋喃妥因   D. 甲氧苄啶
5. 喹诺酮类抗菌药构效关系叙述正确的是（   ）。
A. 吡啶酮酸的 C 环是抗菌的必要基团   B. 6 位引入氢原子可使活性大增
C. 1 位有取代时活性较好   D. 7 位引入哌嗪基活性增加
6. 异烟肼遇光易被氧化变色是由于其结构中存在（   ）。
A. 异喹嗪环   B. 吩噻嗪环   C. 酚羟基   D. 酰肼基
7. 含有甲基取代哌嗪环的抗菌药为（   ）。
A. 阿昔洛韦   B. 呋喃妥因   C. 奈韦拉平   D. 左氟沙星
8. 区别磺胺嘧啶与磺胺可以采用下列哪种方法（   ）。
A. 重氮化-偶合反应   B. 与 FeCl$_3$ 反应   C. 与 NaOH 反应   D. 与 CuSO$_4$ 溶液反应
9. 药用的乙胺丁醇为（   ）。
A. 右旋体   B. 内消旋体   C. 左旋体   D. 外消旋体
10. 下列抗真菌药物中含有三氮唑结构的药物是（   ）。
A. 氟康唑   B. 克霉唑   C. 益康唑   D. 酮康唑

（二）B 型题（每小组 5 个备选答案，备选答案可重复，可不选）
A. 萘啶羧酸类   B. 喹啉羧酸类   C. 吡啶并嘧啶羧酸类   D. 咪唑羧酸类
E. 吲哚羧酸类
1. 氧氟沙星属于（   ）。
2. 环丙沙星属于（   ）。
3. 吡哌酸属于（   ）。
A. 氧氟沙星   B. 诺氟沙星   C. 环丙沙星   D. 洛美沙星
4. 结构中含环丙基的是（   ）。
5. 结构中含两个氟原子的是（   ）。
6. 结构中含有噁嗪环的是（   ）。
A. 诺氟沙星 B. 环丙沙星 C. 氧氟沙星 D. 甲氧苄啶 E. 磺胺甲噁唑
7. 结构中含嘧啶环是（   ）。
8. 结构中含 4-甲基-1-哌嗪基的喹诺酮类药物是（   ）。
9. 结构中含环丙基是（   ）。
10. 结构中含异噁唑是（   ）。

（三）X 型题（多选题）
1. 下列哪些因素能促进药物被水解（   ）。
A. 药物水溶液的 pH   B. 药物暴露于空气中   C. 药物贮存温度   D. 将药物固体密封保存

2. 防治磺胺类药物对泌尿系统损害的措施是（　　）。
 A. 多饮水　　　　B. 碱化尿液　　　C. 避免长期用药　　　D. 定期检查尿常规
3. 含有苯环的合成抗菌药是（　　）。
 A. 氧氟沙星　　　B. 环丙沙星　　　C. 乙胺丁醇　　　　D. 诺氟沙星
4. 含有哌嗪环的抗菌药是（　　）。
 A. 氧氟沙星　　　B. 环丙沙星　　　C. 异烟肼　　　　　D. 诺氟沙星
5. 属于抗生素类抗结核病的药物有（　　）。
 A. 链霉素　　　　B. 利福平　　　　C. 异烟肼　　　　　D. 对氨基水杨酸钠
6. 属于第三代喹诺酮类抗菌药的是（　　）。
 A. 环丙沙星　　　B. 西诺沙星　　　C. 诺氟沙星　　　　D. 氟哌酸
7. 具有抗真菌活性的药物有（　　）。
 A. 氟康唑　　　　B. 诺氟沙星　　　C. 克霉唑　　　　　D. 益康唑
8. 抗病毒药物依据其结构可分为（　　）。
 A. 核苷类　　B. 非核苷类　　C. 干扰病毒核酸复制的药物　　D. 抑制蛋白酶的药物
9. 磺胺类药物所具有的结构特点包括（　　）。
 A. 芳伯氨基　　　B. 磺酰氨基　　　C. 苯环　　　　　　D. 溴原子
10. 氟喹诺酮类抗菌药物的贮存方法包括（　　）。
 A. 将该类药物制备成水溶液并密闭　　B. 将该类药物制备成固体制剂并可暴露于空气中
 C. 采取避光措施　　　　　　　　　　D. 密闭、阴凉处保存

二、区别题（用化学方法区别下列各组药物）

1. 诺氟沙星与磺胺嘧啶　　2. 磺胺嘧啶与甲氧苄啶　　3. 环丙沙星与异烟肼

三、问答题

1. 影响磺胺类药物稳定性的因素有哪些？为提高稳定性须采取什么措施？
2. 根据氟喹诺酮类抗菌药的结构特点和构效关系，说明该类药物使用时应注意什么问题。

第十三章

抗生素

知识目标

1. 了解青霉素类及头孢菌素类抗生素的构效关系；各类抗生素的发展历史及抗生素的耐药问题。

2. 掌握非经典 β-内酰胺类抗生素的结构分类、每类代表药品及临床应用；克拉维酸钾的理化性质；β-内酰胺类抗生素的分类及各类的代表品种；氨基糖苷类及四环素类抗生素的结构特点。

3. 熟悉青霉素钠、阿莫西林、头孢氨苄、头孢噻肟钠、红霉素、硫酸链霉素、盐酸四环素、氯霉素等经典药物的理化性质及临床应用；β-内酰胺类抗生素的基本化学结构及其结构特征。

4. 能理解构效关系在新药研发中的重要地位。

能力目标

1. 能写出青霉素钠、阿莫西林、头孢氨苄、头孢噻肟钠、红霉素、硫酸链霉素、盐酸四环素、氯霉素等抗生素的化学结构；半合成红霉素的结构改造过程。

2. 能认识氨曲南、亚胺培南、法罗培南、克拉维酸、舒巴坦、庆大霉素、阿米卡星、盐酸多西环素的结构式。

3. 能利用经典药物的理化性质，应对该类药物的制剂调配、鉴别、贮存保管等问题。

抗生素是由真菌、细菌、放线菌属等微生物或高等动植物产生的具有抗病原体（细菌、真菌、立克次体等）、肿瘤细胞等活性的次级代谢产物。临床常用抗生素的主要来源有微生物培养以及化学方法合成。首个抗生素——青霉素的问世，挽救了无数伤员的生命，自此揭开了人类抗生素的研发史，由于抗生素在感染性疾病中发挥着不可替代的作用，至今仍备受关注。

本章仅介绍抗病原微生物的抗生素，按结构进行分类，包括 β-内酰胺类抗生素、大环内酯类抗生素、氨基糖苷类抗生素、四环素类抗生素和氯霉素类抗生素。

第一节 β-内酰胺类抗生素

β-内酰胺类抗生素是一类分子结构中含有四元 β-内酰胺环的抗生素，品种繁多、广泛应用于感染性疾病的治疗。其中四元 β-内酰胺环是该类抗生素的药效必需基团,当此类抗生素与目标细菌接触后,β-内酰胺环与细菌发生酰化反应,进而发挥杀灭或抑制细菌繁殖的作用。

此类抗生素按结构可分为青霉素类抗生素、头孢菌素类抗生素、非经典的 β-内酰胺类抗生素和 β-内酰胺酶抑制剂。其中非经典的 β-内酰胺类抗生素按结构又分为青霉烯类、碳青霉烯类和单环 β-内酰胺类等;β-内酰胺酶抑制剂按结构又分为氧青霉烷类、青霉烷砜类等。

β-内酰胺类抗生素的作用机制目前认为是抑制细菌细胞壁的合成。细胞壁的刚性结构可以保护细菌,使其不会因为内部的高渗环境而破裂。细胞壁的主要成分为黏肽,它是一种含糖多肽,在黏肽转肽酶的催化下,交联形成网状细胞壁。β-内酰胺类抗生素能够不可逆地抑制黏肽转肽酶,使得细菌细胞壁合成受阻,导致细菌死亡。和哺乳动物细胞相比,细胞壁是细菌细胞所特有的,因此 β-内酰胺类抗生素对哺乳动物无影响,选择性较高。

一、青霉素类抗生素

1. 概述

(1) 结构类型　青霉素类药物主要是由四元 β-内酰胺环并五元氢化噻唑环组成的化合物,其基本母核为 6-氨基青霉烷酸(6-APA)。按来源分为天然青霉素和半合成青霉素,天然青霉素由菌种发酵制得,主要包括青霉素 G、青霉素 K、青霉素 X、青霉素 V、青霉素 N、青霉素 F 和双氢青霉素,其中用于临床的为青霉素 G 和青霉素 V;半合成青霉素则以 6-氨基青霉烷酸为基础结构,骈接不同侧链而得,主要包括耐酸青霉素、耐酶青霉素及广谱青霉素等。表 13-1 为临床常用的青霉素类抗生素。

表 13-1　临床常用的青霉素类抗生素

药物名称	药物结构	作用特点
青霉素 G		天然青霉素类,口服吸收差,不耐酶,对敏感革兰氏阳性球菌抗菌作用强
青霉素 V		天然青霉素类,口服吸收好,不耐酶,对敏感革兰氏阳性球菌抗菌作用强
苯唑西林		半合成青霉素类,口服吸收好,耐酶,对产青霉素酶的金黄色葡萄球菌作用强
氯唑西林		半合成青霉素类,口服吸收好,耐酶,对产青霉素酶的金黄色葡萄球菌作用强
氨苄西林		半合成广谱青霉素类,口服吸收较好,不耐酶,抗菌谱扩大,对流感嗜血杆菌、大肠杆菌等革兰氏阴性菌有效

药物名称	药物结构	作用特点
美洛西林	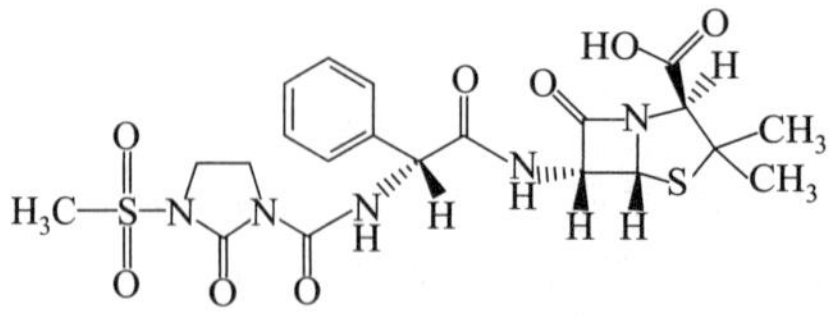	半合成广谱青霉素类,口服吸收差(注射给药),不耐酶,抗菌谱扩大,对假单胞菌属菌株、克雷伯菌属菌株等革兰氏阴性菌有效
哌拉西林	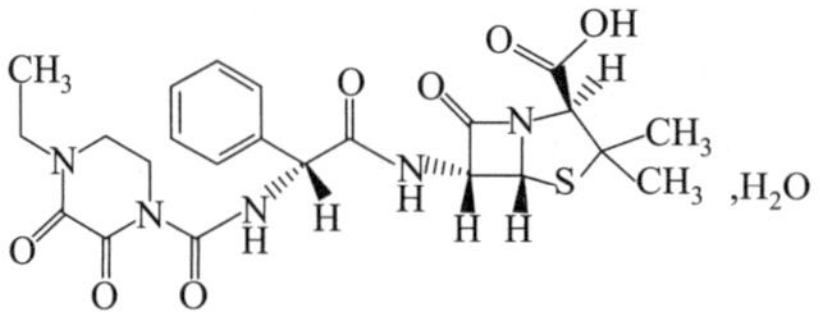	半合成广谱青霉素类,口服吸收差(注射给药),不耐酶,抗菌谱扩大,对假单胞菌属菌株、克雷伯菌属菌株等革兰氏阴性菌有效
羧苄西林	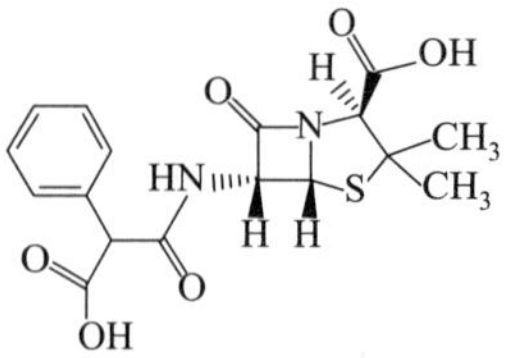	半合成广谱青霉素类,口服吸收差(注射给药),不耐酶,对铜绿假单胞菌作用较强,对革兰氏阳性菌抗菌作用弱于氨苄西林

(2) 构效关系 根据现今临床应用的青霉素类抗生素的结构,总结其基本结构通式如下。

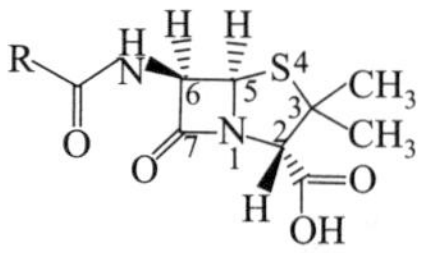

此类药物的结构特点为 6-氨基青霉烷酸的母核结构 2 位取代基是羧基,3 位连接 2 个甲基,4 位为硫原子,6 位为氨基取代的侧链结构,母核结构中有 3 个手性碳,产生的光学异构体为 8 个,绝对构型为 2S,5R,6R 的旋光异构体为活性必须结构。

四元 β-内酰胺环骈合五元环为活性必需结构。

2 位羧基变为酰胺或硫代酸活性降低,还原为醇抗菌活性丧失;简单酯化可失活(可制成前药,改善吸收效果),为活性必需基团。

3 位两个甲基不是活性必需基团。

5 位、6 位两个氢原子换成甲基或甲氧基,抗菌活性降低。

6 位侧链是结构修饰的主要部位,能产生不同作用。

① 6 位侧链酰胺基 α 位引入吸电子基团,可降低酰胺羰基氧原子的电子云密度,增加药物对酸的稳定性,利用此原理合成了一系列耐酸、可口服的青霉素类抗生素。

② 侧链引入大空间位阻的基团,比如三苯甲基,可降低药物与青霉素酶活性中心的结合能力,显著抑制青霉素酶对药物的破坏作用,根据此原理制得了一系列耐酶的青霉素类抗生素,如苯唑西林、氯唑西林等,详见表 13-1。

③ 侧链上引入大极性基团,如—NH_2、—$COOH$、—SO_3H 等,可改变药物分子的极性,增加药物的亲水性,使药物分子更容易透过细菌细胞膜,增强药物对革兰氏阴性菌的抗菌活性,扩大了抗菌谱。根据此原理制得了一系列广谱的青霉素类抗生素,如氨苄西林、羧苄西林、哌拉西林、美洛西林等,详见表 13-1。

（3）抗菌谱　因为革兰氏阳性菌的细胞壁黏肽含量高于革兰氏阴性菌，所以青霉素一般对革兰氏阳性菌的抑制作用较强，抗菌谱较窄。

2. 典型药物

青霉素钠　Benzylpenicillin Sodium

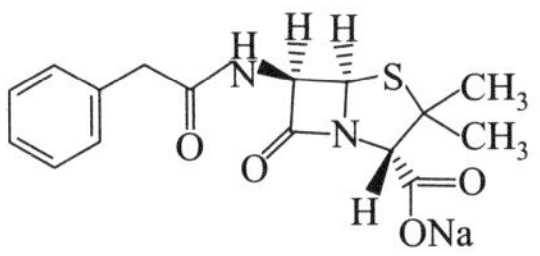

化学名为($2S,5R,6R$)-3,3-二甲基-6-(2-苯乙酰氨基)-7-氧代-4-硫杂-1-氮杂双环[3.2.0]庚烷-2-甲酸钠，也被称作苄基青霉素钠。

本品为白色结晶性粉末；无臭或微有特异性臭；有引湿性；在脂肪油或液状石蜡中不溶，在乙醇中溶解，在水中极易溶解。

青霉素是首个应用于临床的抗生素，通常制成钠盐或钾盐，因青霉素钠的刺激性相较青霉素钾小，临床应用也更广，但青霉素钠的水溶液在室温放置容易失效，所以临床使用的为其粉针剂，并且需要现用现配。

本品母核结构含有四元 β-内酰胺环，使得此类药物的分子张力较大，在酸性或碱性条件下，均可使此环发生裂解，生成青霉胺、青霉醛和青霉酸等产物。

① 青霉素在强酸或氧化剂（如二氯化汞）的作用下，可发生裂解，生成青霉酸和青霉醛酸，其中青霉醛酸由于性质不稳定，可进一步裂解，生成青霉醛并释放二氧化碳。

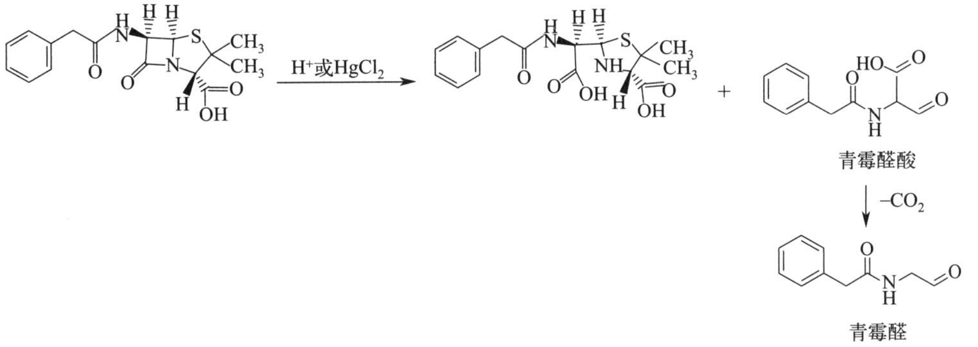

② 青霉素在稀酸溶液中（pH 为 4.0），室温条件下即可发生分子内亲核反应，此反应的中间产物经过重排生成青霉二酸，青霉二酸又可进一步裂解生成青霉醛和青霉胺。

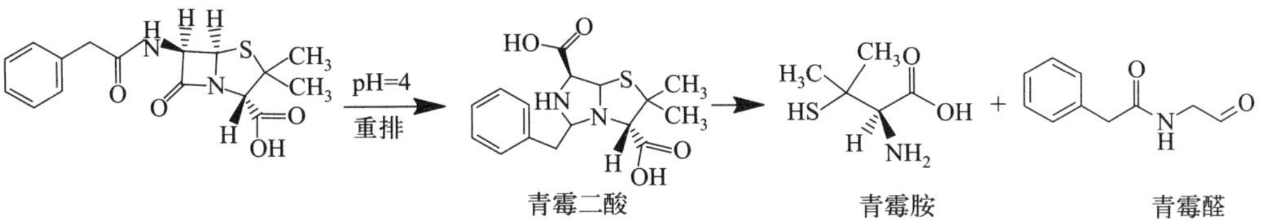

③ 青霉素在碱性环境中或是在酶（如 β-内酰胺酶）的催化下，四元 β-内酰胺环受到碱性基团或酶分子中亲核基团的进攻后开环，生成青霉酸。青霉酸不稳定，加热分解生成青霉噻唑酸并释放二氧化碳，青霉噻唑酸遇到氧化剂（如二氯化汞）可进一步裂解生成青霉胺和青霉醛。因为细菌产生的 β-内酰胺酶，能够破坏青霉素的药效必需基团，使得细菌产生耐药性。这也是细菌对青霉素耐药的原因之一。

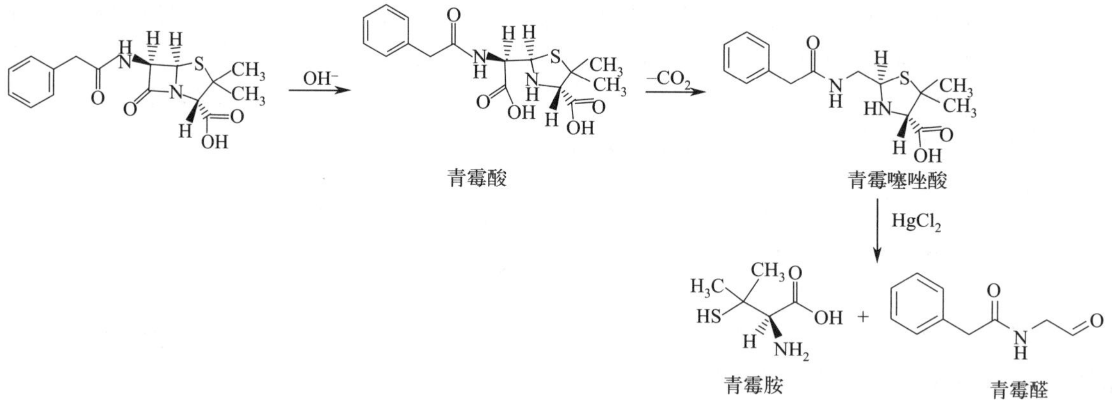

[反应式：青霉素经 OH^- 水解生成青霉酸，再脱 CO_2 生成青霉噻唑酸，经 $HgCl_2$ 作用生成青霉胺 + 青霉醛]

④ 青霉素遇到胺或醇（亲核试剂），其四元 β-内酰胺环也会遭到进攻而开环，生成青霉酰胺或青霉酸酯。

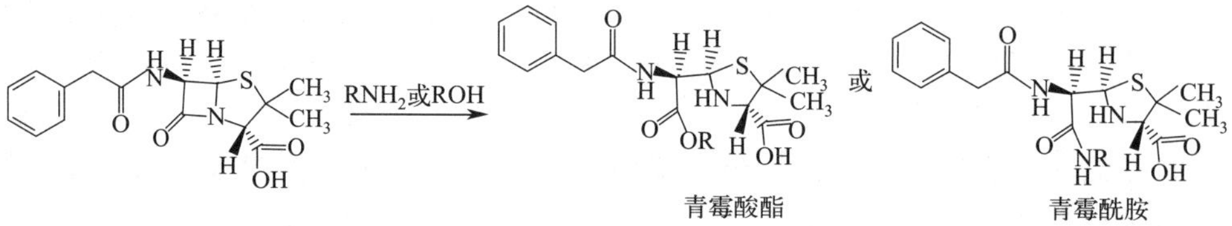

[反应式：青霉素 + RNH_2 或 ROH → 青霉酸酯 或 青霉酰胺]

青霉素的钾盐或钠盐经注射给药后，可快速被机体吸收，同时也可快速以游离酸的形式经肾排泄，当青霉素和酸性药物（如丙磺舒）联合使用时，两者竞争肾小管的有机酸泵，使得青霉素的肾小管分泌减少，体内消除速率减慢，药效作用时间延长。青霉素体内分布广泛，易进入炎症组织，如在脑部无炎症时，难以透过血脑屏障，脑脊液中的药物浓度仅为血液浓度的 1%～3%，在脑部有炎症时，脑脊液中药物浓度可达同期血液浓度的 5%～30%。

青霉素疗效高，毒性低，但在使用过程中易发生过敏，过敏反应产生于抗原、抗体的相互作用，青霉素类抗生素导致的过敏反应的根源主要是青霉素生物合成中产生的杂质蛋白以及青霉素在生产、贮存中产生的青霉噻唑高聚物等杂质。青霉素及其杂质作为一种半抗原，进入人体后可与组织蛋白结合成为全抗原，随之刺激机体产生特异性抗体，当过敏体质的人再次遇到相同抗原后，存在于体内的抗体会立即与相应抗原结合，发生过敏反应。因为青霉噻唑基是青霉素类抗生素所共有的，所以青霉素类抗生素间存在交叉过敏反应。过敏反应主要包括皮肤黏膜反应和循环、中枢障碍等，严重者可发生过敏性休克，致死率高，必须及时救治。

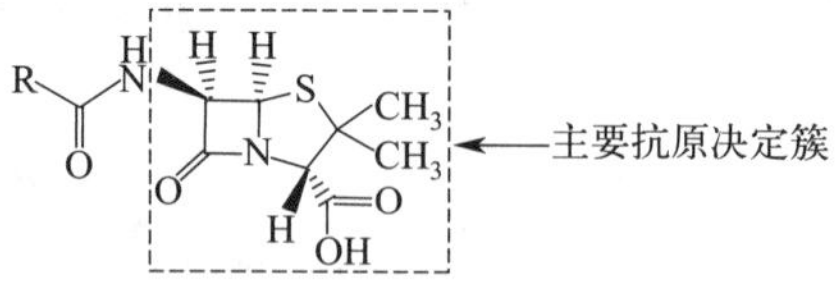

[结构图：青霉噻唑基结构 ← 主要抗原决定簇]

本品适用于敏感细菌所致的各种感染，如脓肿、菌血症、肺炎、心内膜炎、梅毒、钩端螺旋体病、白喉等。

知识链接　青霉素皮试知多少

① 无论采用何种给药途径，使用青霉素类抗生素前，务必询问患者有无青霉素类过敏史、其他药物过敏史及过敏性疾病史。

② 无论成人或儿童，应用青霉素类抗生素前均应进行皮试。

③ 停药72h以上，应当重新皮试。

④ 青霉素皮试阳性，表明不宜使用青霉素类抗生素，但仍可重复皮试，评估能否应用青霉素类抗生素。

⑤ 某些药物会影响青霉素类抗生素的皮试结果，如抗组胺药、复方感冒制剂（含有抗组胺药物）、三环类抗抑郁药、糖皮质激素、免疫抑制剂（他克莫司）等会使皮试结果呈现假阴性；β受体阻滞剂、血管紧张素转化酶抑制剂等药物则会使皮试结果呈现假阳性；在进行青霉素类抗生素皮试前，需要按时停用相关药物。

案例分析

案例：患者，男，16岁。因上呼吸道感染就诊，医师开出青霉素皮试单及青霉素注射处方，患者在该卫生院做了青霉素皮试，其结果为阴性，但未在该院输液，随后患者来到某村卫生室。村医看过患者的病历、处方和皮试单后，要求患者做皮试，患者称刚做过，村医未坚持即对患者进行青霉素输液，患者输液不久即感不适，自行拔出针头后出门，随即倒地，经抢救无效死亡。

分析：事故鉴定委员会鉴定认定，村医在未对患者重新做青霉素皮试的情况下给患者注射了与卫生院皮试液不同生产厂家的青霉素，以致患者发生青霉素过敏性休克而死亡，属一级医疗事故（含责任和技术因素）。卫生局曾就青霉素使用专门作出规定，要求实施青霉素注射前，一定要核验注射卡，做到人、卡、皮试结果、药品批号四符合后方能进行注射。

> **课堂活动**
>
> 既往青霉素皮试阳性，可以用青霉素吗？
>
> 青霉素皮试阳性，表明不宜使用青霉素类药物。但青霉素皮试仍有近半数为假阳性，且特异性IgE抗体可随时间衰减（半衰期10～1000天）。发生过敏反应者50%在5年内不再过敏，80%在10年内不再过敏，这些患者今后仍可重复青霉素皮试，评估能否应用青霉素类药物。

 知识链接　青霉素的故事

青霉素是β-内酰胺类抗生素家族中的鼻祖，广泛应用于细菌性感染疾病，它的问世开创了医学新时代，由于其抗菌效果佳，曾一度被誉为"神药"。时至今日，天然青霉素类和半合成青霉素类药物仍然活跃在医药舞台上。

1928年，英国细菌学教授弗莱明（A. Fleming）在培养葡萄球菌的培养皿中观察到，被青霉菌污染的培养基周围没有葡萄球菌生长，围绕着青霉菌周围形成了一个无菌圈。他认为这是由于青霉菌能分泌一种物质，这种物质能够杀死葡萄球菌或抑制葡萄球菌生长，并将其称为青霉素。但是，弗莱明的这项重要发现并没有引起当时人们的重视，直到1940年，英国病理学家佛罗理（H. W. Flory）和德国生化学家钱恩（E. B. Chian）通过大量实验证明青霉素可以用于治疗细菌感染，并建立了从青霉菌培养液中提取青霉素的方法。随后医生首次用青霉素救治一位败血症的危重患者，使其恢复了健康。由于败血症在当时是不治之症，青霉素一时间名声大噪，成了家喻户晓的"救命药"，在当时比黄金还要珍贵。

这三位科学家的发现，为成千上万人带去生命的曙光，使人类与疾病的斗争进入了一个全新时代，为保障人类健康作出了巨大贡献。为此，他们三人共同获得了1945年的诺贝尔生理和医学奖。

在二十世纪五十年代，青霉素开始大量在临床上使用，一位患者每次只需要注射20万单位青霉素，而到了九十年代，这个剂量增加到80~100万单位。在不到半个世纪里，患者需要注射的青霉素用量增加了近5倍，是不是如人们所说，青霉素的质量大不如前？事实并非如此，随着生产工艺的改进，青霉素的质量大幅度提高。究其原因主要是人们长期、大量使用青霉素，甚至是不合理地滥用青霉素，比如低剂量长期应用，使得许多致病菌对青霉素耐药，有些致病菌不仅能够耐药，还可以破坏青霉素的结构，使其丧失杀菌活性，于是，不得不增加青霉素的用量，以保证疗效。

我们必须清醒地认识到，新药的研发速度远远低于微生物的更新换代速度，为了保障人民群众的健康，合理合规使用抗生素必须牢记于心！

阿莫西林　Amoxicillin

化学名为 $(2S,5R,6R)$-3,3-二甲基-6-$[(R)$-(-)-2-氨基-2-(4-羟基苯基)乙酰氨基]-7-氧代-4-硫杂-1-氮杂双环[3.2.0]庚烷-2-甲酸三水合物，又被称为羟氨苄青霉素。按无水物计算，阿莫西林（按 $C_{16}H_{19}N_3O_5S$ 计）含量应不少于95.0%。

本品为白色或类白色结晶性粉末，味微苦，乙醇中几乎不溶，水中微溶，比旋度依法测定（通则0621）为 $+290°\sim+315°$。

本品含有对羟基苯甘氨酸的侧链，侧链中有一个手性碳原子，临床应用的为其右旋体，R 构型。

阿莫西林呈现酸碱两性，分子结构中，酸性较强的基团为羧基，对应 pK_a 为2.4，其次为弱酸性的酚羟基，对应 pK_a 为7.4，以及呈现碱性的氨基，对应 pK_a 为9.6。0.5%的阿莫西林水溶液pH在3.5~5.5。

本品的水溶液在pH为6时较稳定。但在一定条件下，也会发生降解反应。

本品属于广谱的半合成青霉素类，对 β-内酰胺酶不稳定，对革兰氏阳性菌的抗菌作用不强于青霉素，对革兰氏阴性菌（流感嗜血杆菌、大肠杆菌、布氏杆菌、淋病奈瑟球菌、百日咳杆菌等）抗菌作用较强，但容易出现耐药现象。临床上主要用于上呼吸道感染、尿道感染、胆道感染、脑膜炎等。

口服阿莫西林250mg，达峰时间为2h，其吸收不受食物干扰，血浆蛋白结合率为20%，大部分以活性形式经肾脏排泄，丙磺舒等酸性药物可干扰其排泄，降低阿莫西林体内消除速率。

阿莫西林侧链的游离氨基具有亲核性，可直接进攻 β-内酰胺环，引起聚合反应，聚合的速度受空间位阻、氨基的碱性（即 pK_a 值）、β-内酰胺环的稳定性等多种因素制约。阿莫西林侧链结构中的酚羟基可以催化此聚合反应，使得阿莫西林的聚合速度最快，聚合速度相较于氨苄西林快4.2倍。

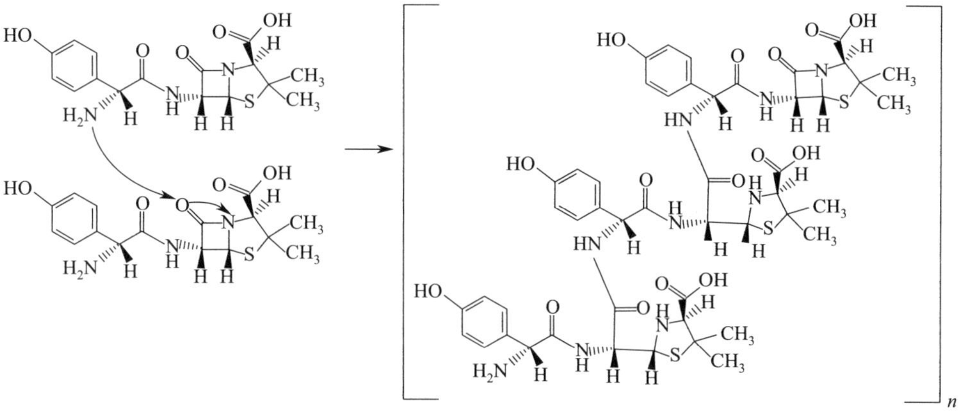

二、头孢菌素类抗生素

1. 概述

（1）结构类型　头孢菌素类抗生素主要是由四元 β-内酰胺环骈合六元氢化噻嗪环组成的化合物，7-氨基头孢烷酸（7-ACA）为其基本母核结构。此结构中 β-内酰胺的张力相较于青霉素类抗生素小、稳定性高，这是因为 6-氨基青霉烷酸为四元环并五元环，7-氨基头孢烷酸则是四元环并六元环，后者的稠环体系张力较小。同时，后者 β-内酰胺环上 N1 位原子的孤电子对可与氢化噻嗪环中的 C2 位与 C3 位双键形成共轭体系，稳定 β-内酰胺环。

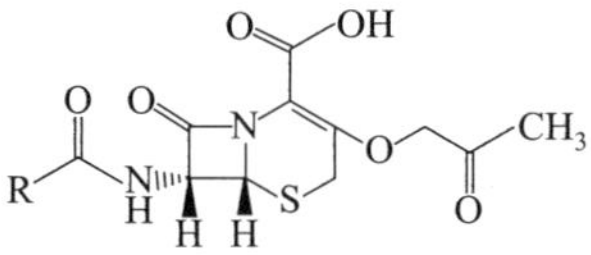

但是 C3 位连接了乙酰氧基，这是一个较好的离去基团，使得四元 β-内酰胺环的羰基，容易受到亲核试剂的进攻而开环失活，乙酰氧基则带着负电荷离去，这是导致头孢菌素类抗生素的稳定性下降、活性降低的重要因素。为了提高头孢菌素类药物的稳定性，可对其 C3 的侧链进行修饰；同时，在使用药物时要现用现配或是将药物的水溶液储存。

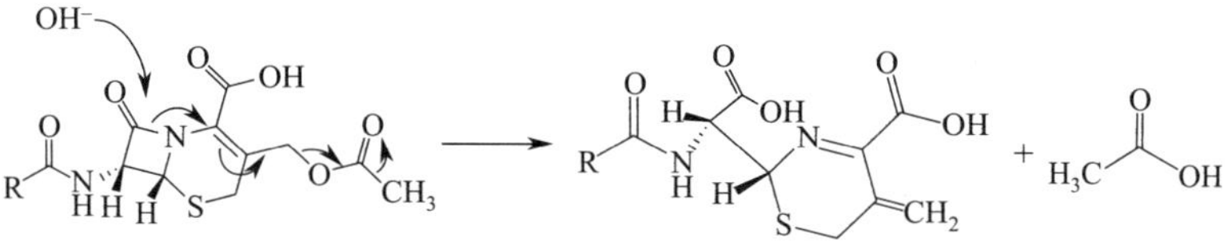

头孢菌素类抗生素按来源分为天然头孢菌素和半合成头孢菌素，天然头孢菌素又分为头霉素 C 和头孢菌素 C。头孢菌素 C 的特点为，酸性条件下也较稳定，对产青霉素酶的金黄色葡萄球菌也有抑制作用，同时也能抗革兰氏阴性菌；头霉素 C 则对 β-内酰胺酶较稳定。根据它们各自的特点，并以其为先导化合物进行结构改造或基团修饰，制得了一系列的半合成头孢菌素类抗生素，这也是目前应用于临床的头孢菌素类药物。

相比于青霉素类药物，头孢菌素类抗生素的过敏反应发生率较低，且无交叉过敏反应。目前认为头孢菌素类抗生素的母核结构中，β-内酰胺环开裂后不能形成稳定的头孢噻嗪基，使得过敏反应没有共同的抗原决定簇，生成的主要是以侧链为主的各异的抗原决定簇。这就意味着，对于头孢菌素类药物而言，只要侧链不同，就不会发生交叉过敏反应。表 13-2 为临床常用的半合成头孢菌素类抗生素。

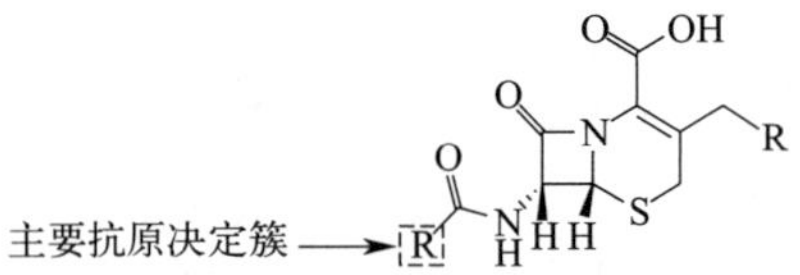

主要抗原决定簇 →

表 13-2 临床常用的半合成头孢菌素类抗生素

药物名称	药物结构	作用特点
头孢噻吩	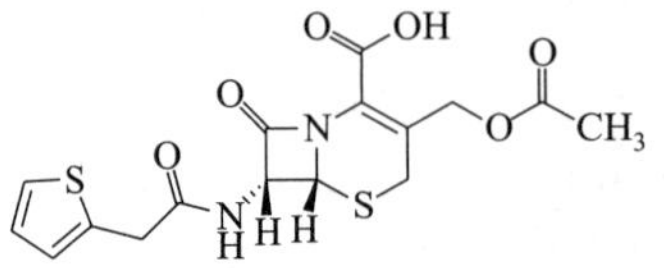	又叫先锋霉素Ⅰ,为第一代的头孢菌素类抗生素,作用机制与青霉素类似,抗菌谱大多为革兰氏阳性菌,如金黄色葡萄球菌、链球菌、肺炎球菌、白喉杆菌、脑膜炎球菌等,主要用于敏感菌所致呼吸道感染、软组织感染、尿路感染、败血症等
头孢羟氨苄	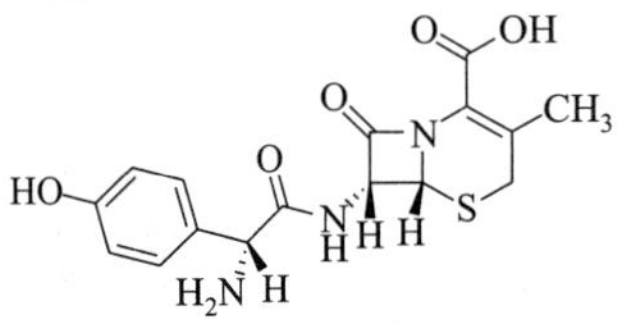	第一代口服头孢菌素,抗菌谱主要包括金黄色葡萄球菌、溶血性链球菌、肺炎链球菌、大肠杆菌、奇异变形杆菌、肺炎克雷伯菌等,用于敏感菌所致呼吸道、泌尿道、咽部、皮肤等部位的感染
头孢氨苄	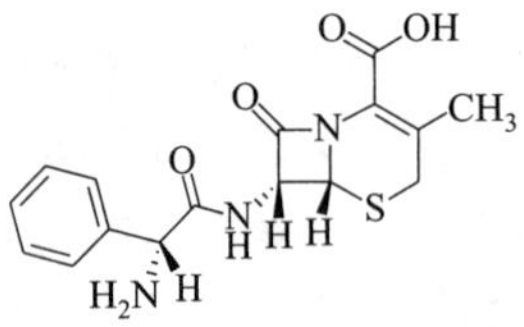	半合成的第一代口服头孢菌素,抗菌谱主要包括肺炎链球菌、溶血性链球菌、产或不产青霉素酶的大多数葡萄球菌属、奈瑟菌属,对流感嗜血杆菌作用差,对肠球菌、甲氧西林耐药的葡萄球菌无效(耐药),用于敏感菌所致急性呼吸道感染、中耳炎、尿路感染及皮肤软组织感染等
头孢拉定	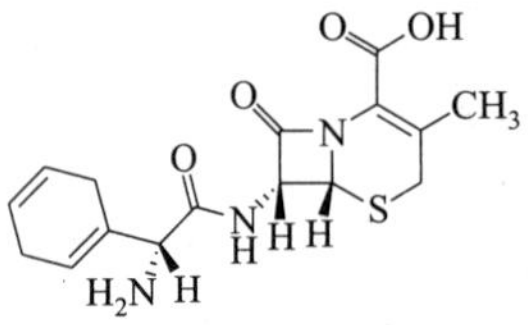	又叫先锋霉素Ⅵ,为第一代的头孢菌素类抗生素,抗菌谱主要包括金黄色葡萄球菌、肺炎链球菌、溶血性链球菌、大肠杆菌、奇异变形杆菌、肺炎克雷伯菌、流感嗜血杆菌等,用于敏感菌所致呼吸道、泌尿道、皮肤和软组织等部位的感染
头孢硫脒	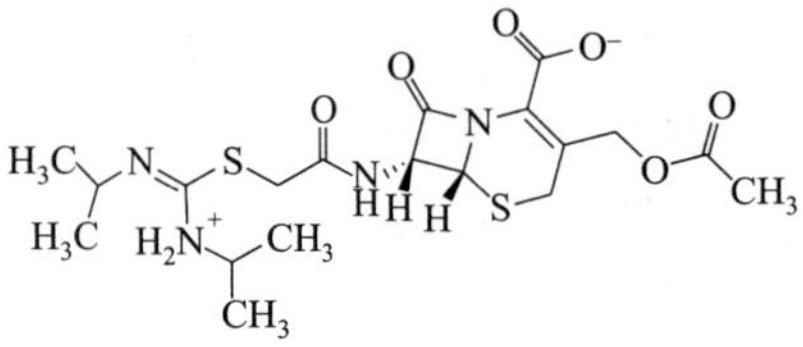	为我国研制的第一代头孢菌素类抗生素,抗菌谱主要包括肠球菌、金黄色葡萄球菌、表皮葡萄球菌、链球菌属等革兰氏阳性球菌,用于敏感菌所致呼吸道、泌尿道、胆道、皮肤及软组织感染
头孢呋辛酯	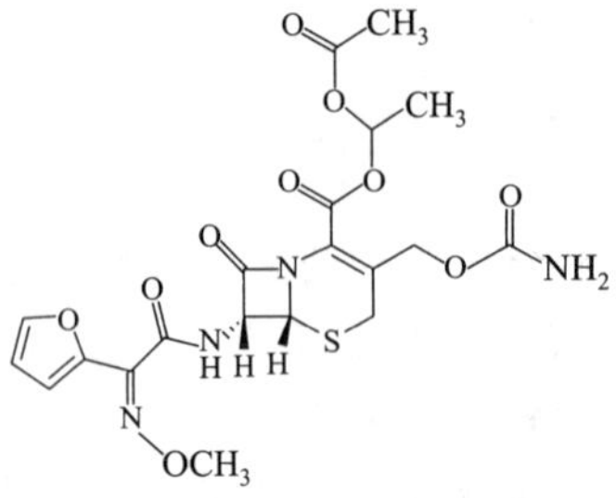	第二代头孢菌素类抗生素,为酯型前药,口服给药后,在胃肠道被吸收并迅速在肠黏膜和血液中水解,释放出活性产物头孢呋辛,对革兰氏阳性菌的作用不高于第一代头孢菌素,抗菌谱主要包括流感嗜血杆菌、淋球菌、脑膜炎球菌、大肠杆菌、克雷伯菌、奇异变形杆菌等,耐革兰氏阴性菌分泌的 β-内酰胺酶,临床应用于敏感菌所致下呼吸道、泌尿、皮肤和软组织、骨和关节等部位的感染,也可作为外科围手术期预防用药
头孢丙烯	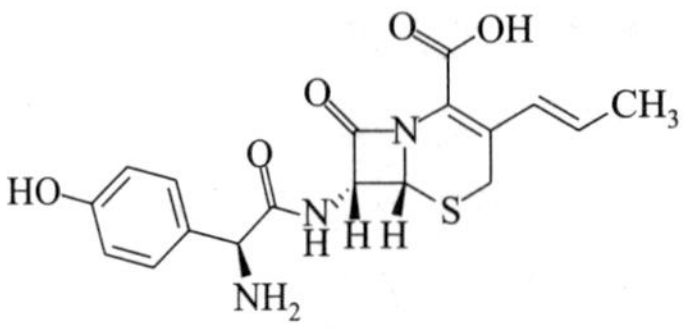	第二代口服头孢菌素类抗生素,抗菌谱主要包括金黄色葡萄球菌、卡他莫拉菌、流感嗜血杆菌等,用于敏感菌所致呼吸道、中耳、皮肤和皮肤组织、尿路等部位感染

续表

药物名称	药物结构	作用特点
头孢克洛		第二代口服头孢菌素类抗生素,主要抗菌谱包括葡萄球菌、化脓性链球菌、肺炎链球菌、大肠杆菌、奇异变形杆菌、流感嗜血杆菌等,用于敏感菌所致呼吸道、泌尿道、皮肤及软组织感染等
头孢尼西		第二代广谱、长效头孢类抗生素,抗菌谱主要包括革兰氏阳性菌,如金黄色葡萄球菌、表皮葡萄球菌、肺炎链球菌、化脓性链球菌、无乳链球菌等,此外对革兰氏阴性需氧菌,如大肠杆菌、肺炎克雷伯菌、普通变形杆菌、奇异变形杆菌、流感嗜血杆菌等抗菌作用良好,用于敏感菌所致下呼吸道感染、尿路感染、败血症、皮肤软组织感染、骨和关节感染等,也是手术预防用药
头孢孟多		第二代头孢菌素类抗生素,抗菌谱特点是对革兰氏阴性杆菌作用强于第一代头孢菌素但不及第三代头孢菌素,对革兰氏阴性杆菌分泌的 β-内酰胺酶稳定性强于第一代头孢菌素但不及第三代头孢菌素,对革兰氏阳性球菌的作用不强于第一代头孢菌素,但强于第三代头孢菌素。主要抗菌谱包括,金黄色葡萄球菌、表皮葡萄球菌、β-链球菌、肺炎链球菌、大肠杆菌、克雷伯菌、流感嗜血杆菌等,主要用于敏感革兰氏阴性菌所致呼吸道、泌尿生殖系统、皮肤和软组织、骨和关节、耳、胆道和肠道等部位感染
头孢克肟		第三代口服头孢菌素类抗生素,抗菌谱主要包括链球菌、肺炎链球菌、淋球菌、大肠杆菌、克雷伯菌、卡他莫拉菌、沙雷菌、枸橼酸杆菌、阴沟肠杆菌、产气肠杆菌、流感嗜血杆菌等。耐大多数 β-内酰胺酶,临床主要用于敏感菌所致呼吸道、泌尿道、胆道感染,以及淋病、中耳炎等
头孢地尼		第三代头孢菌素类抗生素,抗菌谱特点为保留了三代头孢菌素固有的强大的抗革兰氏阴性菌的优势,同时大大增加了对革兰氏阳性菌的抗菌活性,且对大部分 β-内酰胺酶稳定,适用于金黄色葡萄球菌和化脓性链球菌所致的皮肤和软组织感染,如脓疱病、脓皮病、蜂窝织炎、皮下脓肿等
头孢他美酯		第三代口服广谱头孢菌素类抗生素,抗菌谱特点为对革兰氏阴性杆菌和革兰氏阳性菌的抗菌活性与头孢克肟相仿,耐 β-内酰胺酶。抗菌谱主要包括链球菌属(粪链球菌除外)等革兰氏阳性菌;流感嗜血杆菌、大肠杆菌、克雷伯菌属、沙门菌属、志贺菌属、淋病奈瑟菌等革兰氏阴性菌,对铜绿假单胞菌无效(耐药),临床主要用于敏感菌所致中耳炎、呼吸道感染、尿路感染等
头孢泊肟酯		第三代口服头孢菌素类抗生素,抗菌谱主要包括金黄色葡萄球菌、腐生葡萄球菌、肺炎链球菌、化脓性链球菌、大肠杆菌等,对耐甲氧西林葡萄球菌、多数的肠球菌、铜绿假单胞菌和肠杆菌无效,临床主要用于敏感菌所致呼吸道、泌尿系统、皮肤组织等部位的感染

第十三章 抗生素

药物名称	药物结构	作用特点
头孢曲松		第三代半合成头孢菌素类抗生素,抗菌作用特点为抗菌谱约等于头孢噻肟,对革兰氏阴性菌作用强,对革兰氏阳性菌有中度抗菌作用,主要抗菌谱包括金黄色葡萄球菌、链球菌属、嗜血杆菌属、奈瑟菌属、大肠杆菌、肺炎克雷伯菌、沙雷杆菌、各型变形杆菌、枸橼酸杆菌、伤寒杆菌、痢疾杆菌、消化球菌、消化链球菌、梭状芽孢杆菌等,对铜绿假单胞菌、肠杆菌属也有效,但对粪链球菌和耐甲氧西林的葡萄球菌无效(耐药)。临床用于敏感致病菌引起的骨、关节、软组织、皮肤及伤口、泌尿生殖系统、呼吸道等部位的感染,也可用于术前预防感染
头孢他啶		第三代半合成头孢菌素类抗生素,主要抗菌谱包括大肠杆菌、肠杆菌科细菌(肺炎杆菌等)、流感嗜血杆菌、铜绿假单胞菌等革兰氏阴性杆菌,耐大多数的β-内酰胺酶,对上述革兰氏阴性杆菌中多重耐药菌株仍有效,对溶血性链球菌、肺炎链球菌等革兰氏阳性球菌也有效,临床主要用于敏感革兰氏阴性杆菌所致败血症、下呼吸道感染、腹腔和胆道感染、复杂性尿路感染和严重皮肤软组织感染等
头孢哌酮		第三代半合成头孢菌素类抗生素,抗菌作用特点如下:抗菌作用与头孢噻肟相似,但对大多数革兰氏阴性菌的抗菌作用稍弱于头孢噻肟,对铜绿假单胞菌的作用则较强,对革兰氏阳性菌的作用较弱,仅对肺炎链球菌和溶血性链球菌作用较强,临床用于敏感菌所致下呼吸道、尿路、胆道、皮肤软组织、盆腔等部位的感染
头孢唑肟		第三代广谱半合成头孢菌素类抗生素,耐多种革兰氏阳性菌和革兰氏阴性菌分泌的广谱β-内酰胺酶,抗菌谱主要包括大肠杆菌、肺炎克雷伯菌、奇异变形杆菌等肠杆菌科细菌,临床主要用于治疗敏感菌所致下呼吸道、尿路、腹腔、盆腔、皮肤软组织、骨和关节等部位的感染以及败血症、单纯性淋病等
头孢甲肟		第三代半合成头孢菌素类抗生素,抗菌谱与其他第三代头孢菌素类相似,对革兰氏阴性菌作用强,且耐各种阴性菌分泌的β-内酰胺酶,抗菌谱主要包括大肠杆菌、克雷伯菌属、沙雷菌属、流感嗜血杆菌、肠杆菌属及枸橼酸杆菌属等,适用于由敏感菌引起的各种感染
头孢吡肟		第四代头孢菌素类抗生素,对革兰氏阳性菌和革兰氏阴性菌均有较强作用,抗菌谱主要包括,肠杆菌属、肺炎克雷伯菌、奇异变形杆菌、铜绿假单胞菌、金黄色葡萄球菌(不抗MR-SA)、肺炎链球菌、化脓性链球菌等,临床主要用于敏感菌所致下呼吸道、皮肤和骨组织、泌尿道、妇科和腹腔等部位的感染以及菌血症等

(2) 构效关系　根据目前临床使用的头孢类抗生素的结构,总结其基本结构通式如下。

目前，以 7-氨基头孢烷酸（7-ACA）出发，合成了许多头孢菌素类抗生素，根据头孢菌素的基本结构，总结了 4 处常见的结构改造或修饰位点，分别是：A，3 位侧链取代基；B，六元噻嗪环中的硫原子；C，7 位氢原子；D，7-酰胺基侧链部分。

对药化合成实验结果进行分析，初步可知：A（3 位侧链取代基）位置变动，会影响抗生素的药动学特性以及抗菌效果；B（六元噻嗪环中的硫原子）位置替换为别的原子，会影响抗生素抗菌效果；C（7 位氢原子）位置替换为其他基团，会改变抗生素耐 β-内酰胺酶的效果；D（7-酰胺基侧链部分）位置决定抗生素的抗菌谱。与青霉素相比，头孢菌素可进行结构改造的部位较多，因此市售的半合成头孢菌素类抗生素品种相对较多。

此类药物的结构特点是以 7-氨基头孢烷酸为母核结构，2 位连接羧基，3 位为含乙酰氧基的侧链，5 位是硫原子，6、7 位是 α-氢原子，7 位还连接有酰胺侧链的结构。母核结构中有 2 个手性碳，产生 4 个旋光异构体，绝对构型为 $6R$、$7R$ 的是活性异构体，也是活性必需构型。

四元 β-内酰胺环与六元噻嗪环不共平面，在 N1 位与 C6 位处折合。

2 位羧基为活性必需基团，可通过酯化等改造成前药，以增加口服生物利用度、延长作用时间。

C2 和 C3 双键为活性必需基团，发生移位，活性丧失。

对 3 位侧链取代基结构改造，可改变药物药代动力学性质、提高抗菌活性，如将乙酰氧甲基替换为氯原子、甲基或含氮杂环（如四氮唑杂环），增加了代谢稳定性，使药代动力学性质更优、抗菌效果更显著。3 位侧链替换为含正电荷的季氨基团（如第四代头孢菌素类），增加了药物穿透细胞膜的能力，降低了药物与 β-内酰胺酶的亲和力，增强了药物对酶的稳定性。

通过生物电子等排原理，以氧原子或亚甲基替代硫原子，可得到另外两类非经典的 β-内酰胺类抗生素，且不降低抗菌活性。

6、7 位的氢原子为 α 构型，7 位的酰胺侧链为 β 构型，7 位氢原子被甲氧基取代，得到头霉素药物，对厌氧菌的抗菌效果增强，甲氧基的引入也增加了空间位阻效应，增强了药物对 β-内酰胺酶的稳定性。

对 7 位酰胺侧链进行结构改造，可增强药物抗菌效果、扩大抗菌谱并增强药物的酶稳定性，比如引入亲脂性基团（苯基、噻吩、环烯基以及含氮杂环等）能增强药物的效果、扩大药物的作用范围。在此基础上，向芳环 α 位引入亲水性基团（如磺酸基、羟基、氨基、羧基等），并对 3 位取代基也进行改造，就可以扩大抗菌谱，改进药物的口服吸收、分布等药动学参数。

2. 典型药物

头孢氨苄　Cefalexin

化学名为 $(6R,7R)$-3-甲基-7-[(R)-2-氨基-2-苯基乙酰氨基]-8-氧代-5-硫杂-1-氮杂双环[4.2.0]辛-2-烯-2-甲酸一水合物，又被称作头孢力新、先锋霉素Ⅳ。

本品为白色至微黄色结晶性粉末；微臭。在乙醚或乙醇中不溶，在水中微溶。本品水溶液（5mg/ml）比旋度，依法测定（通则 0621）为 $+149°\sim+158°$。

头孢氨苄水溶液的 pH 范围为 $3.5\sim5.5$，pK_a 分别为 7.3、5.2、2.5。固态时较稳定，

pH8.5 以下时，其水溶液较稳定，pH 超过 9 时，则会被迅速破坏，光照、加热、强酸、强碱等条件会加速药物分解破坏。

本品具有 β-内酰胺环共有的鉴别反应，碱性环境（氢氧化钠）中水解开环，反应产物可被碘氧化，得到两种酸性产物；未开环的头孢菌素并不与碘反应，开环后产物才可与碘反应，利用该反应还可以对头孢氨苄进行含量测定。

头孢噻肟钠　Cefotaxime Sodium

化学名为(6R,7R)-3-[（乙酰氧基）甲基]-7-[2-(2-氨基噻唑-4-基)-2-(甲氧亚氨基)乙酰氨基]-8-氧代-5-硫杂-1-氮杂双环[4.2.0]辛-2-烯-2-甲酸钠盐。若按无水物计算，头孢噻肟含量不得少于 90.0%。

本品为白色至微黄色结晶或粉末；无臭或微有特殊臭。在水中易溶，乙醇中微溶，本品水溶液（10mg/ml）的旋光度，依法测定（通则 0621）为＋58°～＋64°。

头孢噻肟为首个应用于临床的第三代头孢菌素类药物，其 7 位侧链引入了顺式的甲氧肟基，且又连接了 2-氨基噻唑基团。对这种结构改造进行分析发现，引入甲氧肟基可增强头孢噻肟对 β-内酰胺酶的稳定性，引入 2-氨基噻唑基可使得头孢噻肟与细菌的青霉素结合蛋白的亲和力增强，这两个有效基团的引入赋予此药物广谱和耐酶的特性。

头孢噻肟的抗菌作用特点为，对革兰氏阳性菌作用与第一代头孢菌素近似或较弱，对链球菌（肠球菌除外）抗菌作用较强；对革兰氏阴性杆菌产生的 β-内酰胺酶稳定，有强大的抗阴性杆菌的作用，且明显超过一代与二代头孢菌素；主要抗菌谱包括奈瑟菌属、流感杆菌、大肠杆菌、奇异变形杆菌、克雷伯菌、沙门菌等。该药物在支气管分泌物、中耳溢液、胸腔积液、脓胸脓液、腹水、胆囊壁、胆汁、骨组织中均可达有效浓度，与青霉素类似，正常脑脊液中该药物的浓度很低，但脑膜炎患者的脑脊液中可达到有效浓度。临床用于敏感菌所致下呼吸道感染、尿路感染、脑膜炎、败血症、腹腔感染、盆腔感染、皮肤软组织感染、生殖道感染、骨和关节感染等。

头孢噻肟化学结构中的甲氧肟基为顺式构型（cis），顺式异构体的抗菌活性远远高于反式异构体（trans），前者为后者的 40～100 倍。但在光照时，顺式异构体会转化为反式，其钠盐的水溶液在紫外光下照射 45min，便有 50% 会转化为反式结构，照射 4h，可达至 95%。因此本品通常要避光保存，临用时用灭菌注射用水溶解后立即使用。

顺式异构体 —UV 254nm→ 反式异构体

知识链接 临床配制知多少?

① 头孢噻肟可用氯化钠注射液或葡萄糖液稀释,但不能与碳酸氢钠溶液混合。
② 头孢噻肟稀溶液无色或呈微黄色,浓度高时显灰黄色,若显深黄色或棕色则表示药物已变质,不能再使用。

案例分析

案例: 患者,女性,41岁。因反复咳嗽伴胸闷气促2月余,加重伴咳嗽5天,于2021年9月29日入院。2月前受凉后出现咳嗽、气促,曾口服头孢克肟抗感染等治疗,症状未见明显改善,但也无皮疹等过敏症状。既往有支气管哮喘病史。胸部CT提示肺部感染。

入院诊断: 1. 支气管哮喘,非危重;2. 肺炎;3. 肺结节。

治疗计划: 入院后完善各项检查,考虑患者支气管哮喘急性发作期、肺炎存在,头孢噻肟钠皮试阴性后,予头孢噻肟钠 2.0 b.i.d. 静脉滴注进行抗感染治疗,同时予孟鲁司特钠口服、盐酸氨溴索、多索茶碱静点、布地奈德雾化吸入等控制哮喘发作。

发生经过: 2021年9月29日15:05,在头孢噻肟 2.0g 静脉滴注约5min,患者出现全身皮疹,伴瘙痒,面色潮红,胸闷气促明显。护士立即暂停输液,并报告主管医生,测血压 81/58mmHg,心率 91次/min,呼吸 22次/min。

抢救经过: 考虑过敏性休克

15:06 开始抢救,予面罩吸氧,心电监护,给予地塞米松 5mg 静推,甲强龙 40mg 静滴,肾上腺素 0.5mg 肌内注射,复方氯化钠补液,异丙嗪 25mg 肌注。经处理后患者呼吸困难仍存在,伴全身皮肤红肿,血压上升至 120/80mmHg,氧饱和度 99%。

15:15,患者诉腹痛剧烈,予阿托品 0.5mg 肌注,同时请ICU紧急会诊,再次予肾上腺素 0.3mg 肌注,地塞米松 5mg 静推,葡萄糖酸钙注射液 1.0g 静推。经处理,患者胸闷气促逐渐好转,血压维持在 110/80mmHg,氧饱和度 99%,皮肤红肿消退,腹痛及四肢麻木好转。

分析: 该患者无药物过敏史,入院前曾口服头孢克肟治疗,输注头孢噻肟前做过皮试为阴性,为何还会出现过敏性休克?

① 皮试阴性不能完全排除过敏反应的可能。
② 有些药物可抑制皮肤反应,导致假阴性结果,故皮试前应询问近期用药史,并在病情允许时停用可能干扰皮试结果的药物。
③ 即使皮试为阴性,在药物使用过程中仍需注意密切观察,并做好过敏反应抢救准备。

三、非经典的 β-内酰胺类抗生素与 β-内酰胺酶抑制剂

1. 概述

结构类型 上述两类药物属于经典的 β-内酰胺类,非经典的 β-内酰胺类抗生素如前所

述，按结构划分为青霉烯类、碳青霉烯类、单环 β-内酰胺类、氧青霉烷类、青霉烷砜类；后两者又被称为 β-内酰胺酶抑制剂。

β-内酰胺酶抑制剂从结构上来看也属于非经典的 β-内酰胺类药物，其对细菌分泌的 β-内酰胺酶有较强的抑制作用，通常和不耐酶的 β-内酰胺类抗生素联合使用，以达到增效减毒的目的，属于抗菌增效剂，但是其本身也有一定的抗菌作用。β-内酰胺酶是由细菌产生的、用来破坏 β-内酰胺类抗生素的四元 β-内酰胺环，从而使药物水解失活的一类物质，有广谱 β-内酰胺酶（如 TEM-1 和 SHV-1 等）、超广谱 β-内酰胺酶（ESBLs）、碳青霉烯酶等，这是细菌对 β-内酰胺类抗生素产生耐药的主要原因。表 13-3 为临床常用的非经典的 β-内酰胺类药物。

表 13-3　临床常见的非经典的 β-内酰胺类药物

药物名称	药物结构	作用特点
氨曲南		属于单环 β-内酰胺类抗生素,为特殊使用级抗生素,耐 β-内酰胺酶,抗菌谱主要有革兰氏阴性菌（如大肠杆菌、克雷伯菌、沙雷杆菌、奇异变形杆菌、流感嗜血杆菌、铜绿假单胞菌、淋球菌等）;对产气杆菌、阴沟肠杆菌的作用相较于庆大霉素低,但相较于头孢他啶高;对铜绿假单胞菌的作用不及头孢他啶,类似于庆大霉素。氨曲南与青霉素之间无交叉过敏反应,但对青霉素、头孢菌素过敏及过敏体质者仍需慎用。氨曲南与头孢他啶有相同侧链,存在交叉过敏反应风险。临床主要用于敏感革兰氏阴性菌所致感染,如尿路、下呼吸道、腹腔、胆道、骨和关节感染、皮肤和软组织等部位的感染,以及胸膜炎等。本品肾毒性较小,可用于替代氨基糖苷类,并联用其他抗菌药治疗肾功能损害患者的需氧革兰氏阴性菌感染
美罗培南		属于碳青霉烯类抗生素,抗菌谱与亚胺培南类似,主要包括大肠杆菌、铜绿假单胞菌、金黄色葡萄球菌、肺炎链球菌（耐青霉素菌株除外）、甲型溶血性链球菌、流感嗜血杆菌（包括产 β-内酰胺酶菌株）、肺炎克雷伯菌、脑膜炎奈瑟菌、脆弱拟杆菌、丙酸消化球菌等,与其他碳青霉烯类抗生素有交叉耐药性,临床主要用于敏感菌所致呼吸道、尿路、肝胆、骨、五官等部位的感染以及腹膜炎、脑膜炎等
法罗培南		属于青霉烯类抗生素,主要抗菌谱包括葡萄球菌、链球菌等革兰氏阳性菌以及流感嗜血杆菌、淋球菌、卡他莫拉菌等革兰氏阴性菌,此外还有厌氧菌,但对铜绿假单胞菌无效,临床主要用于敏感菌所致皮肤及软组织、呼吸道、泌尿生殖道、五官等部位的感染
克拉维酸		属于氧青霉素类的 β-内酰胺酶抑制剂,也是首个应用于临床的 β-内酰胺酶抑制剂,对酶的抑制是不可逆性的,又被称为自杀式抑制。其本身几乎无抗菌活性,所以单独应用无效,临床与多种 β-内酰胺类抗生素配伍使用（如阿莫西林/克拉维酸钾、替卡西林钠/克拉维酸钾等）,以提高抗生素的疗效,克服因细菌产生 β-内酰胺酶而导致的耐药性
舒巴坦		属于不可逆性的、青霉烷砜类 β-内酰胺酶抑制剂,本身就具有抗菌活性,抗菌谱有淋病奈瑟球菌、脑膜炎奈瑟菌以及不动杆菌属,但较少单独应用;临床常与 β-内酰胺类抗生素组成复方制剂来使用

续表

药物名称	药物结构	作用特点
他唑巴坦	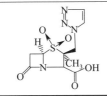	是广谱的青霉烷砜类 β-内酰胺酶抑制剂,也属于 β-内酰胺类抗生素,其本身的抗菌活性低,但抑酶功能相较于舒巴坦和克拉维酸强,临床常与 β-内酰胺类抗生素制成复方制剂配伍使用

 知识链接　药物相互作用知多少

碳青霉烯类主流品种说明书中"药物相互作用"部分都标明"本品与丙戊酸同时应用时,会使丙戊酸的血药浓度降低,而导致癫痫再发作。"

两类药物联合使用时应注意监测丙戊酸血药浓度,因为碳青霉烯类药物可通过多种机制(吸收、分布、代谢环节)影响丙戊酸,使得丙戊酸血药浓度下降 60%～100% 不等。

> **课堂活动**
>
> 患者,男,10 岁,车祸伤及头部,入院。颅内手术后医生预防性给予丙戊酸口服液 6ml/次,b.i.d.（0.48g/天）,患者出现抽搐症状,医生立即开具血药浓度检测申请,结果显示丙戊酸的血药浓度仅为 10.1μg/ml,低于正常参考范围（50～100μg/ml）,医生继续增加用量,0.2g/次,t.i.d.,于加大剂量后的第 3 天检查丙戊酸的血药浓度为 11.2μg/ml,低于正常范围。患者此期间的合并用药为美罗培南,停用美罗培南后,第 6 天检测血药浓度 61.6μg/ml,患者抽搐症状明显缓解。
>
> 你知道答案吗?

2. 典型药物

克拉维酸钾　Clavulanate Potassium

化学名为 (Z)-(2S,5R)-3-(2-羟亚乙基)-7-氧代-4-氧杂-1-氮杂双环[3.2.0]庚烷-2-羧酸钾,若按照无水物计算,克拉维酸（$C_8H_9NO_5$）的含量范围应为 81.0%～85.6%,又被称作棒酸。

本品为白色至微黄色结晶性粉末;微臭;极易引湿。在水中极易溶解,在甲醇中易溶,在乙醇中微溶,在乙醚中不溶,其水溶液（10mg/ml）的比旋度,依法测定（通则 0621）为 +55°～+60°。

本品的水溶液不稳定,会出现分解变色现象,尤其是在碱性条件下,可大大加快药物分解速度,其降解速度比青霉素快 5 倍。

第二节　大环内酯类抗生素

大环内酯类抗生素是由链霉菌产生的、呈现弱碱性的一类抗生素,其分子结构中含有一个十四到十六元的大环内酯,因而得名大环内酯类抗生素,基本的结构组成为内酯环以苷键的形式连接去氧氨基糖或6-去氧糖。此类药物主要有红霉素、克拉霉素、罗红霉素、阿奇霉素、麦迪霉素、螺旋霉素等。

本类药物低浓度表现为抑菌,高浓度则表现为杀菌,作用机制为抑制细菌蛋白质的生成,此类药物可与细菌核糖体的50S大亚基结合,从而阻止肽链的延伸,达到终止细菌蛋白质合成的目的。

此类药物在酸或碱性条件下均不稳定,在体内也易被酶水解,降低甚至丧失抗菌活性。为了克服以上缺点,对本类药物进行结构改造,得到一系列半合成大环内酯类抗生素,如将内酯环或是去氧糖环上的羟基酰化后,能增加药物对酸的稳定性,提高生物利用度,延长作用时间,降低毒性,代表药物有琥乙红霉素、乙酰螺旋霉素等。引入酰基,增加了空间位阻,使得内酯环不易开裂,也增强了整个药物分子的亲脂性,更易穿过细胞膜被吸收,从而更好地发挥疗效。

这类药物的主要抗菌谱包括革兰氏阳性菌(链球菌、葡萄球菌等)、厌氧菌、支原体、衣原体、军团菌、淋病奈瑟球菌、脑膜炎奈瑟菌、百日咳杆菌等,与其他类别的抗生素无交叉耐药性,但本类品种之间存在交叉耐药现象。除了抗菌作用外,本类抗生素的一些品种(如阿奇霉素、克拉霉素等第二代大环内酯类)还具有免疫调节、抗炎、促胃动力等作用。表13-4为临床常用的大环内酯类抗生素。

表13-4 临床常用的大环内酯类抗生素

药物名称	药物结构	作用特点
琥乙红霉素	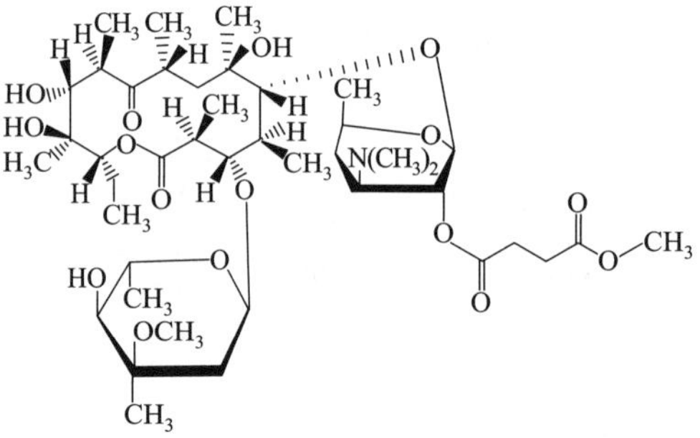	是红霉素的琥珀酸乙酯,成酯部位为红霉素5位去氧氨基糖的羟基,也是一种前药,进入体内后经酶水解,可释放出红霉素而起抗菌作用,和红霉素相比无味,并且在胃酸条件下较稳定,临床通常可制成不同的口服剂型,供成人和儿童使用,其抗菌谱以及临床适应证和红霉素类似
依托红霉素	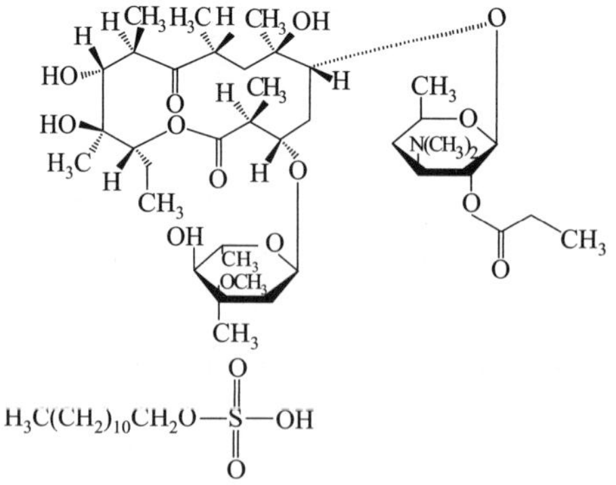	也是一种红霉素的酯型前药,成酯部位同上述两种药物,进入人体后,在酶的作用下,水解释放出红霉素而起抗菌作用。和红霉素相比,在胃酸条件下较稳定,临床通常制成口服剂型,其抗菌谱以及临床适应证和红霉素类似

药物名称	药物结构	作用特点
罗红霉素	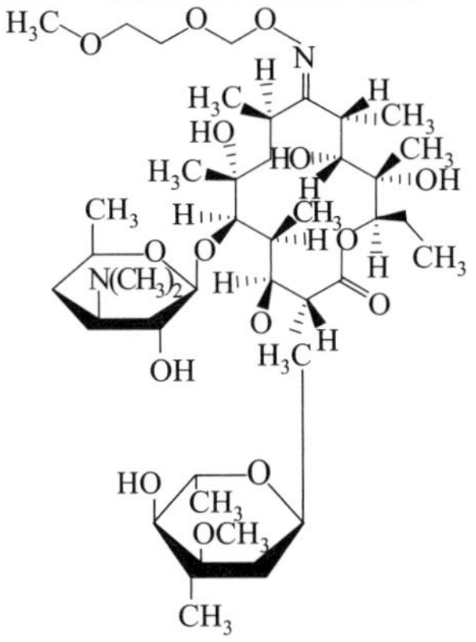	属于第二代大环内酯类抗生素,抗菌谱与红霉素类似,主要包括金黄色葡萄球菌(不含 MRSA)、链球菌、棒状杆菌、李斯特菌、卡他莫拉菌、非典型病原体(如军团菌)等,临床主要用于敏感菌所致的呼吸道、泌尿生殖道、皮肤软组织等部位的感染以及中耳炎等
克拉霉素	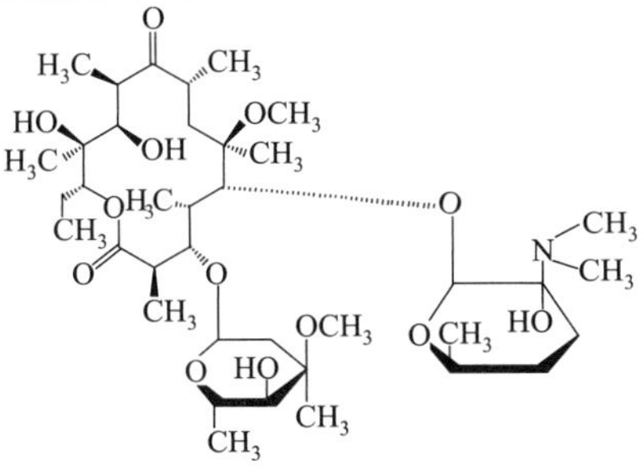	属于第二代大环内酯类抗生素,抗菌谱与红霉素类似,主要有葡萄球菌、链球菌(肺炎、化脓性)、卡他莫拉菌、非典型病原体(如肺炎支原体等)、流感嗜血杆菌。临床适应证包括化脓性链球菌、肺炎链球菌、流感嗜血杆菌、卡他莫拉菌所致的呼吸道感染及中耳炎等,支原体肺炎以及葡萄球菌、链球菌引起的皮肤及软组织感染
阿奇霉素	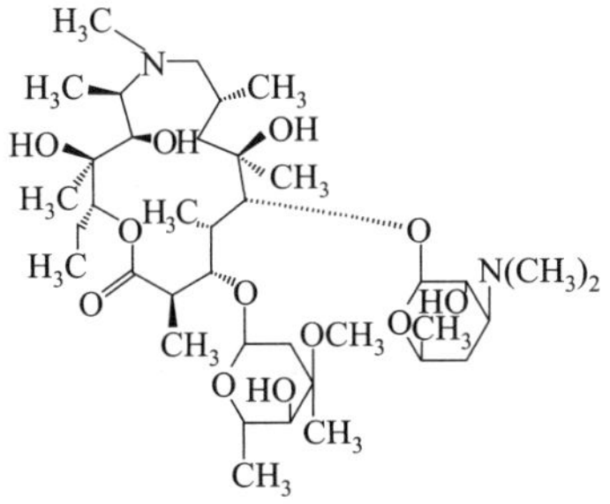	属于第二代大环内酯类抗生素,抗菌谱类似于红霉素,但抗菌作用比红霉素强。主要抗菌谱有流感嗜血杆菌、淋球菌、军团菌等,临床适应证包括敏感菌所引起的呼吸道、皮肤和软组织等部位的感染

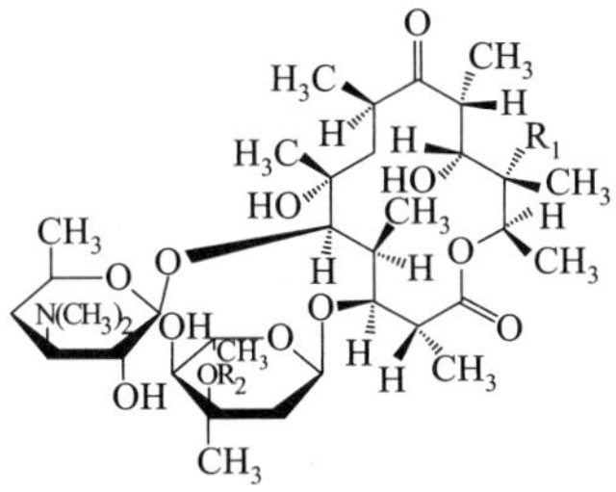

红霉素	分子式	分子量	R_1	R_2
A	$C_{37}H_{67}NO_{13}$	733.94	OH	CH_3
B	$C_{37}H_{67}NO_{12}$	717.94	H	CH_3
C	$C_{36}H_{65}NO_{13}$	719.90	OH	H

若按照无水物计算,每 1mg 的效价不得少于 920 红霉素单位。

本品为类白色或白色的粉末或结晶;微有引湿性;无臭。水中极微溶解,甲醇、乙醇或丙酮中易溶。本品的无水乙醇溶液(20mg/ml)的比旋度,依法测定(通则 0621)为 $-71°\sim -78°$。

第十三章 抗生素

红霉素是从红色链丝菌中提取的抗生素，有红霉素 A、红霉素 B、红霉素 C 三种，其中抗菌的主要成分为红霉素 A，红霉素 B 和红霉素 C 的共同特点为抗菌活性低、毒性大。因此，临床所说的红霉素专指红霉素 A，而红霉素 B 和红霉素 C 被视为杂质。

红霉素分子结构中的多个羟基及 9 位羰基，使其在酸性条件下不稳定，容易发生分子内的脱水环合反应。酸性环境中，红霉素 C6 位的羟基可与 C9 位的羰基反应，生成半缩酮羟基；此羟基不稳定，会与 C8 位的氢发生消除反应，脱去一分子水；形成的脱水物的 C12 位羟基又与 C8 和 C9 位双键发生加成反应，得到螺旋酮；螺旋酮 C11 位的羟基再与 C10 位的氢发生消除反应，脱去一分子水，同时裂解生成红霉胺以及克拉定糖。

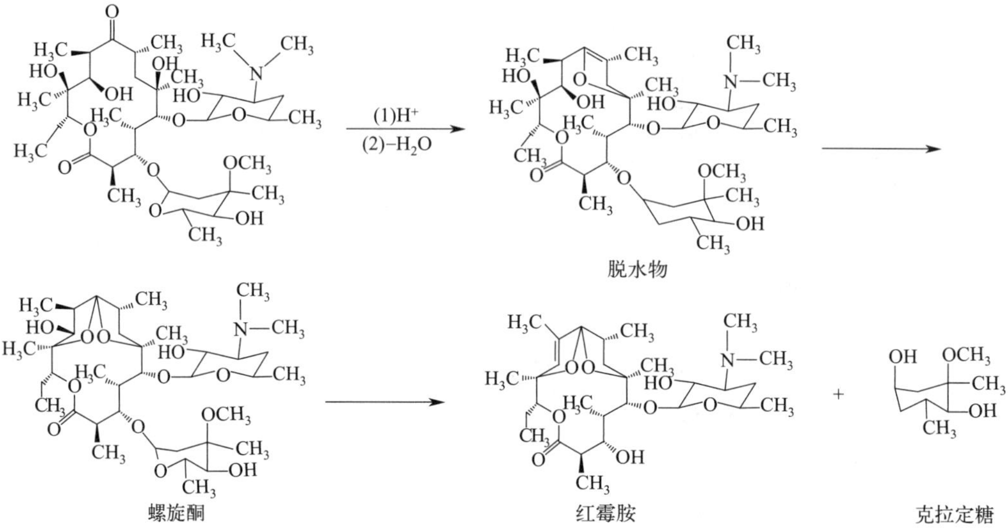

红霉素水溶性差，只能口服给药，但是其在酸性条件下又不稳定，进入消化道后会被胃酸破坏而失去疗效，为了增加红霉素的水溶性、提高其在酸性条件下的稳定性，对红霉素进行了一系列结构改造，合成了许多红霉素类药物，详见表 13-4，现将结构修饰过程总结如下。

红霉素与乳糖醛酸成盐后可得乳糖酸红霉素，增加了红霉素的水溶性，临床可供注射使用。

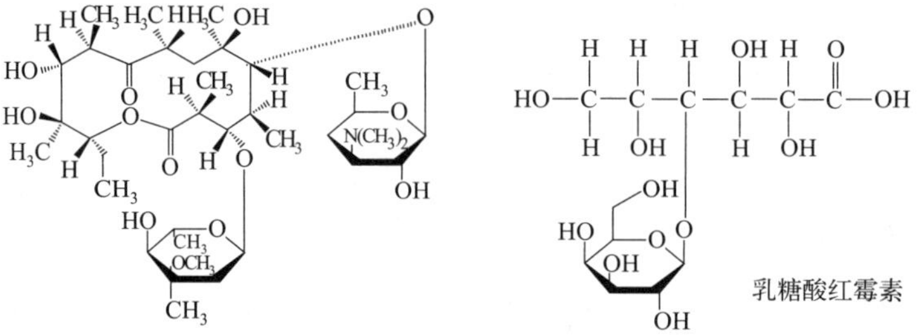

红霉素 5 位氨基糖上的羟基与各种酸成酯后，可得到一系列红霉素的酯型前药，增强了红霉素的稳定性，改善了红霉素的苦味，提高了患者的顺应性，尤其适用于儿童，如依托红霉素、琥乙红霉素等，均可制成口服制剂供临床使用。

将红霉素 C9 位的羰基成肟，可阻止其与 C6 位羟基缩合，提高药物的稳定性，同时再向肟中的羟基引入新的基团后，所得的半合成药物既保有较强的抗菌活性，又有较高的口服生物利用度，同时毒性也较弱，罗红霉素就是这种结构修饰的典型代表药物。

在红霉素肟的基础上，经过贝克曼重排、还原、N-甲基化等一系列的反应，可得到含氮原子的 15 元内酯环，首个应用于临床的含氮的 15 元大环内酯类药物为阿奇霉素，其碱性更高，半衰期较长，药代动力学性质较好。

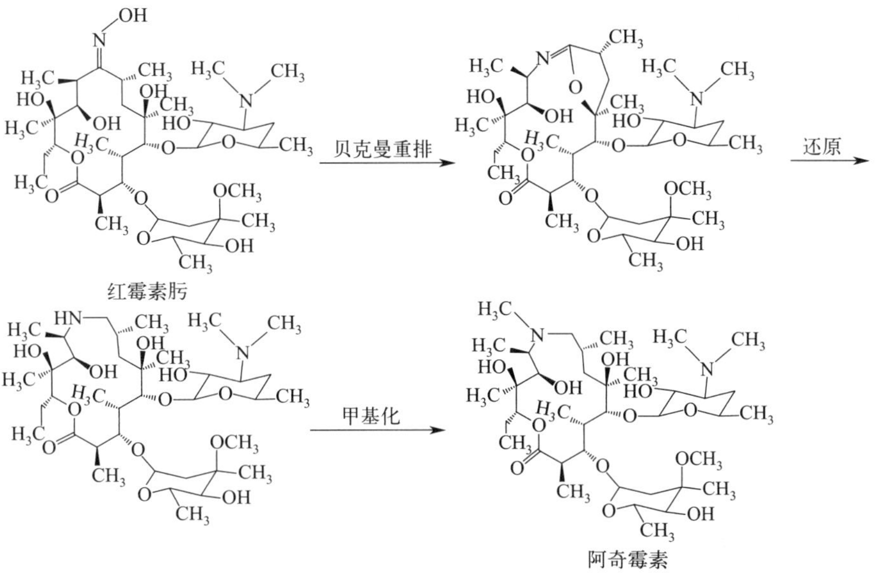

将红霉素的 8 位 α 氢原子用氟原子替代后，即可得氟红霉素，因为氟原子的电负性较高，既可使邻位（C9 位）羰基的反应活性下降，又能阻断 C8 位、C9 位之间不可逆的脱水反应。

将红霉素 C6 位的羟基甲基化后可得到克拉霉素，这种结构改造使得原本的半缩酮反应（C6 位的羟基与 C9 位的羰基之间可形成半缩酮）无法发生，进而提高了药物在酸性条件下的稳定性，克拉霉素口服吸收进入机体后，血药浓度高并且持久，抗菌活性高于红霉素，而毒性却低于红霉素。

红霉素的抗菌谱类似于青霉素，主要抗菌谱包括葡萄球菌、化脓性链球菌、甲型溶血性链球菌、肺炎链球菌、粪链球菌、白喉杆菌、李斯特菌等革兰氏阳性菌；非典型病原体，如支原体、立克次体、衣原体、军团菌等；此外对革兰氏阴性菌，如淋球菌、百日咳杆菌、流感嗜血杆菌等也有抑制作用。临床适应证主要包括，敏感菌所致的不耐青霉素患者的下呼吸道感染，军团菌肺炎和支原体肺炎（可作为首选）、皮肤及软组织感染、肠道阿米巴病、梅毒等。

第三节　氨基糖苷类抗生素

氨基糖苷类抗生素是由小单胞菌、链霉菌等细菌产生的含有氨基糖苷结构的一类抗生素，临床常用的氨基糖苷类抗生素的品种主要有卡那霉素、庆大霉素（C_1、C_{1a}、C_2、C_{2a}）、阿米卡星、依替米星等，表 13-5 列举了卡那霉素、庆大霉素 C_1、阿米卡星及依替米星的化学结构和相应品种的作用特点。

氨基糖苷类药物是由碱性多元环己醇与氨基糖（多糖或单糖）以苷键相连而成，根据其共有的化学结构，现将此类药物理化性质的共同特征总结如下。

① 此类药物都呈现碱性，临床通常将其与酸（如盐酸、硫酸等）形成结晶性盐来使用。
② 这类抗生素中大多数的品种极性较大（分子结构中含多个羟基），亲水性高、亲脂性低，因此口服给药难以被机体吸收，只能注射给药。
③ 结构中的糖苷键容易发生水解反应。
④ 除了链霉素之外（链霉素中链霉糖上的醛基易被氧化），本类抗生素的固态形式性质稳定。
⑤ 血浆蛋白结合率低，大多数品种在体内不被代谢失活，主要以原形形式经由肾脏排

出，具有较大的肾毒性。

⑥ 耳毒性是氨基糖苷类抗生素的又一大毒性反应，这类药物可损害第八对脑神经，引起不可逆的耳聋，特别是儿童患者，所受损伤更大。

氨基糖苷类抗生素对需氧革兰氏阴性杆菌，如大肠杆菌、铜绿假单胞菌、变形杆菌属、克雷伯菌属、肠杆菌属、志贺菌属、枸橼酸杆菌属等具有强大的抗菌活性，抗菌谱与青霉素互补。此外链霉素等药物有杀灭结核分枝杆菌的作用，但是细菌分泌的钝化酶（如乙酰转移酶、核苷转移酶、磷酸转移酶）使得细菌对此类药物的敏感性下降，这也是氨基糖苷类药物容易产生耐药性的主要原因。

氨基糖苷类药物属于快速杀菌剂，其抗菌作用有两大特点，一是浓度依赖性（浓度越高，杀菌作用越强）；二是抗菌后效应（当血清药物浓度低于最小抑菌浓度时，此类药物仍残留有抗菌活性），并且这一效应的持续时间具有浓度依赖性，基于此本类药物的临床给药方案大多为高剂量每日一次。

氨基糖苷类抗生素能透过革兰氏阴性菌的外层膜，进入细菌胞体后可与核糖体的30S亚单位结合，通过干扰蛋白质的翻译过程，如使翻译出现错误、提前终止等，而抑制蛋白质合成，这就是此类药物的作用机制。

表 13-5 临床常用的氨基糖苷类药物

药物名称	药物结构	作用特点
卡那霉素		主要抗菌谱包括大肠杆菌、克雷伯菌、变形杆菌、结核分枝杆菌和金黄色葡萄球菌等，与其他的氨基糖苷类抗生素存在一定的交叉耐药性。口服制剂可用于治疗敏感菌引起的肠道感染，也可用作肠道的术前准备，能减少肠道细菌产生氨。肌内注射用于治疗敏感菌引起的呼吸道、尿路等部位的感染以及败血症等，通常与其他类别的抗菌药联用
庆大霉素 C_1		主要抗菌谱有大肠杆菌、产气杆菌、克雷伯菌、奇异变形杆菌、铜绿假单胞菌等革兰氏阴性菌，但随着本品的广泛使用，耐药菌株也逐渐增多，其中铜绿假单胞菌、克雷伯菌、沙雷菌等耐药率较高。临床主要用于治疗敏感革兰氏阴性菌所致的全身或局部的感染，在治疗腹腔及盆腔等部位的感染时需联用抗厌氧菌的药物，临床上庆大霉素大多与其他类别的抗菌药一起使用，如与青霉素类药物（青霉素或氨苄西林）合用，可用于治疗肠球菌引起的感染
阿米卡星		又被称作丁胺卡那霉素，抗菌谱类似于庆大霉素，主要有大肠杆菌、铜绿假单胞菌、吲哚阴性和阳性变形杆菌、克雷伯菌、不动杆菌、沙雷菌等，此外对结核分枝杆菌、非典型分枝杆菌、金黄色葡萄球菌（产酶、不产酶菌株）抗菌作用也较强。本品的酶稳定性较高。当细菌对其他品种的氨基糖苷类抗生素耐药后，多数情况下，本品依然有效，临床适应证主要包括敏感菌所致的泌尿生殖系统、下呼吸道、腹腔、皮肤软组织、骨和关节等部位的感染，以及败血症等

续表

药物名称	药物结构	作用特点
依替米星	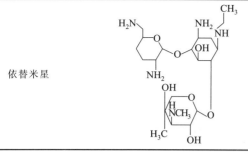	为首个国产的半合成氨基糖苷类药物,临床用其硫酸盐,抗菌谱较广,主要包括大肠杆菌、克雷伯菌、沙雷菌属、奇异变形杆菌、沙门菌属、流感嗜血杆菌等常见的革兰氏阴性菌,对某些耐庆大霉素的细菌仍有较强抗菌作用。临床适应证主要包括敏感菌所致的呼吸道、泌尿生殖系统、皮肤和软组织等部位的感染

 思政小课堂　庆大霉素的发现

研制庆大霉素的关键,是要从众多广谱菌种中筛选出庆大霉素的小单孢菌。因其是水生微生物,多生长于各种湖泊底部的淤泥中。为此,王岳等人组成的科研团队走遍了全省甚至全国各地的大小湖泊,提取各种湖底淤泥样本。1966年,王岳和助手从一把取自福州西湖湖心亭的泥土中分离出小单孢菌,它产生的抗生素正是庆大霉素。1969年,庆大霉素正式投产。

庆大霉素是中国人第一个独立自主研制的广谱抗生素,高效低毒,能够弥补青霉素、链霉素的不足,而且过敏反应发生少,在二十世纪七八十年代在国内应用十分广泛,拯救了万千的中国患者。它将我国抗生素的研究、生产推向一个崭新阶段,为我国医药事业做出重大贡献!

硫酸链霉素　Streptomycin Sulfate

化学名为 O-2-甲氨基-2-脱氧-α-L-葡吡喃糖基-(1→2)-O-5-脱氧-3-C-甲酰基-α-L-来苏呋喃糖基-(1→4)-N^1,N^3-二脒基-D-链霉胺硫酸盐。若按照干燥品计算,每1mg的效价不得少于720链霉素单位。

本品为类白色或白色的粉末;无臭或几乎无臭;有引湿性;在水中易溶,在乙醇中不溶。

链霉素是首个被发现的氨基糖苷类药物,是从灰色链霉菌(放线菌属)的发酵液中提取而得,由链霉糖、链霉胍和 N-甲基葡萄糖胺组成,分子结构中存在三个碱性中心,可与各种酸成盐,临床使用的为其硫酸盐。

链霉素在干燥的环境下稳定,可在室温下长期放置而不失效,吸水潮解后则易变质。其水溶液在pH5.0～7.5的范围内最稳定,强酸或强碱条件下均能水解失活,水解产物为链霉胍和链霉双糖胺，后者可进一步分解为链霉糖和 N-甲基葡萄糖胺。

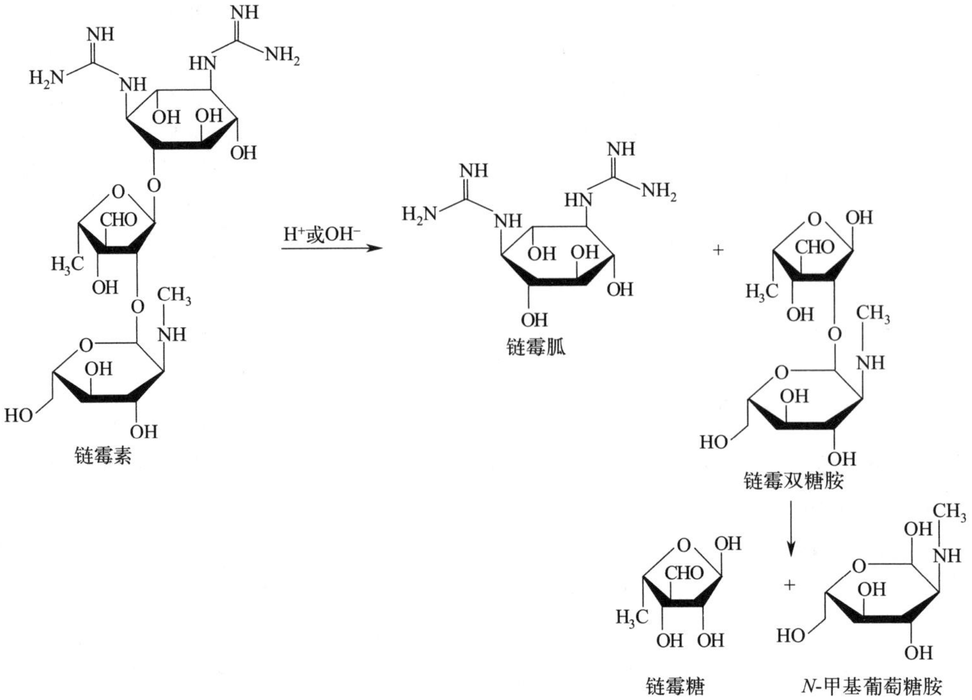

链霉素的特征鉴别反应主要有两个：麦芽酚反应和坂口反应。

1. 麦芽酚反应

链霉素在碱性环境下，分子结构中的链霉糖发生分子重排、扩环等反应，生成六元环的产物，接着 N-甲基葡萄糖胺、链霉胍相继被消除，最终生成麦芽酚。其与三价铁离子在微酸性条件下可生成紫红色配合物，反应过程如下：

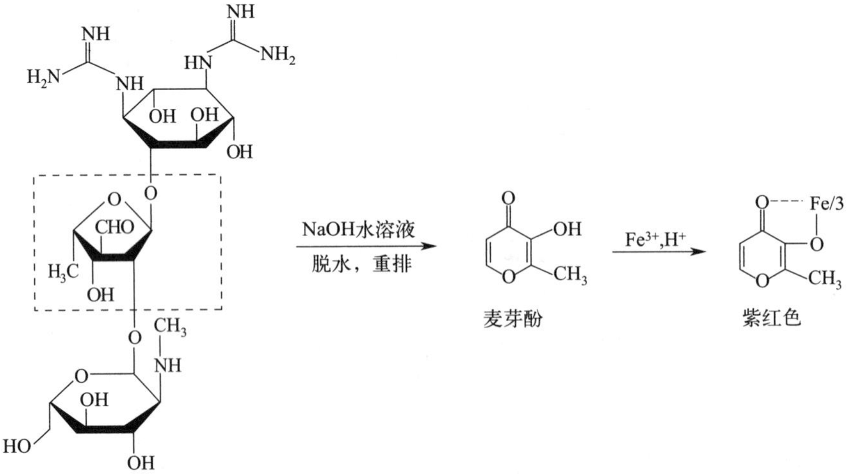

2. 坂口反应

此反应是链霉素的水解产物链霉胍的特征鉴别反应，过程简要叙述如下：向链霉素水溶液中加入氢氧化钠试剂，链霉素发生水解反应生成链霉胍，再向其中加入 8-羟基喹啉和次溴酸钠，链霉胍与次溴酸钠反应的产物和 8-羟基喹啉与次溴酸钠反应的产物相互作用，最终生成橙红色的产物，反应过程如下：

$$R-N=C-NH_2 \xrightarrow{BrO^-} R-N=C-NHBr \xrightarrow{OH^-} R-N=C=N-NH_2$$
$$\underset{NH_2}{|}\qquad\qquad\underset{NH_2}{|}$$
链霉胍

8-羟基喹啉 $\xrightarrow{BrO^-}$ (溴代喹啉醌) $\xrightarrow{R-N=C=N-NH_2}$ (产物)

链霉素的抗菌谱主要包括结核分枝杆菌、布氏杆菌、非溶血性链球杆菌、流感嗜血杆菌等，临床主要用于敏感菌所致的肺结核、心内膜炎、鼠疫与兔热病等的治疗。

案例分析

案例：患者，女，68岁。反复咳嗽、咳痰、气促20余年。肺功能测定：FEV1/FVC51%，FEV1占43%预计值。诊断为慢性阻塞性肺疾病。近1周来因受凉，咳嗽、咳痰频繁，痰量增多呈黄脓状伴气促。查体：体温38.5℃，两肺呼吸音粗，两肺散在性哮鸣音和湿性啰音。胸X射线显示：两肺透亮度增高，两下肺纹理增粗、紊乱。血常规：白细胞$11.3×10^9$/L，中性粒细胞（%）85%。动脉血气（吸空气）：pH 7.35，PaCO 242mmHg，PaO 262mmHg。痰培养：铜绿假单胞菌生长。既往有多发性肌炎病史5年，平素口服激素维持量治疗。

用药医嘱
硫酸阿米卡星注射液0.4g ｜
0.9%氯化钠注射液250ml ｝ 静脉滴注，一日1次
注射用头孢哌酮钠/舒巴坦钠3.0g ｜
0.9%氯化钠注射液250ml ｝ 静脉滴注，一日2次
标准桃金娘油肠溶胶囊0.3g，口服，一日3次
茶碱缓释片0.1g，口服，一日2次

治疗5天后，患者出现手臂抬起困难，全身肌肉、关节疼痛，喘息加重，偶有呼吸困难，考虑为肌炎加重。

分析：阿米卡星是氨基糖苷类抗生素，可阻滞神经-肌肉接头传导，导致骨骼肌软弱、呼吸肌麻痹等症状，重症肌无力患者，因本病可引起神经肌肉阻滞作用，导致骨骼肌软弱，故需慎用氨基糖苷类抗生素。

第四节 四环素类抗生素

四环素类抗生素是由放线菌产生的一类口服广谱药物。典型代表药物有金霉素、土霉素、四环素及半合成衍生物（主要包括多西环素和米诺环素）以及新型四环素类抗生素，其中后者又叫甘氨酰环素类抗生素，典型药物有替加环素。以上所述药物均有相似的骨架结构，即氢化并四苯的四环结构，详见表13-6。

四环素

表13-6 临床常见的四环素类抗生素

药物名称	药物结构	作用特点
金霉素	(结构式)	四环素类药物中的原型药，于1948年研发，主要抗菌谱包括立克次体、支原体、衣原体等

药物名称	药物结构	作用特点
土霉素	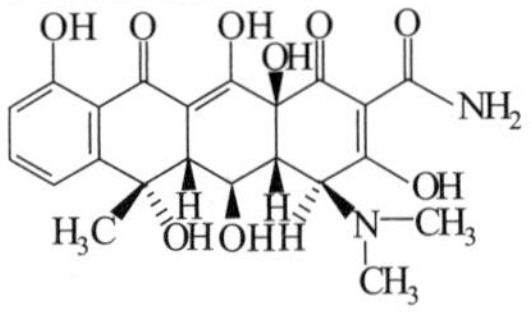	从龟裂链丝菌发酵液中提取的天然产物,抗菌谱以及临床应用和四环素相似,对肠道感染效果略优于四环素,和四环素之间存在交叉耐药性
米诺环素	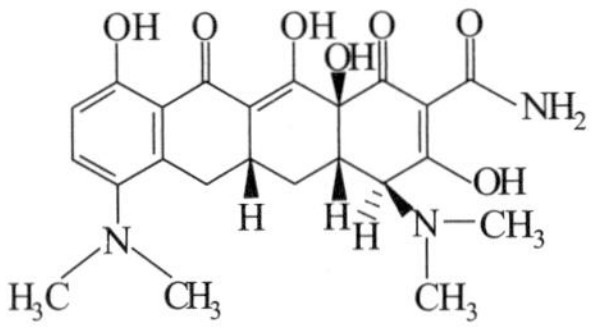	半合成四环素类药物,抗菌谱类似于四环素,具有高效、长效的抗菌作用,在四环素类抗生素中,抗菌作用最强,临床适应证主要包括立克次体感染、支原体感染、鼠疫、霍乱等

四环素类抗生素属于广谱抗生素,但是随着微生物对其耐药率的不断攀升,使得这类药物对大多革兰氏阴性、阳性菌的抗菌作用大不如前,目前此类药物对非典型病原体(如立克次体、衣原体等)、螺旋体(如梅毒、回归热等)、流感嗜血杆菌等病原体有抗菌作用。相比之下,新型的甘氨酰环素在很大程度上克服了微生物的耐药性。

四环素类抗生素和甘氨酰环素的作用机制为通过与细菌核糖体 30S 小亚基结合进而阻止氨基酰 tRNA 进入 mRNA,抑制细菌合成蛋白质。

盐酸四环素 Tetracycline Hydrochloride

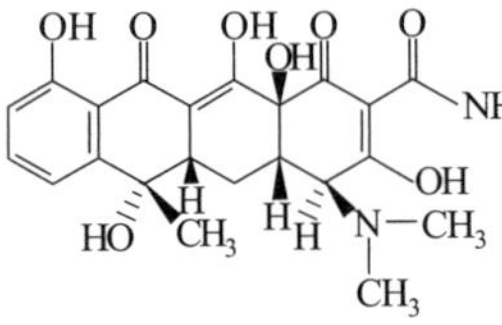

化学名为 $(4S,4aS,5aS,6S,12aS)$-6-甲基-4-(二甲氨基)-3,6,10,12,12a-五羟基-1,11-二氧代-1,4,4a,5,5a,6,11,12a-八氢-2-并四苯甲酰胺盐酸盐。若按干燥品计算,盐酸四环素的含量不得少于 95.0%。

本品为黄色结晶性粉末,遇光色渐变深;无臭;略有引湿性;在水中溶解,在乙醇中微溶,在乙醚中不溶。本品的盐酸溶液(0.01mol/L 盐酸溶液配制成浓度为 10mg/ml)比旋度为 $-240°\sim-258°$。

四环素是由金霉素半合成而得,其分子结构中含碱性的二甲氨基和酸性的烯醇基、酚羟基,为酸碱两性化合物,有三个 pK_a 值,分别是 2.8~3.4、7.2~7.8、9.1~9.7。临床用其盐酸盐。

四环素在干燥环境中比较稳定,但遇光会变色,因此需避光保存。在酸性或碱性环境中均不稳定,容易发生水解,现将其理化性质总结如下:

① 在酸性环境中,四环素 C6 位上的羟基与 C5a 位上的氢可发生消除反应,生成无抗菌活性的橙黄色脱水物,具体反应过程如下所示:

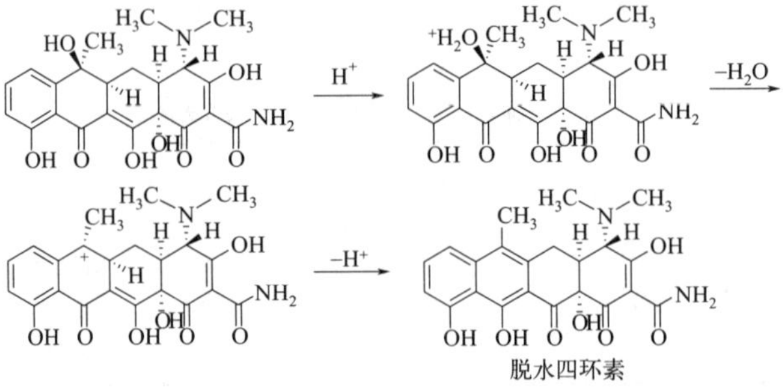

在 pH2~6 的环境中，C4 位的二甲氨基非常容易发生可逆的差向异构化反应，生成 4 位差向异构体，此差向异构体具有较大的肾毒性，某些阴离子（如磷酸根、醋酸根、柠檬酸根）可催化此反应，加快差向异构体的生成速率，所以在进行药物配伍时要格外注意，避免药物与上述物质接触。四环素 4 位差向异构体在酸性环境下也可发生脱水，生成脱水四环素-4-差向异构体，不管是脱水产物还是差向异构体，其抗菌活性均下降甚至消失。

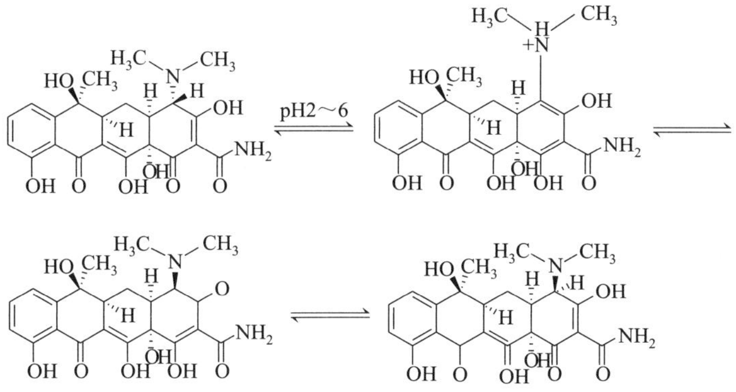

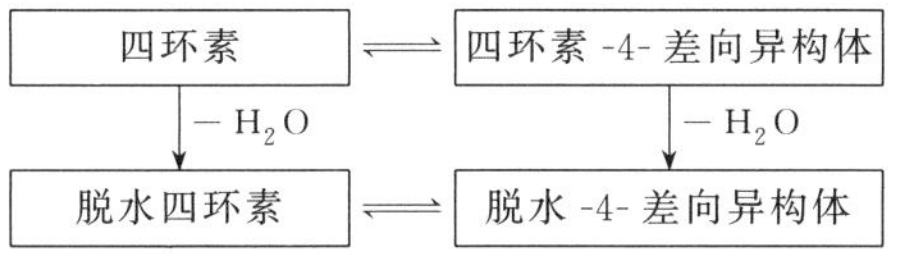

② 在碱性环境中，OH⁻ 的作用使得 C6 位的羟基形成氧负离子，并向 C11 的羰基发起进攻，经过分子内亲核反应、电子转移，C 环破裂，生成含内酯结构的异构体，药物活性丧失。

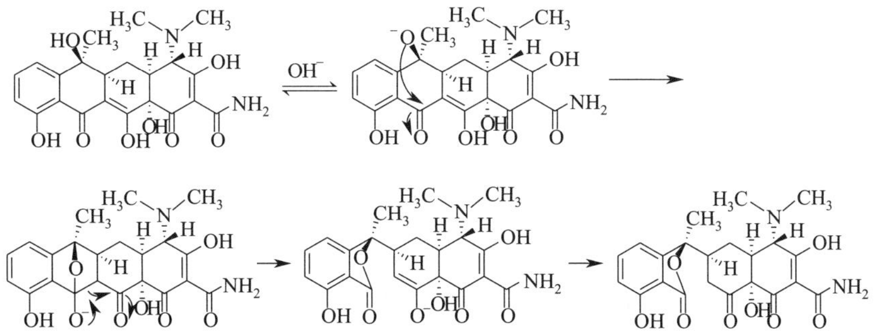

③ 四环素分子结构中含有较多的羟基、烯醇基以及羰基，在近中性的环境中可与多种金属离子络合，形成难溶性的螯合物，如和镁离子、钙离子络合，可分别形成难溶性的镁盐和钙盐，和铁离子则能形成红色配合物，和铝离子会形成黄色配合物。

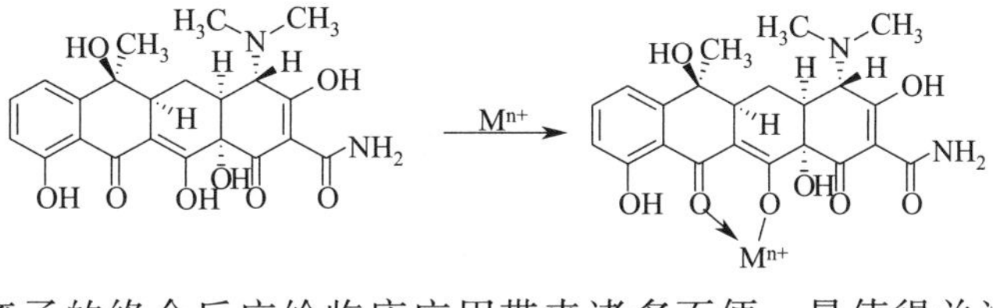

四环素与金属离子的络合反应给临床应用带来诸多不便，最值得关注的是，四环素与钙离子的络合物，在体内呈现黄色，其会沉积在牙齿、骨骼等部位，服用该药物的患者（如小儿）会出现牙齿变黄，也就是通常所说的"四环素牙"，也会出现抑制骨骼生长的不良反应，因此孕妇和小儿应慎用或禁用这类药物。

四环素进入机体后，分布广泛，是广谱的抗生素，通常表现为抑菌，高浓度时可杀菌。

其抗菌谱主要有立克次体、支原体、衣原体、放线菌等；临床适应证主要包括，立克次体感染、支原体感染、衣原体感染、回归热、霍乱、兔热病、鼠疫等。

盐酸多西环素　Doxycycline Hyclate

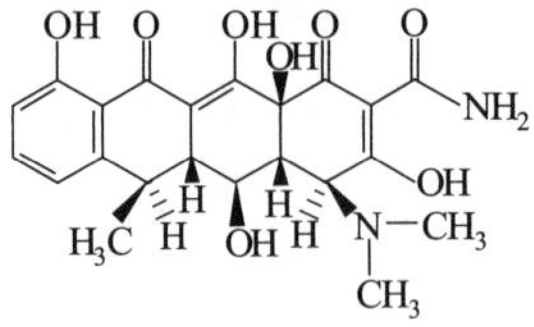

化学名为 6-甲基-4-(二甲氨基)-3,5,10,12,12α-五羟基-1,11-二氧代-1,4,4α,5,5α,6,11,12α-八氢-2-并四苯甲酰胺盐酸盐半乙醇半水合物。若按照无水和无乙醇物计算，多西环素含量应为 88.0%～94.0%。

本品为淡黄色至黄色结晶性粉末；无臭。在水或甲醇中易溶，在乙醇或丙酮中微溶。本品的盐酸甲醇溶液（10mg/ml）的比旋度为 $-105°～-120°$。

理化性质类似于四环素，此处不再赘述。

抗菌谱类似于四环素，但抗菌作用比四环素强，存在同类药物之间的交叉耐药性。临床适应证主要包括敏感菌所引起的上呼吸道、胆道、皮肤软组织等部位的感染，以及淋巴炎、伤寒、恙虫病、霍乱等疾病。

第五节　氯霉素类抗生素

氯霉素是于 1947 年从委内瑞拉链霉菌培养液中提取而得的一种广谱抗生素，也是人类发现的首个广谱抗生素，目前临床使用的为人工合成的氯霉素，有四种旋光异构体，活性均弱于天然的氯霉素，其中合霉素是氯霉素的外消旋体，抗菌活性仅为氯霉素的一半。

氯霉素的作用机制为与细菌核糖体 50S 大亚基结合，从而阻止信使 RNA 与核糖体结合，使得细菌合成蛋白质受阻，其作用机制类似于大环内酯类药物。

氯霉素味苦，为了矫正其味道、提高抗菌效果，对氯霉素进行了结构改造，如将氯霉素和丁二酸酐反应，得到其丁二酸单酯衍生物，即琥珀氯霉素；或将氯霉素苯环上的硝基替换为强吸电子基团甲砜基，得到其类似物甲砜霉素，后者在体内抗菌作用较强，与氯霉素间呈现完全交叉耐药。

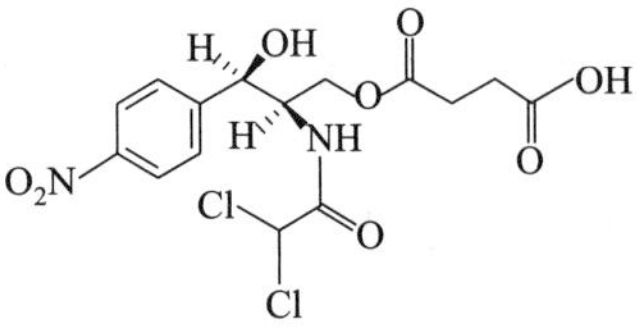

琥珀氯霉素 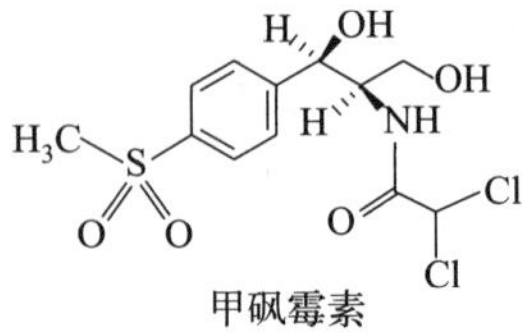　　　　　　　　甲砜霉素

氯霉素　Chloramphenicol

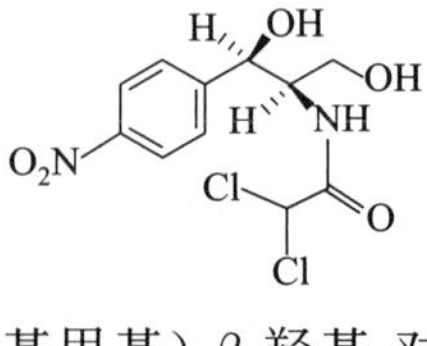

化学名为 D-苏式-(-)-N-[α-(羟基甲基)-β-羟基-对硝基苯乙基]-2,2-二氯乙酰胺。若按照干燥品计算，氯霉素的含量应为 98.0%～102.0%。

本品为白色至微带黄绿色的针状、长片状结晶或结晶性粉末；在甲醇、乙醇、丙酮及丙二醇中易溶，在水中微溶；本品的无水乙醇溶液（50mg/ml）比旋度为＋18.5°～＋21.5°；熔点为149～153℃。

氯霉素结构中具有两个手性碳原子，目前临床使用的为$1R,2R$-(－)或是D-(－)苏阿糖型，因为只有这种旋光异构体才具有抗菌效果。

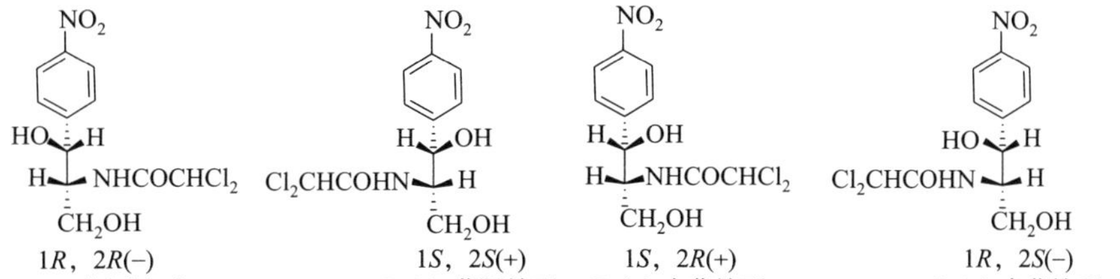

$1R,2R(-)$
D-(-)-苏阿糖型

$1S,2S(+)$
L-(+)-苏阿糖型

$1S,2R(+)$
D-(+)-赤藓糖型

$1R,2S(-)$
L-(-)-赤藓糖型

氯霉素性质稳定，耐高温，煮沸5h，抗菌活性不下降，干燥条件下抗菌活性可保持5年以上，水溶液可冷藏贮存几个月。在中性或弱酸性（pH4.5～7.5）条件下较稳定，在强酸（pH＜2）或强碱（pH＞9）的条件下，可发生水解。其中酸水解产物对硝基苯基-2-氨基-1,3-丙二醇可被过碘酸氧化，氧化产物为对硝基苯甲醛，后者可与2,4-二硝基苯肼缩合，得到苯腙，此反应可用于氯霉素的鉴别。

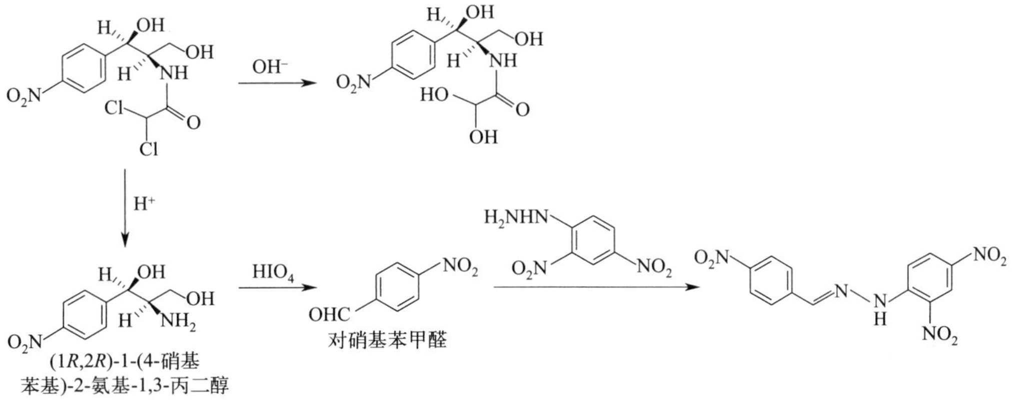

$(1R,2R)$-1-(4-硝基苯基)-2-氨基-1,3-丙二醇

对硝基苯甲醛

氯霉素分子结构中含有硝基，经锌粉还原后可生成羟胺的衍生物，后者在乙酸钠的作用下，可与苯甲酰氯发生酰化反应，所得产物在弱酸性条件下可与三价铁离子络合，得到紫红色的络合产物。

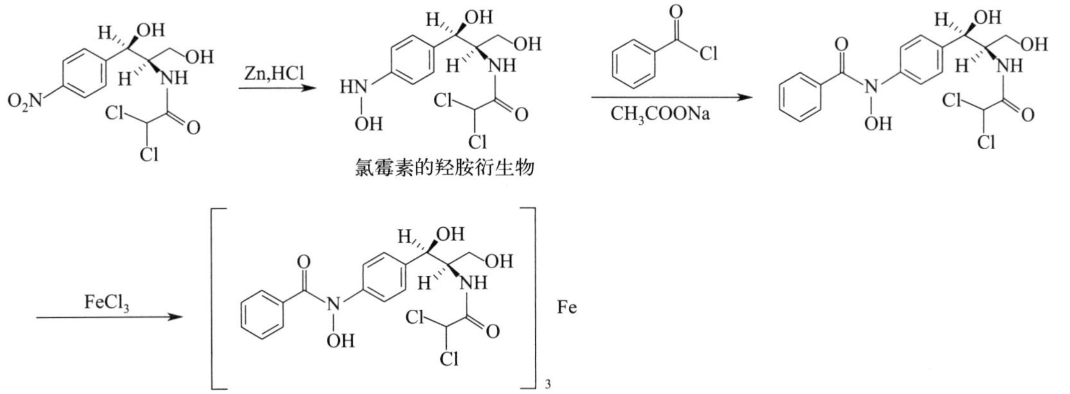

氯霉素的羟胺衍生物

本品具有广谱的抗菌作用，主要抗菌谱包括，流感嗜血杆菌、脑膜炎奈瑟菌等革兰氏阴性菌以及肺炎链球菌等革兰氏阳性菌，此外还有厌氧菌、立克次体、螺旋体、衣原体等。临床主要的适应证为伤寒、副伤寒以及其他沙门菌、脆弱拟杆菌、脑膜炎球菌、肺炎链球菌等引起的感

染；联合氨苄西林可用于治疗流感嗜血杆菌性脑膜炎；外用可治疗沙眼及化脓菌引起的感染。

同步测试

一、选择题

（一）A型题（单选题）

1. 青霉素类抗生素母核结构中产生药效的必需结构特点是（　　）。
   A. 四元 β-内酰胺环　　　　　　　　B. 不能含有手性原子
   C. 3位甲基　　　　　　　　　　　　D. 3位羧基
2. 头孢菌素类抗生素母核结构中产生药效的必需结构特点是（　　）。
   A. 四元 β-内酰胺环　　　　　　　　B. 不能含有手性原子
   C. 3,4位双键　　　　　　　　　　　D. 3位羧基
3. 奥格门汀的处方成分药是（　　）。
   A. 阿莫西林＋克拉维酸钾　　　　　B. 磺胺嘧啶＋丙磺舒
   C. 磺胺甲噁唑＋阿昔洛韦　　　　　D. 磺胺甲噁唑＋甲氧苄氨嘧啶
4. 下列哪个因素不能促进药物被氧化（　　）。
   A. 溶液的酸碱度　　B. 密封保存　　C. 金属离子　　D. 光照
5. 下列药物为抗菌增效剂的是（　　）。
   A. 青霉素　　　　B. 阿莫西林　　　C. 红霉素　　　D. 克拉维酸
6. 青霉素类抗生素构效关系叙述不正确的是（　　）。
   A. 6位侧链是结构修饰的主要部位，能产生不同作用
   B. 绝对构型为 2R，5R，6R 的旋光异构体为活性必须结构
   C. 2位羧基变为酰胺或硫代酸活性降低，还原为醇抗菌活性丧失
   D. 5位、6位两个氢原子换成甲基或甲氧基，抗菌活性降低
7. 四环素的母核结构为（　　）。
   A. 异咯嗪环　　　B. 吩噻嗪环　　　C. 并四苯结构　　D. 酰肼基
8. 属于氧青霉烷类的药物为（　　）。
   A. 哌拉西林　　　B. 头孢噻肟　　　C. 克拉维酸　　　D. 舒巴坦
9. 先锋霉素Ⅳ又叫（　　）。
   A. 头孢氨苄　　　B. 头孢噻啶　　　C. 头孢拉定　　　D. 头孢乙腈
10. 氯霉素的活性构型为（　　）。
    A. D-(−)-苏阿糖型　　　　　　　　B. D-(＋)-苏阿糖型
    C. L-(−)-苏阿糖型　　　　　　　　D. L-(＋)-苏阿糖型

（二）B型题（每小组5个备选答案，备选答案可重复，可不选）

A. 大环内酯类　　B. 氨基糖苷类　　C. 四环素类　　D. 氯霉素类
E. β-内酰胺类

1. 阿莫西林属于（　　）。
2. 红霉素属于（　　）。
3. 甲砜霉素属于（　　）。

A. 克拉霉素　　　B. 替卡西林　　　C. 金霉素　　　D. 氯霉素
E. 氧氟沙星

4. 结构中含有大环内酯的是（　　）。
5. 结构含有并四苯的是（　　）。
6. 结构中含有 β-内酰胺环的是（　　）。
A. 罗红霉素　　　B. 羧苄西林　　　C. 头孢曲松　　　D. 氨曲南
E. 法罗培南
7. 结构中含有单环 β-内酰胺的是（　　）。
8. 结构中含有四元环骈合五元环的基本结构的是（　　）。
9. 结构中含有四元环骈合六元环的基本结构的是（　　）。
10. 结构中含青霉烯的是（　　）。

（三）X 型题（多选题）
1. 下列哪些因素能促进药物被水解（　　）。
A. 药物水溶液的酸碱度　　　　　B. 药物暴露于外界环境中
C. 药物贮存湿度　　　　　　　　D. 将药物密封贮藏
2. 大环内酯类抗生素包括（　　）。
A. 多西环素　　　B. 红霉素　　　C. 阿奇霉素　　　D. 美诺环素
3. 氯霉素类的抗生素包括（　　）。
A. 琥珀氯霉素　　B. 甲砜霉素　　C. 甲氧西林　　　D. 舒他西林
4. 含有十四元环大环内酯类的抗生素的是（　　）。
A. 红霉素　　　B. 阿奇霉素　　C. 红霉素碳酸乙酯　　D. 琥乙红霉素
5. 属于抗生素类抗结核病的药物有（　　）。
A. 链霉素　　　B. 多西环素　　C. 红霉素　　　D. 阿米卡星
6. 属于第三代头孢类抗生素的是（　　）。
A. 头孢甲肟　　B. 头孢克肟　　C. 头孢唑肟　　　D. 头孢噻肟
7. 下列药物需要避光保存的有（　　）。
A. 四环素　　　B. 多西环素　　C. 米诺环素　　　D. 金霉素
8. 广谱青霉素包括（　　）。
A. 青霉素钠　　B. 青霉素 V　　C. 阿莫西林　　　D. 氨苄西林
9. 下列药物中可以口服的有（　　）。
A. 青霉素钠　　B. 头孢羟氨苄　　C. 克拉霉素　　　D. 罗红霉素
10. 耳毒性较大的抗生素有（　　）。
A. 阿米卡星　　B. 庆大霉素　　C. 链霉素　　　D. 卡那霉素

二、区别题（用化学方法区别下列各组药物）
1. 链霉素与依替米星　　2. 链霉素与四环素　　3. 链霉素与青霉素钠

三、问答题
1. 影响青霉素抗生素稳定性的因素有哪些？为提高稳定性须采取什么措施？
2. 根据头孢菌素类抗生素的结构特点和构效关系，说明该类药物应用时应注意什么问题。

第十四章

甾类药物

甾体激素概述

🎯 知识目标

1. 了解枸橼酸他莫昔芬、苯丙酸诺龙、炔诺酮、米非司酮、曲安奈德的结构特点与主要性质。
2. 掌握雌激素、雄激素、孕激素、糖皮质激素的构效关系及典型药物。
3. 熟悉雌二醇、炔雌醇、己烯雌酚、甲睾酮、黄体酮、氢化可的松的化学结构和理化性质及作用特点；甾体激素的基本结构和雌甾烷、雄甾烷、孕甾烷结构的区别。

📚 能力目标

1. 能写出雌激素、雄激素、孕激素、糖皮质激素典型药物的结构特点。
2. 能认识雌二醇、炔雌醇、己烯雌酚、甲睾酮、黄体酮、氢化可的松的结构式。
3. 能应用典型药物的理化性质、构效关系解决该类药物的制剂调配、鉴别、贮存保管及临床应用问题。
4. 能根据《中国药典》的描述，从事药物定性鉴别的简单操作。

甾类药物是指一类含有甾体母核结构的药物。其基本化学结构为环戊烷并多氢菲（甾烷），共由4个环骈合而成，其中A环、B环和C环均为六元环，D环为五元环。临床上常用的甾类药物为甾体激素类药物，其在维持生命、影响机体发育、调节机体免疫力、生育控制等方面起着重要作用。根据药理作用的不同，甾体激素可分为性激素和皮质激素，其中性激素又可分为雌激素、雄激素和孕激素。根据结构特点的不同，甾体激素可分为雌甾烷类、雄甾烷类和孕甾烷类。三者的区别在于：雌甾烷类13位碳原子上连有角甲基，编号C18；雄甾烷类13、10位碳原子上均连有角甲基，分别编号C18、C19；孕甾烷类除13、10位碳原子上连有角甲基（编号分别为C18、C19）外，17位碳原子上还连有含两个碳原子的取代基，分别依次编号C20、C21。

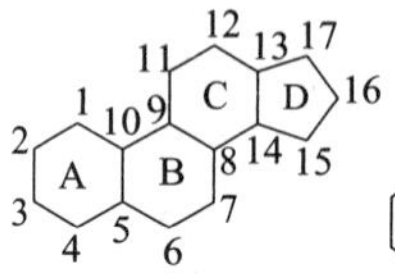

甾烷 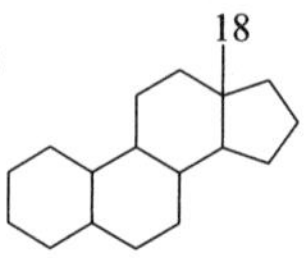　　雌甾烷 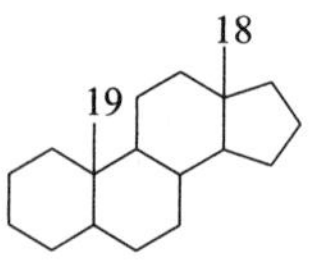　　雄甾烷 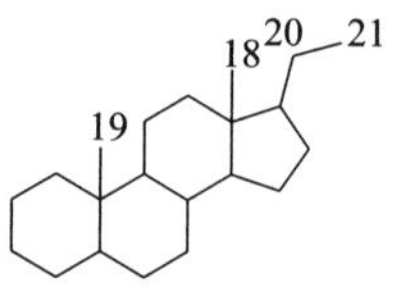　　孕甾烷

甾体激素类药物可用于预防或治疗因内分泌系统紊乱而致的疾病，主要包括：雌激素及抗雌激素，雄性激素及蛋白同化激素，孕激素、抗孕激素及甾体避孕药，肾上腺皮质激素。

第一节 雌激素及抗雌激素

雌激素是由雌性动物卵巢分泌产生并对雌性动物第二性征的发育及生殖器官的成熟起重要作用的生理活性物质，可与孕激素一起作用，完成性周期、妊娠、授乳等。临床上所用的雌激素药物可分为甾体雌激素药物和非甾体雌激素药物，可用于治疗女性性功能疾病、围绝经期综合征、卵巢功能不全及骨质疏松等疾病。

雌激素

抗雌激素是一类能拮抗雌激素作用的药物，可用于治疗晚期乳腺癌和卵巢癌等疾病。

一、概述

1. 结构类型

甾体雌激素药物属雌甾烷类，为最早被发现的甾体激素。天然雌激素包括雌二醇、雌酮和雌三醇，三种雌激素在体内酶的作用下可相互转化，其中雌二醇的生理活性最强。其典型结构特征为 A 环为芳香环，C3 有酚羟基。

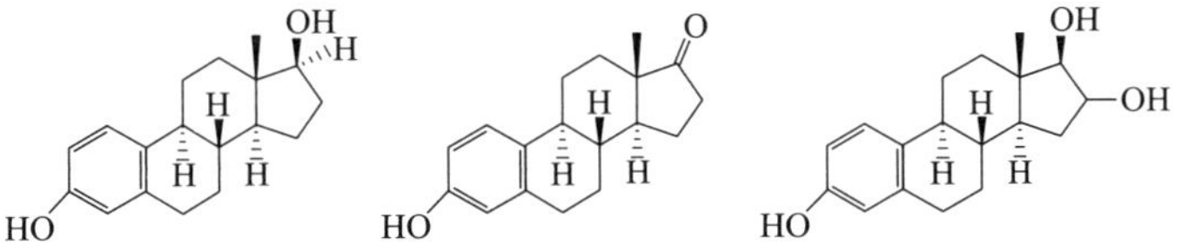

雌二醇　　　　　　雌酮　　　　　　雌三醇

非甾体雌激素药物是人工合成的雌激素代用品，主要为二苯乙烯类化合物，典型药物为己烯雌酚。

抗雌激素是在研究非甾体雌激素的过程中发现的三苯乙烯衍生物，其中具有代表性的药物是他莫昔芬。

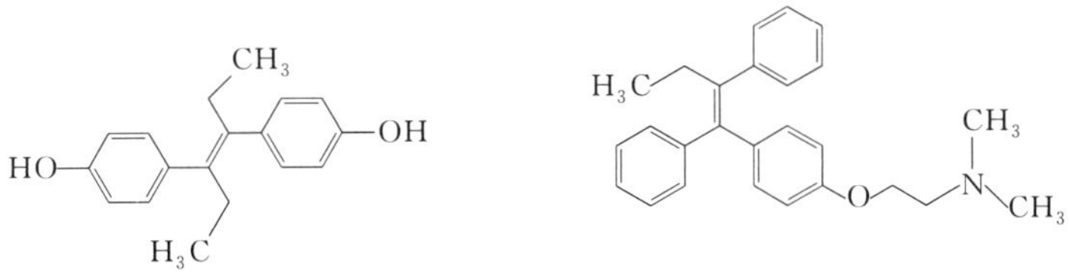

己烯雌酚　　　　　　他莫昔芬

2. 构效关系

雌二醇因在肝脏及胃肠道中迅速失活，故口服无效。但以其作为先导化合物进行结构改造，可得到使用方便、用途专一的雌激素类药物。

在雌二醇的 C17-α 位引入乙炔基得到炔雌醇，由于空间位阻作用，能够阻碍肝脏中酶对药物的代谢破坏，并且可以抵御胃肠道微生物对药物的降解作用。因此，该药可以口服，其口服活性是雌二醇的 10～20 倍。目前已成为口服复方避孕药中常用的雌激素组分。

进一步将炔雌醇 C-3-羟基醚化，如环戊醚化后所得产物炔雌醚，不但保持了口服活性，而且醚化产物的脂溶性增加，可贮存在人体内脂肪小球中，缓慢离解出能发挥作用的 C-3-羟基化合物，为一种口服及注射长效雌激素。

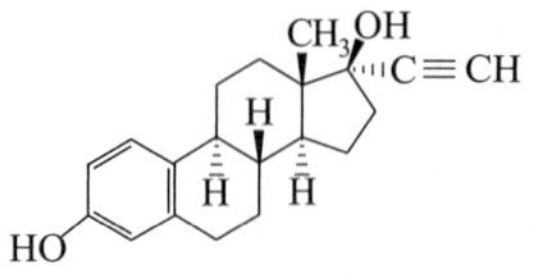

炔雌醇 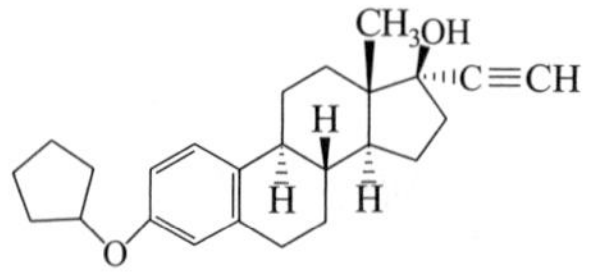　　　　　　　　炔雌醚

雌二醇的 C3 位和 C17-β 位均有羟基结构，可将其与羧酸酯化制成前药，在体内缓慢水解转化成雌二醇，以延长作用时间。如 C3 位的羟基酯化得到苯甲酸雌二醇，C17 位 β-羟基酯化得到戊酸雌二醇，二者均可制成长效针剂供临床使用。

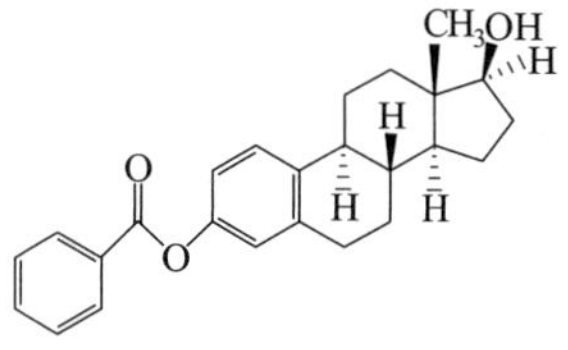

苯甲酸雌二醇 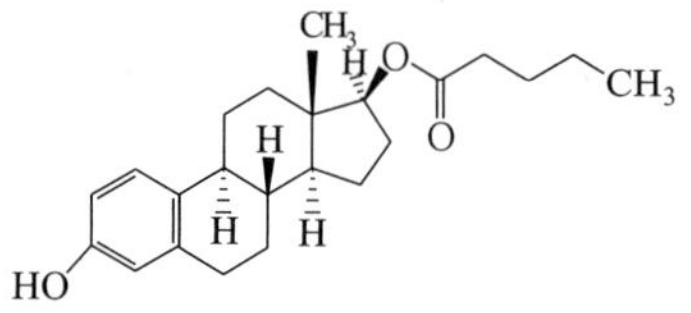　　　　　　　　戊酸雌二醇

> **课堂活动**
> 讨论：雌二醇既然不能口服给药，那临床使用中可采用其他哪些给药途径给药？

在研究雌激素构效关系的过程中发现甾体结构并非活性结构，C3 和 C17 的含氧取代基才是雌激素的药效结构，两个官能团之间的距离应为 0.855nm。由此，合成和筛选出了 30 多类、1000 多种具有雌激素活性的非甾体化合物，其中上市最早且最典型的药物是己烯雌酚。

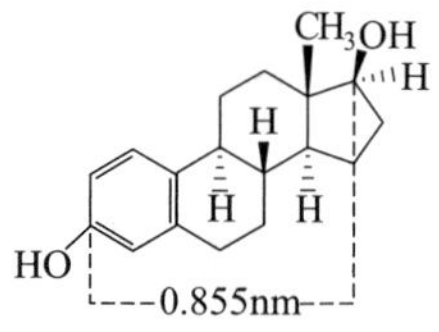

雌二醇 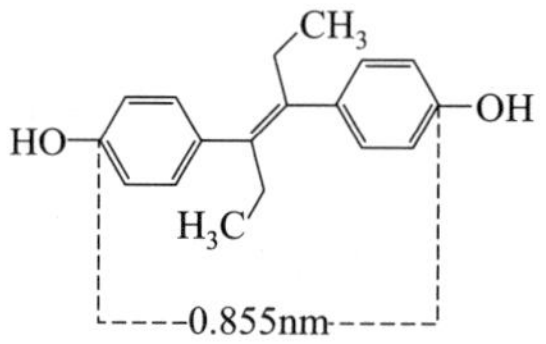　　　　　　　　己烯雌酚

抗雌激素为三苯乙烯衍生物，与雌激素竞争雌激素受体产生雌激素拮抗作用，其中比较重要的药物是他莫昔芬。以他莫昔芬为先导化合物所得抗雌激素的构效关系如下。

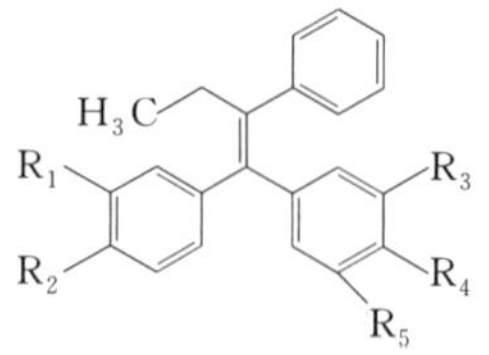

R_1、R_2 若同为羟基取代，可增强与雌激素受体的亲和力。

R_2 若为甲基、氟原子或氯原子取代不会改变与雌激素受体的亲和力；若为甲酯，可降低与雌激素受体的亲和力。

R_3、R_5 若同为甲基取代，可降低与雌激素受体的亲和力。

R_4 为二甲氨基乙氧基取代活性最佳；若为其他取代基，可降低与雌激素受体的亲和力。

3. 理化性质

① 甾体雌激素属雌甾烷类药物，可与强酸反应呈色。
② 大部分雌激素药物含酚羟基或潜在酚羟基，可与三氯化铁反应呈色。
③ 含酚羟基药物具有还原性，见光易氧化变质，应避光并置于阴凉干燥处贮存。
④ 大部分抗雌激素药物含叔胺结构，在水中溶解度小，显碱性，可与酸反应成盐。

 知识链接　雌激素的生理作用

雌性激素在女性一生中的作用是巨大的，任何激素都不能替代它，其主导女性第二性征的发育和维持，控制女性生理周期和生育能力等。归纳起来，雌激素的生理作用主要有以下几点。

① 卵巢：刺激卵泡发育，调节促性腺激素的释放，保持卵巢活力。
② 子宫：促进子宫内膜和平滑肌的代谢。
③ 乳腺：刺激乳腺导管的生长，促进乳腺腺泡的发育及乳汁生成。
④ 性器官：刺激女性性器官的发育、成熟，保持阴道酸性环境，提高其抗菌能力。
⑤ 输卵管：促进输卵管发育，加强输卵管收缩，加速卵细胞在输卵管的运行速度。
⑥ 骨骼：有促进骨质致密作用，能维持骨吸收和骨形成平衡。
⑦ 心血管：能降低血管通透性，降低血清胆固醇。

二、典型药物

雌二醇　Estradiol

化学名为雌甾-1,3,5(10)-三烯-3,17β-二醇。

本品为白色或类白色结晶性粉末；无臭。在丙酮中溶解，在乙醇中略溶，在水中不溶。熔点为175～180℃；比旋度为+76°～+83°（1%乙醇溶液）。

本品含酚羟基，有还原性，见光或受热易被氧化而变质，应遮光、密封保存。

本品与硫酸反应显黄绿色荧光。

本品与三氯化铁反应即显草绿色，加水稀释，变为红色。

本品为天然雌激素药物，口服无效。可溶于植物油中制成针剂通过静脉给药，也可制成霜剂或透皮贴剂经皮肤吸收，还可制成栓剂经阴道黏膜吸收。

本品主要用于治疗卵巢功能不全导致的各种症状，如功能性子宫出血、萎缩性阴道炎、更年期综合征、月经不调、女性性腺功能不良等。与孕激素制成复方制剂，用于事后避孕。

炔雌醇　Ethinylestradiol

化学名为3-羟基-19-去甲-17α-孕甾-1,3,5(10)-三烯-20-炔-17-醇，别名乙炔雌二醇。

本品为白色或类白色的结晶性粉末；无臭。在乙醇、丙酮或乙醚中易溶，在三氯甲烷中溶解,在水中不溶。熔点为 180~186℃;比旋度为 -26°~-31°(1%吡啶溶液)。

本品含酚羟基,有还原性,见光或受热易被氧化而变质,应遮光、密封保存。

本品与硫酸反应显橙红色,在反射光线下出现黄绿色荧光,加水,即生成玫瑰红色絮状沉淀。

本品含端基炔结构,与硝酸银反应产生白色的炔雌醇银盐沉淀。

本品口服可被胃肠道吸收,1~2h 后血药浓度达峰值,半衰期为 6~14h,与血浆蛋白中度结合,在肝内代谢,大部分以原形排出,约 60% 由尿排泄。

本品可以口服,常用于补充雌激素不足或治疗促性腺激素分泌不足所致的各种症状。还可用于绝经期后妇女晚期乳腺癌、晚期前列腺癌。与孕激素类药合用,能够抑制排卵,可作避孕药。

己烯雌酚　Diethylstilbestrol

化学名为 (E)-4,4′-(1,2-二乙基-1,2-亚乙烯基)双苯酚。

本品为无色结晶或白色结晶性粉末;几乎无臭。在甲醇中易溶,在乙醇、乙醚或脂肪油中溶解,在三氯甲烷中微溶,在水中几乎不溶;在稀氢氧化钠溶液中溶解。熔点为 169~172℃。

本品含两个酚羟基,有还原性,见光或受热易被氧化而变质,应遮光、密封保存。

本品与硫酸反应显橙黄色,加水稀释,颜色消失。

本品乙醇溶液与三氯化铁作用显绿色,渐变为黄色。

本品为反式体,其顺式体无药理活性。

本品口服吸收良好,临床可用于治疗因体内雌激素不足导致的萎缩性阴道炎、女性性腺发育不良、绝经期综合征、老年性外阴干枯症及阴道炎等。也可用于治疗乳腺癌、不能手术治疗的前列腺癌晚期患者,预防产后泌乳或退(或回)乳等。

枸橼酸他莫昔芬　Tamoxifen Citrate

化学名为 (Z)-N,N-二甲基-2-[4-(1,2-二苯基-1-丁烯基)苯氧基]乙胺枸橼酸盐。

本品为白色或类白色结晶性粉末;无臭。在甲醇中溶解,在乙醇或丙酮中微溶,在三氯甲烷中极微溶解,在水中几乎不溶;在冰醋酸中易溶。熔点为 142~148℃。

本品遇光不稳定,溶液状态时,在紫外线的作用下会发生异构体转化,进而环合成菲。因此本品应遮光、密封、在干燥处保存。

本品含叔胺结构,可与生物碱沉淀试剂反应显色。与醋酐-吡啶(1:5)在热水浴中反应,溶液颜色由黄色变为红色。

本品药用为顺式体,其反式体的活性较顺式体小。

本品为抗雌激素药物,口服吸收迅速,主要用于晚期乳腺癌和卵巢癌的治疗。

第二节 雄激素及蛋白同化激素

雄激素是能够促进男性生殖器官成熟和第二性征发育的激素，具有维持雄性正常性欲和生殖功能的作用。同时还具有强大的促进蛋白质合成使机体呈氮正平衡的作用（蛋白同化作用），能够促进骨骼肌发育，使骨骼粗壮，并有增加基础代谢、刺激红细胞生成等作用。雄激素缺乏可能会出现肥胖、性欲减退、体能明显下降等症状。

蛋白同化激素是一类通过对雄激素进行结构修饰，减弱雄性活性，增强蛋白同化活性的化合物，具有促进细胞生长与分化，增长肌肉和增大骨骼的作用。临床上主要用于慢性消耗性疾病、手术后或产后和年老衰弱、低蛋白血症、小儿发育不良等的治疗。

一、概述

1. 结构类型

睾酮为天然的雄性激素，具有雄甾烷结构。其典型的结构特征为 A 环有 4-烯-3-酮结构，C17 位含 β-羟基。

蛋白同化激素为去掉雄激素 C10 位角甲基或改变雄激素 A 环所得，以雌甾烷或雄甾烷为母核。其典型的结构特征为 C10 位无甲基或 A 环无 4-烯-3-酮结构。典型药物为苯丙酸诺龙、司坦唑醇等。

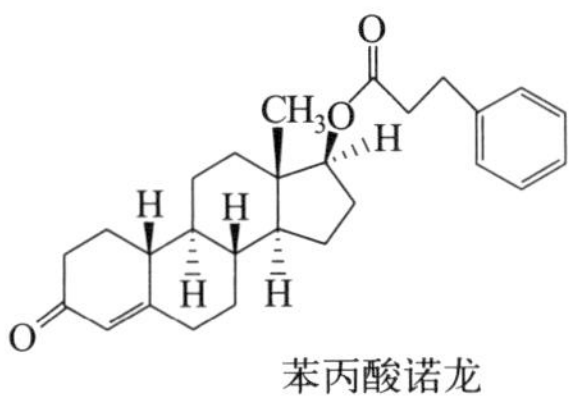

苯丙酸诺龙 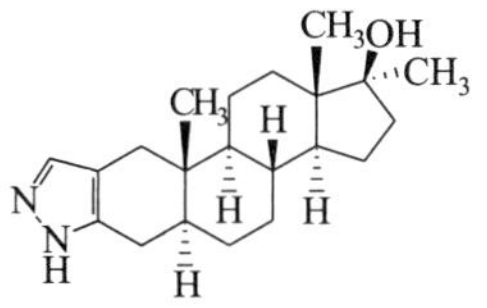　　　　　司坦唑醇

2. 构效关系

睾酮的作用时间短且在胃肠道易被破坏失活，故口服无效。以其作为先导化合物进行结构修饰，可得到作用时间长、能口服的雄激素类药物。

将睾酮的 C17 位 β-羟基与有机酸反应成酯后可得到长效的雄激素类药物，能够每周或每月给药一次。常用的有机酸主要有丙酸等。

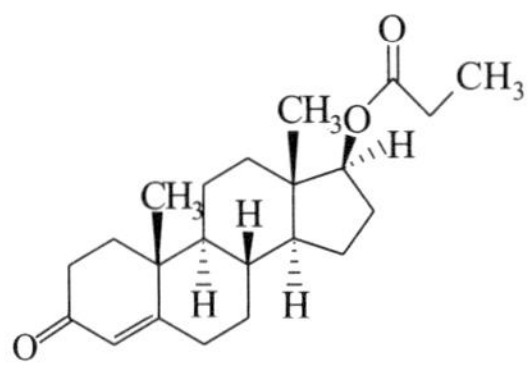

丙酸睾酮 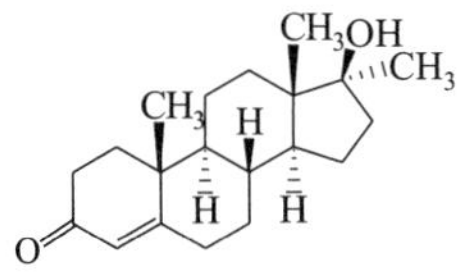　　　　　甲睾酮

在睾酮的 C17α 位引入甲基后，由于空间位阻作用，可阻止 C17β-羟基被氧化，所得产物甲睾酮稳定性增强，不易在肝脏被破坏，口服吸收快，生物利用度高，为常用的口服雄激素类药物。

3. 理化性质

① 雄激素属雄甾烷类药物，可与强酸反应呈色。

② 雄激素及蛋白同化激素类药物分子极性较小，水溶性不佳，常制成口服制剂或油溶液型针剂供临床使用。

③ 雄激素类药物分子中不存在易变基团，性质相对稳定，遇光、热均不易分解。

二、典型药物

甲睾酮 Methyltestosterone

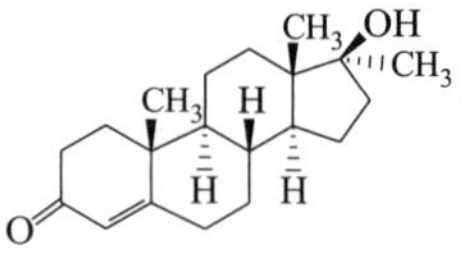

化学名为 17α-甲基-17β-羟基雄甾-4-烯-3-酮。

本品为白色或类白色结晶性粉末；无臭，无味；微有引湿性。在乙醇、丙酮或三氯甲烷中易溶，在乙醚中略溶，在植物油中微溶，在水中不溶。熔点为 163～167℃；比旋度为 +79°～+85°（1%乙醇溶液）。

本品遇硫酸-乙醇（2∶1）溶液，即显黄色并带有黄绿色荧光。

本品口服吸收完全，具有雄激素和蛋白同化作用，主要用于原发性或继发性男性性功能减退症、无睾症及类无睾症的治疗。本品还能抵抗雌激素作用，抑制子宫内膜生长，可用于治疗月经过多、子宫内膜异位症、子宫肌瘤等，还可用于缓解晚期乳腺癌。

丙酸睾酮 Testosterone Propionate

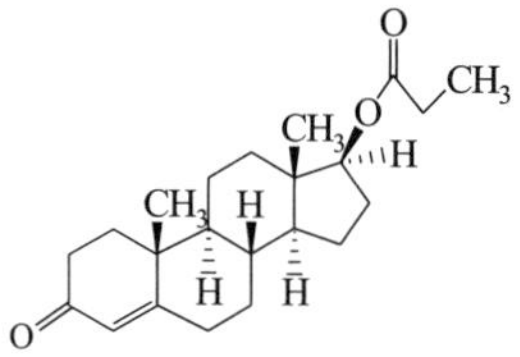

化学名为 17β-羟基雄甾-4-烯-3-酮丙酸酯。

本品为白色结晶或类白色结晶性粉末；无臭。在三氯甲烷中极易溶解，在甲醇、乙醇或乙醚中易溶，在乙酸乙酯中溶解，在植物油中略溶，在水中不溶。熔点为 118～123℃；比旋度为 +84°～+90°（1%乙醇溶液）。

本品含 $\triangle^4$-3-酮结构单元，具有紫外吸收。

本品为睾酮的丙酸酯化合物，口服虽可吸收，但在肝中会迅速被破坏而失效，故一般采用肌内注射，可起到长效作用，在体内缓慢水解释放出睾酮而发挥作用。

> **课堂活动**
> 讨论：试从甲睾酮和丙酸睾酮的结构出发，分析二者在作用时间、起效快慢和体内代谢方面的差异。

本品主要用于男性性功能减退症、性器官发育不良、无睾症及隐睾症；还可用于月经过多、子宫肌瘤、子宫内膜异位症、老年骨质疏松及小儿再生障碍性贫血等。

苯丙酸诺龙 Nandrolone Phenylpropionate

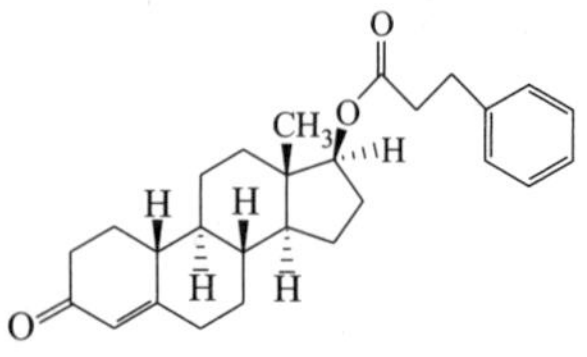

化学名为 17β-羟基雌甾-4-烯-3-酮-3-苯丙酸酯。

本品为白色或类白色结晶性粉末；有特殊臭。在甲醇或乙醇中溶解，在植物油中略溶，在水中几乎不溶。熔点为93～99℃；比旋度为+48°～+51°（1%二氧六环溶液）。

本品有较强地促进蛋白质合成的作用，蛋白同化作用为丙酸睾酮的12倍，雄激素活性为丙酸睾酮的1/2，临床上主要用于治疗慢性消耗性疾病、严重灼伤、手术前后、骨折不易愈合和骨质疏松症、发育不良等。

知识链接　蛋白同化制剂

蛋白同化制剂又称同化激素，俗称合成类固醇，是合成代谢类药物，具有促进蛋白质合成和减少氨基酸分解的作用，可促进肌肉增生，提高动作力度和增强男性的性特征。这类药物在医疗实践活动中常用于慢性消耗性疾病及大手术、肿瘤化疗、严重感染等对机体严重损伤后的复原治疗。但如果出于非医疗目的而使用（滥用）此类药物则会导致生理、心理的不良后果。在生理方面，会引起男性型秃发、乳腺组织异常发育、睾丸变小、阳痿等，女性声音低沉、乳房发育停止、毛发加重、月经异常等；在心理方面，会形成强烈的心理依赖，引起抑郁情绪、冲动、攻击性行为等。蛋白同化制剂的滥用问题伴随着现代竞技体育运动的发展而出现并日趋严重，因此，世界反兴奋剂机构（WADA）将蛋白同化制剂作为兴奋剂目录中的重点品种来加以管制。

第三节　孕激素、抗孕激素及甾体避孕药

孕激素是由卵巢黄体细胞分泌的一种类固醇激素。天然来源的孕激素为黄体酮（又称孕酮），其与雌激素共同维持女性生殖周期及第二性征发育等。临床上主要用于保胎、预防先兆流产和习惯性流产等，还可与雌激素配伍制成复方口服避孕药。

抗孕激素又称孕激素拮抗剂，指与孕激素竞争受体并拮抗其活性的化合物，临床上主要用于终止妊娠，代表药物为米非司酮。

甾体避孕药是指能影响生育过程中的某个环节（排卵、受精、着床），达到抗生育目的的一类药物，主要由雌激素和孕激素复合而成。

一、概述

1. 孕激素

1934年，科学家首先从孕妇的尿液中分离出了第一个天然的孕激素——黄体酮，发现其具有维持妊娠的作用，并在一年以后确定了其化学结构，即以孕甾烷为母核，含21个碳原子的$\triangle^4$-3-酮甾体化合物。

黄体酮口服无效，仅能注射给药，而第一个口服有效的孕激素药物并非黄体酮衍生物，而是睾酮的衍生物——炔孕酮。在睾酮的C17α位引入乙炔基后，该化合物雄激素活性减弱而孕激素活性较黄体酮强15倍。后发现C19-甲基并非孕激素活性结构，将炔孕酮的该结构去掉后得到的炔诺酮活性更强。

黄体酮　　　　炔孕酮　　　　炔诺酮

黄体酮的衍生物 C17α-羟基黄体酮口服几乎没有孕激素活性，但经酯化后口服活性增强，如己酸羟孕酮为长效孕激素。对黄体酮进行代谢研究发现，其主要失活途径为 C6 位羟基化。由此，经结构修饰后得到了许多口服或长效的孕激素药物，如醋酸甲羟孕酮、醋酸甲地孕酮、醋酸氯地孕酮等。

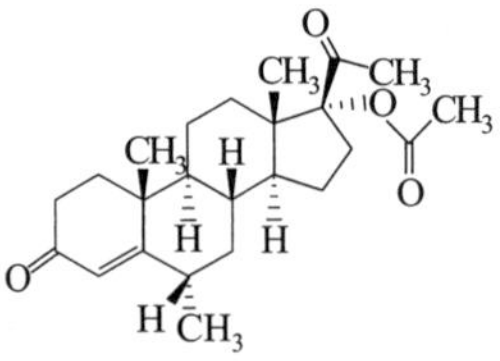

醋酸甲羟孕酮 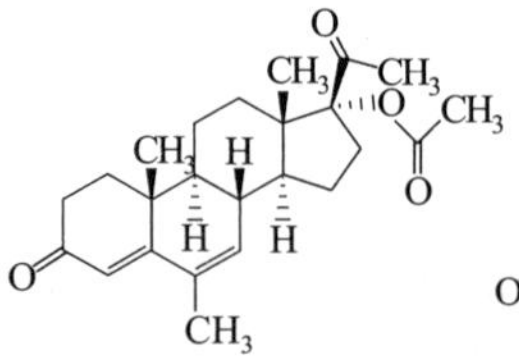　　　醋酸甲地孕酮 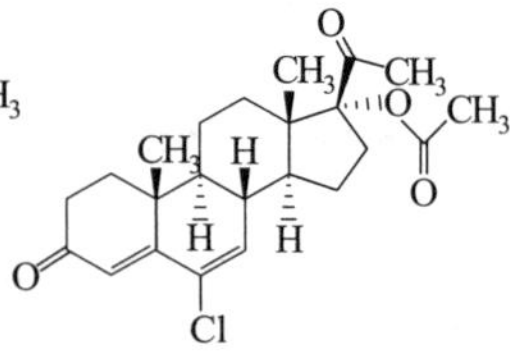　　　醋酸氯地孕酮

以黄体酮为母体，可总结出孕激素的构效关系如下。
① △⁴-3-酮为孕激素活性必需结构；
② C17β-位含两个碳原子的碳链是活性必需结构；
③ C17α-位含羟基，且羟基酯化后可得到口服孕激素；
④ C19 甲基并非活性结构，去掉后活性保持；
⑤ C6 位若取代甲基或卤素可增强孕激素活性。

2. 抗孕激素

在以炔诺酮为先导化合物进行抗孕激素药物的研究中，发现了米非司酮，并于 1982 年作为第一个抗孕激素药物用于临床。米非司酮不仅具有抗孕激素作用还具有抗皮质激素作用，其与孕激素受体的亲和力比黄体酮强 5 倍，目前主要用于抗早孕。

3. 甾体避孕药

甾体避孕药根据药理作用可分为：抗排卵、改变宫颈黏液的理化性状、影响孕卵运行和抗着床及抗早孕。根据剂型及使用方式的不同，可分为复合避孕药、单纯孕激素避孕药、事后避孕药等。作为避孕药使用的甾体激素主要有炔雌醇、左炔诺孕酮、屈螺酮等。

二、典型药物

黄体酮　Progesterone

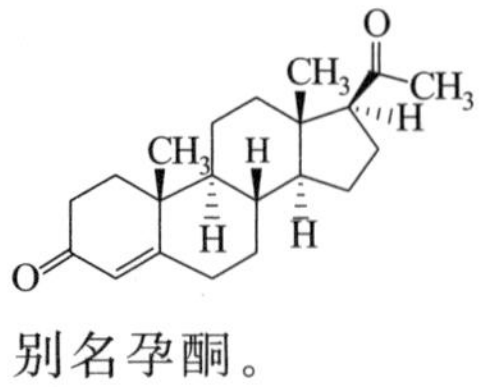

化学名为孕甾-4-烯-3,20-二酮，别名孕酮。

本品为白色或类白色的结晶性粉末；无臭。在三氯甲烷中极易溶解，在乙醇、乙醚或植物油中溶解，在水中不溶。熔点为 128～131℃；比旋度为 +186°～+198°（1% 乙醇溶液）。

本品加甲醇溶解后，在碳酸钠、醋酸铵的作用下与亚硝基铁氰化钠反应，放置一段时间后，反应液显蓝紫色。该反应为黄体酮的专属鉴别反应。

本品含酮基结构，与异烟肼反应生成异烟腙，产物显黄色。

本品主要采用注射给药，肌内注射后迅速吸收，半衰期较短，主要以与葡糖醛酸结合的形式在肝内代谢，代谢物由尿排出，部分原形由乳汁排出。也可舌下含用或经阴道、直肠给药。

本品主要用于保胎，月经失调、先兆流产和习惯性流产、经前期综合征等的治疗，或作为宫内节育器内的缓释激素药物使用。与雌激素合用可作避孕药。

> **课堂活动**
> 讨论：现有两份原料药待鉴别，它们分别是甲睾酮和黄体酮，请选择适当的化学方法将二者区分出来。

炔诺酮　Norethisterone

化学名为 17β-羟基-19-去甲-17α-孕甾-4-烯-20-炔-3-酮。

本品为白色或类白色粉末或结晶性粉末；无臭。在三氯甲烷中溶解，在乙醇中微溶，在丙酮中略溶，在水中不溶。熔点为 202~208℃；比旋度为 -32°~-37°（1%丙酮溶液）。

本品含端基炔结构，加甲醇溶解后，与硝酸银反应产生白色沉淀。

本品口服易吸收，半衰期为 5~14h，作用时间达 24h 以上，平均生物利用度为 64%，主要以与葡糖醛酸结合的形式在肝内代谢，代谢物由尿中排出。

本品单独较大剂量应用时，能使宫颈黏液稠度增加，以防止精子穿透受精，同时抑制子宫内膜腺体发育生长，影响孕卵着床，与炔雌醇合用可作为短效避孕药。还可用于治疗功能性子宫出血、妇女不育症、痛经、闭经、子宫内膜异位症、子宫内膜增生过度等。

醋酸甲羟孕酮　Medroxyprogesterone Acetate

化学名为 6α-甲基-17α-羟基孕甾-4-烯-3,20-二酮-17-醋酸酯。

本品为白色或类白色的结晶性粉末；无臭。在三氯甲烷中极易溶解，在丙酮中溶解，在乙酸乙酯中略溶，在无水乙醇中微溶，在水中不溶。熔点为 202~208℃；比旋度为 +47°~+53°（1%丙酮溶液）。

本品加硫酸溶解后，沿管壁缓缓加入乙醇，使成两液层，接界面显蓝紫色。

本品口服在胃肠道吸收，在肝内降解。肌内注射后 2~3 天血药浓度达到峰值。

本品主要用于月经不调、功能性子宫出血及子宫内膜异位症等的治疗，还可用于晚期乳腺癌、子宫内膜癌。

> **课堂活动**
> 讨论：试从黄体酮和醋酸甲羟孕酮的结构出发，分析二者在作用时间、起效快慢和体内代谢方面的差异。

米非司酮 Mifepristone

化学名为 11β-[4-(N,N-二甲氨基)-1-苯基]-17β-羟基-17α-(1-丙炔基)-雌甾-4,9-二烯-3-酮。

本品为淡黄色结晶性粉末；无臭，无味。在甲醇或二氯甲烷中易溶，在乙醇或乙酸乙酯中溶解，在水中几乎不溶。熔点为192~196℃；比旋度为+124°~+129°（0.5%CH_2Cl_2溶液）。

本品口服吸收迅速，1~3h 后血药浓度达峰值，生物利用度为70%，血浆蛋白结合率为98%，作用可维持12h。

本品常用于抗早孕、催经止孕、胎死宫内引产，还用于妇科手术操作。

左炔诺孕酮 Levonorgestrel

化学名为 (-)-13-乙基-17-羟基-18,19-双去甲基-17α-孕甾-4-烯-20-炔-3-酮，别名毓婷。

本品为白色或类白色的结晶性粉末；无臭。在三氯甲烷中溶解，在甲醇中微溶，在水中不溶。熔点为233~239℃；比旋度为-30°~-35°（2%$CHCl_3$溶液）。

本品含端基炔结构，可与硝酸银反应产生白色沉淀。

本品口服自胃肠道吸收完全，半衰期为5.5~10.4h，生物利用度为80%~90%，主要在肝内代谢，24h 即可排出绝大部分，且体内无滞留。

本品的抑制排卵作用比黄体酮强，孕激素活性比炔诺酮强。临床上主要用于女性紧急避孕，即在无防护措施或其他避孕方法偶然失误时使用。

> **知识链接 药物引产**
>
> 药物引产俗称药流。药物抗早孕是指在怀孕早期不需手术，而用打针或服药的方法达到人工流产的目的。应用药物使妊娠终止，是近20年来的最新发展。目前常用的药物是米非司酮和米索前列醇联合应用，使子宫蜕膜变性坏死、宫颈软化、子宫收缩，促使胚胎排出。药物流产简便、有效、无创伤，避免了进宫腔操作可能造成的并发症。目前用于终止8周以内的妊娠。完全流产率已经达到90%~95%。但在引产中及引产后容易出现各种并发症，如引起胎盘胎膜残留，导致出血。中孕时胎儿已相当大，而药物产生的宫缩又强，极易损伤孕妇的产道。如果出血以及无菌操作不严格，又易使孕妇发生感染。这些情况使得引产的风险大增，会对孕妇的生理和心理造成极大的伤害。因此，孕妇一定要加强孕早期的诊断，慎重使用药物引产。

第四节　肾上腺皮质激素

肾上腺皮质激素（简称皮质激素），是肾上腺皮质受脑垂体前叶分泌的促肾上腺皮质激素刺激所产生的一类激素，对维持生命有重要意义。根据其生理功能不同，可分为主要影响体内糖代谢的糖皮质激素和主要影响体内水盐代谢的盐皮质激素。

在19世纪人们已认识到艾迪生病与肾上腺皮质功能有关并通过静脉注射肾上腺提取物来治疗患者。后从肾上腺提取物中分离得到了可的松、氢化可的松等化合物。可的松、氢化可的松主要调节糖、脂肪、蛋白质代谢和影响生长发育，为糖皮质激素，糖皮质激素在临床上具有极为重要的价值。本节介绍糖皮质激素。

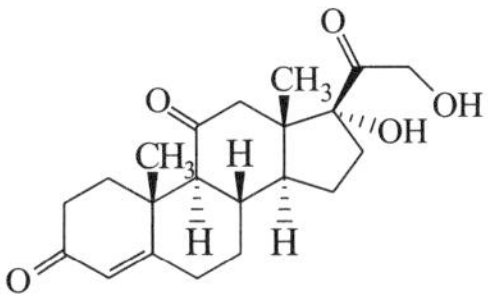

可的松 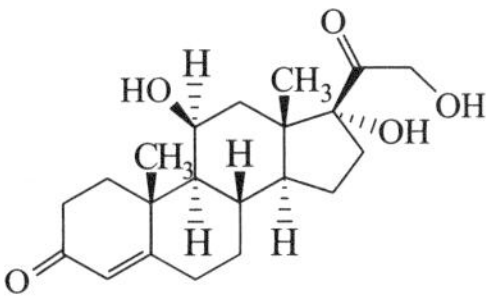　　　　　　氢化可的松

一、概述

1. 结构类型

天然糖皮质激素均为甾体化合物，具有孕甾烷的基本结构并含有 $\triangle^4$-3,20-二酮，C17α-羟基、C11-氧（羟基或氧代）和 C21-羟基结构。

2. 构效关系

天然的糖皮质激素存在稳定性差、作用时间短、仍具有影响水盐代谢作用的缺点，因此以氢化可的松为先导化合物，对其进行结构修饰可得到稳定性好、活性高、不良反应小的药物。其构效关系研究可归纳如下。

① C21 位的修饰。虽然氢化可的松分子中含有 3 个羟基，但仅有 C21-羟基易被酯化。C11-羟基和 C17-羟基均因周围结构的空间位阻作用，不易成酯。氢化可的松 C21-羟基与醋酐酯化得到的醋酸氢化可的松为前药，脂溶性增大，作用时间延长，稳定性增强。该种结构修饰方法不影响糖皮质激素的活性，并可根据作用特点得到可口服、局部给药或注射给药的糖皮质激素。

② C1 位的修饰。将 A 环 C1 位和 C2 位脱氢形成双键，得到醋酸泼尼松龙，显著提高与受体的亲和力，其抗炎活性比氢化可的松强 4 倍。该种结构修饰方法可得到强效皮质激素类药物。

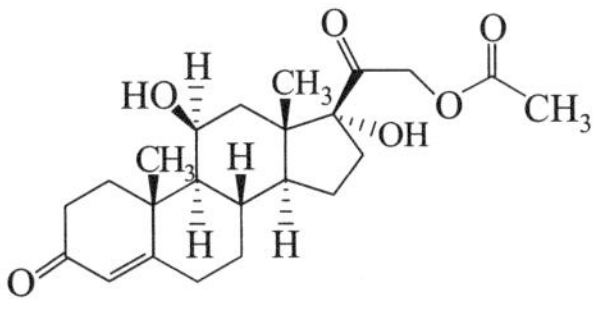

醋酸氢化可的松 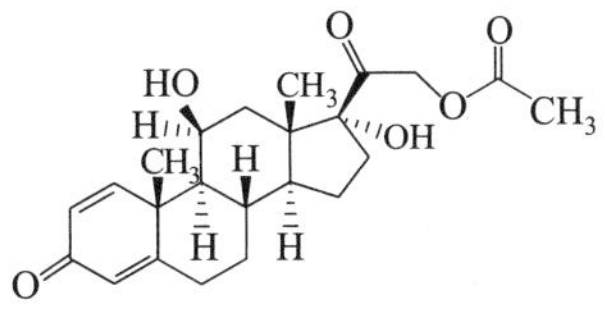　　　　　　醋酸泼尼松龙

③ C6、C9α 位的修饰。在 C6 或 C9α 位引入氟原子，可大大增强抗炎活性，但盐皮质激素作用也显著增强，因而只能外用，治疗皮肤性疾病，如醋酸氟轻松。

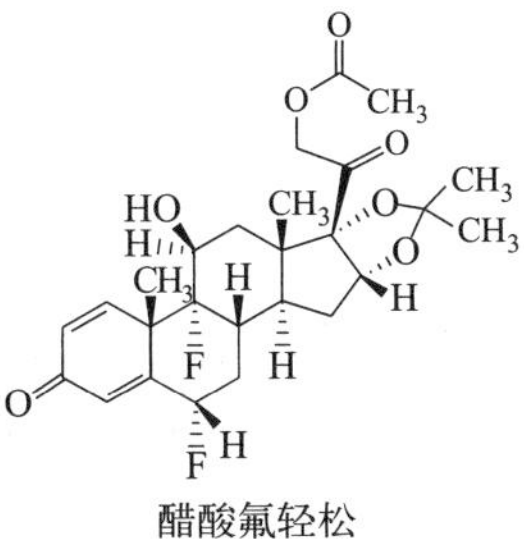

醋酸氟轻松 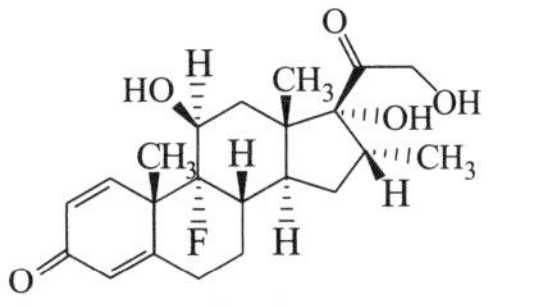　　　　　　地塞米松

④ C16 位的修饰。在 C6 引入氟原子的前提下,在 C16 位引入其他基团可消除盐皮质激素作用,如地塞米松,其 C16α-甲基的引入使 C17 侧链在血浆中的稳定性增加,抗炎活性较氢化可的松强 20 倍。

二、典型药物

氢化可的松 Hydrocortisone

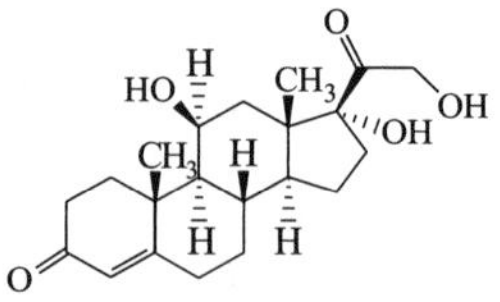

化学名为 11β,17α,21-三羟基孕甾-4-烯-3,20-二酮。

本品为白色或类白色的结晶性粉末;无臭;遇光渐变质。在乙醇或丙酮中略溶,在三氯甲烷中微溶,在乙醚中极微溶解,在水中几乎不溶。熔点为 221～222℃;比旋度为 +162°～+169°(1% 乙醇溶液)。

本品与硫酸作用显棕黄色至红色,并显绿色荧光,加水稀释,即变成黄色至橙黄色,并微带绿色荧光,同时生成少量絮状沉淀。

本品的乙醇溶液与新制的硫酸苯肼作用,加热即显黄色。

本品口服吸收完全,1～2h 后血药浓度达峰值,血浆蛋白结合率约 90%,主要在肝脏代谢,以葡糖醛酸或硫酸结合形式经肾排泄。本品也可经皮肤吸收,尤其在皮肤破损处吸收更快。

本品可用于感染中毒性休克、中毒性肺炎、器官移植术后的急性排斥反应、支气管哮喘、肾上腺皮质功能减退等的治疗。还可用于防止结核性脑膜炎、胸膜炎、虹膜炎、角膜炎等炎症引起的后遗症。

醋酸地塞米松 Dexamethasone Acetate

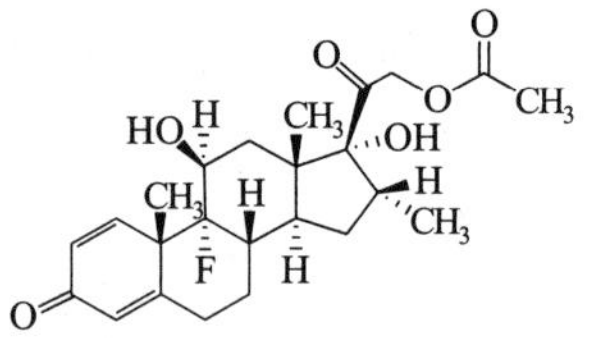

化学名为 16α-甲基-11β,17α,21-三羟基-9α-氟孕甾-1,4-二烯-3,20-二酮-21-醋酸酯。

本品为白色或类白色的结晶或结晶性粉末;无臭。在丙酮中易溶,在甲醇或无水乙醇中溶解,在乙醇或三氯甲烷中略溶,在乙醚中极微溶解,在水中不溶。熔点为 223～233℃;比旋度为 +82°～+88°(1% 二氧六环溶液)。

本品的固体在空气中稳定,但 A 环的 △⁴-3-酮结构易受光的影响,需遮光、密封保存。

本品的甲醇溶液与碱性酒石酸铜作用,产生红色沉淀。

本品加乙醇制氢氧化钾试液,水浴加热后放冷,加硫酸溶液煮沸,产生乙酸乙酯的香气。

本品显有机氟化物的鉴别反应。

本品极易自消化道吸收,血浆蛋白结合率较其他皮质激素类药物较低。

本品可用于过敏性与自身免疫性炎症性疾病,如结缔组织病、严重的支气管哮喘、过敏性皮肤病、溃疡性结肠炎、急性白血病、恶性淋巴瘤等。此外,还用于某些肾上腺皮质疾病的诊断——地塞米松抑制试验。

> **课堂活动**
> 讨论：醋酸地塞米松为含氟原子的皮质激素，与不含氟原子的皮质激素相比其疗效是增强还是减弱了？本书中还有引入氟原子后药效发生改变的药物吗？请列举一二说明。

曲安奈德　Triamcinolone Acetonide

化学名为 9-氟-11β,21-二羟基-16α,17［(1-甲基亚乙基)双(氧)］-孕甾-1,4-二烯-3,20-二酮。

本品为白色或类白色结晶性粉末；无臭。在丙酮中溶解，在三氯甲烷中略溶，在甲醇或乙醇中微溶，在水中极微溶解。熔点为 292～294℃；比旋度为+101°～+107°（1%二氧六环溶液）。

本品为长效糖皮质激素药物，口服易吸收，生物利用度约 23%，半衰期为 2h。肌内注射吸收缓慢，作用可维持 2～3 周。吸收后经肝、肾和组织代谢为无活性产物，经肾脏排出。

本品可用于治疗各种骨关节病，如关节炎、类风湿性关节炎、急性扭伤、肩周炎、腱鞘炎、慢性腰腿痛等。还可用于支气管哮喘、过敏性鼻炎和各种皮肤病的治疗。

知识链接　糖皮质激素的"四抗三系"

糖皮质激素的药理作用可概括为"四抗三系"，"四抗"即抗炎、抗免疫、抗毒、抗休克作用，"三系"即对血液及造血系统作用、对中枢神经系统作用、对消化系统作用。

抗炎：能抑制各种原因引起的炎症。可减轻炎症早期的渗出、水肿、毛细血管扩张、白细胞浸润及吞噬反应，改善红、肿、热、痛等症状。抑制炎症后期毛细血管和纤维母细胞的增生，延缓肉芽组织生成，防止瘢痕形成。

抗免疫：对免疫反应的多个环节均有抑制作用。小剂量时主要抑制细胞免疫，大剂量时可抑制体液免疫。

抗毒：对内毒素引起的发热有良好的退热作用，可缓解中毒症状。但发热原因未明确前，不可滥用糖皮质激素，以免掩盖症状出现误诊。

抗休克：可用于各种严重休克的治疗，特别是中毒性休克。

对血液及造血系统作用：能刺激骨髓造血功能，能增加血液中红细胞、血红蛋白、血小板、纤维蛋白原等含量，缩短凝血时间。

对中枢神经系统作用：能提高中枢兴奋性，出现欣快、激动、失眠等，大剂量可致小儿惊厥或诱发癫痫。

对消化系统作用：能增加胃酸和胃蛋白酶分泌，提高食欲，促进消化。但长期大剂量应用可使胃黏液分泌减少，诱发或加重溃疡。

同步测试

一、选择题

（一）A 型题（单选题）

1. 下列不属于性激素的是（　　）。
   A. 雌激素　　　　B. 雄激素　　　　C. 孕激素　　　　D. 肾上腺皮质激素

2. 甾体激素的基本结构为（　　）。
   A. 环戊烷并多氢蒽　　　　　　　B. 环戊烷并多氢萘
   C. 环戊烷并多氢菲　　　　　　　D. 环己烷并多氢菲

3. 结构中只含有 C18 角甲基的甾体激素是（　　）。
   A. 雌甾烷类　　　B. 雄甾烷类　　　C. 孕甾烷类　　　D. 皮质激素类

4. 下列甾体类药物中具有 4-烯-3-酮结构的是（　　）。
   A. 雌二醇　　　　B. 甲睾酮　　　　C. 己烯雌酚　　　D. 炔雌醇

5. 黄体酮灵敏、专属的鉴别反应是（　　）。
   A. 与亚硝基铁氰化钠反应　　　　B. 与三氯化铁反应
   C. 与斐林试剂反应　　　　　　　D. 与硫酸反应

6. 雌二醇属于哪一类甾体药物（　　）。
   A. 雄激素　　　　B. 雌激素　　　　C. 孕激素　　　　D. 肾上腺皮质激素

7. 雌甾烷与雄甾烷在化学结构上的区别是（　　）。
   A. 雌甾烷具 C18-甲基，雄甾烷不具　　　B. 雄甾烷具 C18-甲基，雌甾烷不具
   C. 雌甾烷具 C19-甲基，雄甾烷不具　　　D. 雄甾烷具 C19-甲基，雌甾烷不具

8. 可以口服的雌激素类药物是（　　）。
   A. 炔雌醇　　　　B. 雌二醇　　　　C. 黄体酮　　　　D. 雌三醇

9. 未经结构改造直接供药用的天然甾体类药物是（　　）。
   A. 雌二醇　　　　B. 甲睾酮　　　　C. 己烯雌酚　　　D. 炔雌醇

10. 下列药物可与硝酸银试液产生白色沉淀的是（　　）。
    A. 黄体酮　　　　B. 炔诺酮　　　　C. 甲睾酮　　　　D. 醋酸地塞米松

11. 下列用于慢性消耗性疾病、年老体迈、早产儿及营养不良的治疗的是（　　）。
    A. 氢化可的松　　B. 地塞米松　　　C. 苯丙酸诺龙　　D. 甲睾酮

12. 下列药物中为治疗子宫内膜异位症的首选药物的是（　　）。
    A. 己烯雌酚　　　B. 炔雌醇　　　　C. 苯丙酸诺龙　　D. 甲睾酮

13. 具有孕甾烷结构的甾体激素是（　　）。
    A. 雌激素　　　　B. 雄激素　　　　C. 蛋白同化激素　D. 肾上腺皮质激素

14. 下列关于醋酸地塞米松的描述错误的是（　　）。
    A. 为肾上腺皮质激素类药物　　　　B. 本品易溶于水
    C. 经有机破坏后，呈氟离子的鉴别反应　D. 可用斐林试剂鉴别

15. 下列属于抗孕激素的是（　　）。
    A. 他莫昔芬　　　B. 米非司酮　　　C. 曲安奈德　　　D. 米索前列醇

（二）B 型题（每小组 5 个备选答案，备选答案可重复，可不选）
    A. 乙菧酚　　　　B. 甲基睾丸素　　C. 孕酮　　　　　D. 去炎舒松
    E. 醋酸氟美松

1. 甲睾酮又名（　　　）。
2. 曲安奈德又名（　　　）。
3. 己烯雌酚又名（　　　）。
4. 醋酸地塞米松又名（　　　）。
5. 黄体酮又名（　　　）。
A. 甲睾酮　　　　B. 黄体酮　　　　C. 己烯雌酚　　　　D. 氢化可的松
E. 米非司酮
6. 可用于补充体内雌激素不足的是（　　　）。
7. 可用于绝经妇女晚期乳腺癌的是（　　　）。
8. 与雌激素合用可用作避孕药的是（　　　）。
9. 可用于预防和治疗移植物急性排斥反应的是（　　　）。
10. 与米索前列醇合用抗早孕效果较好的是（　　　）。

（三）X型题（多选题）
1. 根据甾烷上取代基的不同，可将甾体激素分为（　　　）。
A. 雌甾烷类　　B. 雄甾烷类　　C. 孕甾烷类　　D. 皮质激素类
2. 以下能用硝酸银试剂鉴别的药物有（　　　）。
A. 炔诺酮　　　B. 炔雌醇　　　C. 黄体酮　　　D. 氢化可的松
3. 具有4-烯-3-酮结构的药物有（　　　）。
A. 苯丙酸诺龙　B. 雌二醇　　　C. 黄体酮　　　D. 氢化可的松
4. 以下能用三氯化铁试剂鉴别的药物有（　　　）。
A. 雌二醇　　　B. 炔雌醇　　　C. 己烯雌酚　　　D. 醋酸地塞米松
5. 下列含 $C_{17}\alpha$-醇酮基的药物有（　　　）。
A. 氢化可的松　B. 醋酸地塞米松　C. 曲安奈德　　D. 苯丙酸诺龙
6. 下列关于雌二醇的叙述正确的有（　　　）。
A. 具有雌甾烷母核　B. 难溶于水　　C. 口服效果好　　D. 易被氧化
7. 下列关于己烯雌酚的描述正确的有（　　　）。
A. 药用反式体，顺式体无效　　　　B. 具有还原性，易被氧化
C. 为天然雌激素药物　　　　　　　D. 口服效果好
8. 下列关于黄体酮的叙述正确的有（　　　）。
A. 难溶于水　　　　　　　　　　　B. 可用于补充雌激素不足
C. 可与异烟肼反应显黄色　　　　　D. 口服效果好

二、区别题（用化学方法区别下列各组药物）
1. 黄体酮与甲睾酮　　2. 雌二醇与己烯雌酚　　3. 炔诺酮与醋酸地塞米松

三、问答题
1. 甾体激素根据结构可分为哪几类？它们各类有何结构特点？
2. 天然的雌激素不能口服，为解决这一问题，可采用哪些结构修饰的方法？

第十五章 维生素

知识目标

1. 了解维生素类药物的主要来源及发现过程。
2. 掌握维生素A、维生素D、维生素E、维生素K的构效关系和临床应用及维生素B族和维生素C的临床应用。
3. 熟悉维生素A、维生素D、维生素E、维生素K和维生素B_1、维生素B_2、维生素B_6、维生素C的化学结构和理化性质。

能力目标

1. 能写出维生素A、维生素D_3、维生素E、维生素K_3、维生素B_1、维生素B_2、维生素B_6、维生素C的结构特点和理化性质。
2. 能认识维生素A、维生素D_3、维生素E、维生素K_3、维生素B_1和维生素C的结构式。
3. 能应用典型药物的理化性质、构效关系解决该类药物的制剂调配、鉴别、贮存保管及临床应用问题。
4. 能根据《中国药典》的描述,从事维生素类药物定性鉴别的简单操作。

维生素是维持机体正常生理功能所必需的一类微量有机化合物,在人体生长、发育、代谢过程中发挥重要作用。维生素既不参与人体细胞的构成,也不供给人体能量,但其能影响机体的能量转移和新陈代谢。大多数的维生素是酶的辅酶或辅酶的组成部分,对酶的活性产生重要影响。由于人体无法合成维生素或合成的量很少,因此,机体对维生素的摄取必须通过消化食物来完成。人体必需每天摄入一定量的维生素才能维持机体正常的生理功能,摄入不足或摄入过多都会对健康造成损害。如维生素A缺乏会引起夜盲症、干眼症等;维生素B_2缺乏会引起口角炎、唇炎等;维生素D摄入过量会引起高钙血症。

目前为止,人类已发现60多种维生素,其理化性质和生理功能各不相同,根据发现的先后顺序,将其命名为维生素A、维生素B族、维生素C、维生素D、维生素E等。现今临床使用的大多数维生素药物是通过化学合成的方法获得的,由于其结构缺乏类缘性,主要采用溶解性分类方法,将其分为脂溶性维生素和水溶性维生素两大类。

第一节 脂溶性维生素

脂溶性维生素是在食物中与脂类共存，随脂类一同被吸收的一类维生素。它们在人体脂肪中的储存时间较长且排泄较慢，如果摄入过量可引发蓄积中毒。该类维生素的结构中通常含有较长的脂肪烃链，主要包括维生素 A、维生素 D、维生素 E、维生素 K 等。

一、维生素 A

维生素 A

维生素 A 是第一个被发现的脂溶性维生素，在中国古代医著《千金方》中记载了用动物肝脏治疗夜盲症的案例，1913 年，从动物肝脏中发现了维生素 A。1931 年，从鳕鱼肝脏中提取出了一种黄色黏稠液体，取名视黄醇，并随后确定了它的化学结构，即维生素 A_1。后来又从淡水鱼的肝脏中分离出另一种维生素 A，即维生素 A_2，其生理活性仅有维生素 A_1 的 30%～40%。

维生素 A 广泛存在于肝脏、奶、蛋黄和肉类等动物源性食物中，植物源性食物中并不含有维生素 A，而是以维生素 A 原的形式存在，可在体内转化成维生素 A。其中最重要的维生素 A 原是 β-胡萝卜素，其在小肠中经 β-胡萝卜素加氧酶作用可生成两分子维生素 A_1，是人类营养中维生素 A 的主要来源。

维生素 A 有促进生长、繁殖，维持骨骼、上皮组织、视力和黏膜上皮正常分泌等多种生理功能，缺乏维生素 A 则会引起夜盲症、干眼症、角膜软化症、免疫功能异常和皮肤粗糙等。

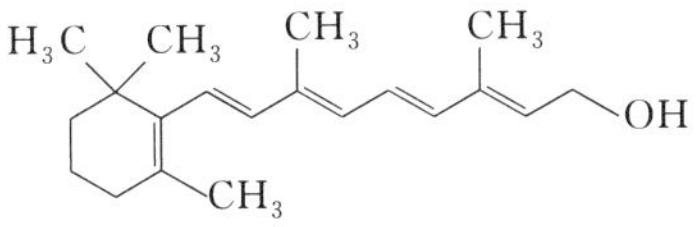

维生素 A_1

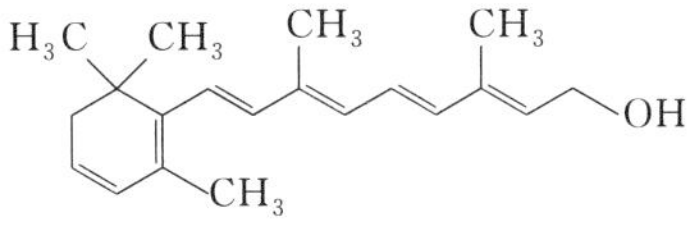

维生素 A_2

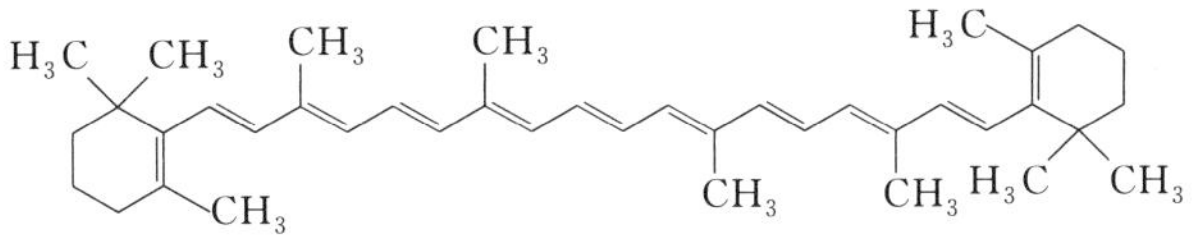

β-胡萝卜素

1. 概述

（1）结构与性质　维生素 A 分子含共轭结构，有 5 个双键，因此其化学性质不稳定，易被空气氧化，初级氧化产物为环氧化合物，其在酸性环境中发生重排反应生成呋喃型化合物，它们均无活性。光照、加热或金属离子等的存在均会促进这种氧化。

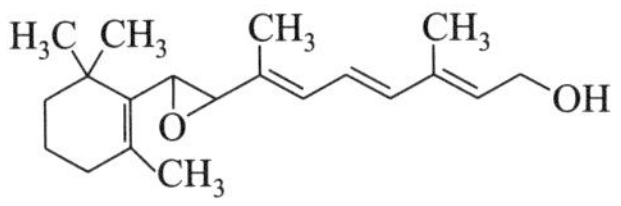

环氧化合物1

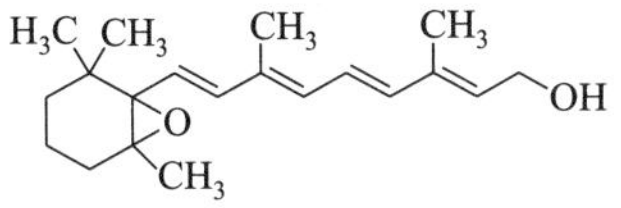

环氧化合物2

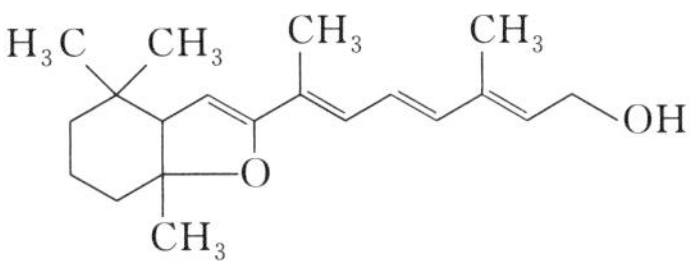

呋喃型化合物

> **课堂活动**
> 讨论:为避免维生素 A 被氧化,在贮存时可采取哪些适当的抗氧措施?

(2) 构效关系

① 侧链双键与环内双键构成的共轭结构为活性必需结构。
② 共轭双键为全反式构型时活性最高,部分顺式构型也有活性。
③ 双键氢化或部分氢化,活性消失。
④ 侧链末端羟基酯化或氧化成醛,活性不变;氧化成酸,活性减弱。

 知识链接　维生素 A 的生理作用

维生素 A 对人体具有重要的生理作用,主要包括视觉、细胞增殖分化调节、细胞间信息交流和免疫应答等方面,长期缺乏会引起生理功能异常或病理变化。

1. 视觉:维生素 A 在视觉细胞内参与维持暗视感光物质循环,维持眼睛良好的暗光视觉。

2. 细胞增殖分化调节:维生素 A 通过调控细胞增殖、分化等过程,实现促进生长发育和维持生殖功能的作用。

3. 细胞间信息交流:维生素 A 是调节糖蛋白合成的一种辅酶,通过介导邻近细胞间的信息交流,对上皮细胞的细胞膜产生稳定作用,能够维持上皮细胞的形态完整和功能健全。

4. 免疫应答:维生素 A 通过核受体调控靶基因,能提高细胞免疫功能,促进免疫细胞产生抗体,增强机体免疫力。

2. 典型药物

维生素 A 醋酸酯　Vitamin A Acetate

化学名为(全 E 型)-3,7-二甲基-9-(2,6,6-三甲基-1-环己烯-1-基)-2,4,6,8-壬四烯-1-醇醋酸酯,别名视黄醇醋酸酯。《中国药典》收载的维生素 A 实际是维生素 A 醋酸酯。

本品为淡黄色油溶液或结晶与油的混合物(加热至 60℃应为澄清溶液);无臭。在三氯甲烷、乙醚、环己烷和石油醚中易溶,在乙醇中微溶,在水中不溶。

本品含共轭多烯结构,有还原性,见光或受热易被氧化而变质,应贮存于铝制或其他适宜的容器内,充氮气、密封并在暗处保存。也可溶于含维生素 E(或其他适宜抗氧剂)的油中保存。

本品的稳定性较维生素 A 高,但结构中的酯键在酸或碱的催化下会发生水解反应,生成含游离羟基的维生素 A。其烯丙基醇结构进一步脱水降解生成脱水维生素 A,活性仅有维生素 A 的 0.4%。

本品的三氯甲烷溶液与三氯化锑反应即显蓝色,渐变成紫红色。

本品主要用于治疗维生素 A 缺乏症,如夜盲症、干眼病、角膜软化症和皮肤粗糙等。长期过量使用可引起维生素 A 蓄积,出现疲劳、呕吐、精神抑制和骨、关节痛等症状。

维 A 酸 Tretinoin

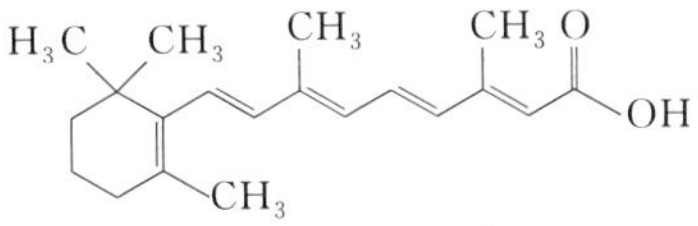

化学名为 (13E)-3,7-二甲基-9-(2,6,6-三甲基环己烯基)-2,4,6,8-壬四烯酸。

本品为黄色至淡橙色结晶性粉末。在乙醇、异丙醇或三氯甲烷中微溶，在水中几乎不溶。

本品含共轭结构，对光、热不稳定，应遮光，密封保存。

本品的 4μg/ml 酸性异丙醇溶液在 352nm 的波长处有最大吸收。

本品为维生素 A 的活性代谢产物，有影响骨骼生长和促进上皮细胞增生、分化以及角质溶解等作用。临床上主要用于治疗寻常痤疮、扁平疣、黏膜白斑等，对各种角化异常及色素过度沉着性皮肤病、银屑病也有治疗作用。在防癌抗癌方面也有疗效，是目前诱导急性早幼粒细胞白血病的首选药。

二、维生素 D

维生素 D 是一类有抗佝偻病作用的维生素的总称。在 20 世纪 30 年代初，科学家通过研究发现晒太阳或食用经紫外光照射过的橄榄油、亚麻籽油等可以抗软骨病，随后又从鱼肝油中发现了对抗佝偻病的甾体衍生物，并将这一物质命名为维生素 D。现已知的维生素 D 有十余种，其中对机体营养真正起作用的只有维生素 D_2 和维生素 D_3 两种活性形式。维生素 D_2 由植物油和酵母中的麦角固醇（维生素 D_2 原）经紫外线照射后转化得到；维生素 D_3 主要存在于肝、奶、蛋黄等食物中，也可由人体皮肤的胆固醇代谢物经紫外线照射后转化得到，是目前人体唯一可以自行合成的维生素。因此，多晒太阳可有效预防维生素 D 缺乏。

1. 概述

（1）结构与性质　维生素 D_2 和维生素 D_3 的结构十分相似，均含开环甾醇结构，维生素 D_2 在侧链上比维生素 D_3 多了一个甲基和双键，其稳定性较维生素 D_3 稍高。

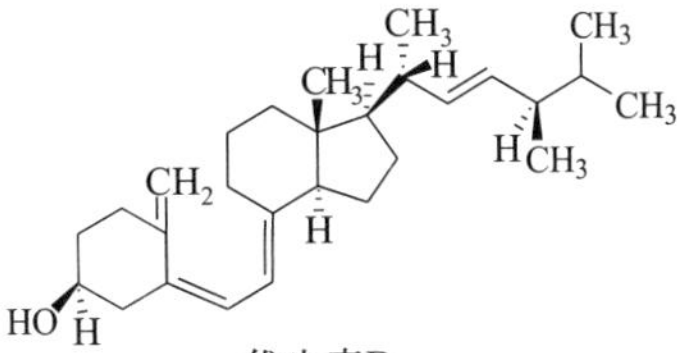

维生素 D_2 和维生素 D_3 均为无色针状结晶或白色结晶性粉末；无臭。极易溶于三氯甲烷，易溶于乙醇、丙酮和乙醚中，在植物油中略溶，在水中不溶。二者结构中均含共轭体系，因此对光敏感，在空气中或遇光易被氧化变质。因此，二者在贮存时均应遮光，密闭保存。

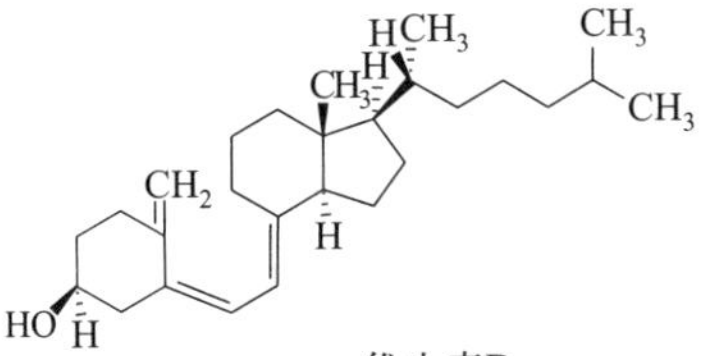

（2）构效关系　以维生素 D_3 为例，总结维生素 D 的构效关系如下。

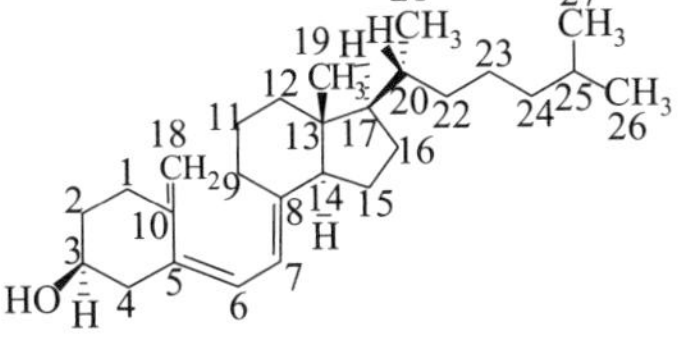

① C3 位的游离羟基和 C17 位长链是维持维生素 D 活性的必需基团；
② C5 位和 C7 位的双键氢化，活性消失；
③ C1α 位和 C25 位引入羟基活性最强。

知识链接　胆固醇在体内转化成维生素 D_3 的过程

胆固醇在脱氢酶的作用下转变成 7-脱氢胆固醇，然后储存于皮肤中。经日光或紫外线照射后 7-脱氢胆固醇 C9 和 C10 间的 C—C 键断键重排后得到前维生素 D_3，随后在一定温度下（体温）进一步重排得到维生素 D_3。为了避免长时间紫外线照射使体内维生素 D_3 过剩，机体可通过将前维生素 D_3 转变为速固醇和光固醇的途径来调节，从而防止因血液中维生素 D_3 过量而引起高钙血症。通常情况下，人体的手臂和面部皮肤暴露于日光下 10min，所合成的维生素 D_3 已足够满足机体的需要。

2. 典型药物

维生素 D_3　Vitamin D_3

化学名为 9,10-开环胆甾-5,7,10(19)-三烯-3β-醇。

本品为无色针状结晶或白色结晶性粉末；无臭。在乙醇、丙酮、三氯甲烷或乙醚中极易溶解，在植物油中略溶，在水中不溶。熔点为 84～88℃；比旋度为 +105°～+112°（0.5% 无水乙醇溶液）。

本品含共轭结构，遇光或空气均易变质。

本品的三氯甲烷溶液与硫酸-醋酐反应初显黄色，渐变红色，迅即变为紫色、蓝绿色，最后变为绿色。

本品在体内并无活性，需经过两步氧化代谢活化后才能发挥作用。第一步经肝脏维生素 D-25-羟化酶氧化为骨化二醇，第二步经肾脏的维生素 D 的 1α-羟化酶氧化为骨化三醇。骨化三醇被认为是真正起作用的活性维生素 D_3。

本品可促进肠内钙磷的吸收和沉积，用于治疗佝偻病及骨质软化病。

三、维生素 E

维生素 E 是一类与生育功能有关的维生素的总称。1922 年科学家发现一种脂溶性膳食因子对大白鼠的正常繁育是不可缺少的，并随后将其命名为维生素 E，又名生育酚。1936 年成功分离出维生素 E 的结晶体，1938 年人工合成取得成功。

维生素 E 广泛存在于植物中，尤以小麦胚芽、大豆、玉米、菜籽中含量最为丰富。缺乏维生素 E 可引起不育、肌肉萎缩、贫血等。

1. 概述

（1）结构与性质　维生素 E 含苯并二氢吡喃环的基本结构，目前已知的维生素 E 有 8 种，分别为 α、β、γ、δ-生育酚和 α、β、γ、δ-生育三烯酚，每个异构体的活性不同，其中活性最强的是 α-生育酚。因此，通常所称的维生素 E 即是 α-生育酚。天然 α-生育酚含有三个手性碳原子,为右旋体;合成品则为外消旋体,生物活性为天然品的 40%。天然维生素 E 的结构见表 15-1。

表 15-1 天然维生素 E 的结构

天然维生素 E	基本结构	取代基		
		R_1	R_2	R_3
α-生育酚		—CH_3	—CH_3	—$CH_2(CH_2)_2CH(CH_2)_3CH(CH_2)_3CHCH_3$ 　　　　　　　CH_3　　　CH_3　　　CH_3
β-生育酚		—H	—CH_3	
γ-生育酚		—CH_3	—H	
δ-生育酚		—H	—H	
α-生育三烯酚		—CH_3	—CH_3	—$CH_2CH=C(CH_2)_2CH=C(CH_3)_2$ 　　　　　CH_3
β-生育三烯酚		—H	—CH_3	
γ-生育三烯酚		—CH_3	—H	
δ-生育三烯酚		—H	—H	

维生素 E 结构中含有酚羟基,具有较强的还原性,对氧气或其他氧化剂较敏感,遇氧即被迅速氧化成醌,光线、金属离子和碱性环境均会加速该药的氧化。故多将其制备成酯类前体药物供临床使用,如醋酸酯或烟酸酯等。在贮存时应避光、密封并置于干燥处保存。

维生素 E 因具有脂溶性和强还原性,因此可作为油溶液的抗氧剂使用。

> **课堂活动**
> 讨论:维生素 E 能否与含钙离子或三价铁离子的药物同服?如若不能,正确的服药方法是什么?

(2) 构效关系
① 6 位的酚羟基为活性必需结构,且必须与 1 位氧原子处于对位。
② 改变苯环上甲基的数目或位置均会引起活性的降低。
③ R_3 侧链缩短或消失,活性降低或丧失。
④ 立体构型也会影响维生素 E 的活性,合成型较天然型活性低。

2. **典型药物**

维生素 E　Vitamin E

化学名为 (±)-2,5,7,8-四甲基-2-(4,8,12-三甲基十三烷基)-6-苯并二氢吡喃醇醋酸酯,别名 *dl*-α-生育酚醋酸酯。《中国药典》收载的维生素 E 实际是维生素 E 醋酸酯。

本品为微黄色至黄色或黄绿色澄清的黏稠液体;几乎无臭;遇光色渐变深。在无水乙醇、丙酮、乙醚或植物油中易溶,在水中不溶。

本品含醋酸酯结构,性质较 α-生育酚稳定,不易被氧化,但具有水解性,在碱性溶液中加热可发生水解反应,产物为 α-生育酚和醋酸。α-生育酚具有还原性,与三氯化铁反应生

成 α-生育醌和亚铁化合物,后者与 2,2′-联吡啶作用生成血红色的络合物。

本品的乙醇溶液加硝酸后加热,得到生育红,溶液显橙红色。

本品具有抗不育和抗衰老作用,临床上可用于习惯性流产、不孕症、更年期障碍等的防治。还可用于癌症、心血管疾病等的预防。

> **知识链接　维生素 E 过量服用的危害**
>
> 长期大剂量服用维生素 E 可引起各种疾病。其中较严重的有:血栓性静脉炎或肺栓塞,严重时两者会同时发生;血压升高,停药后血压可以降低或恢复正常;男性和女性均出现乳房增大、头晕、头痛、视物模糊、皮肤皲裂、唇炎、口角炎、荨麻疹、胃肠功能紊乱等;明显加重糖尿病或心绞痛症状;内分泌失调,凝血酶原降低;血中胆固醇和甘油三酯水平升高;血小板聚集及免疫功能低下等。

四、维生素 K

维生素 K 又称凝血维生素,是一类具有凝血作用的维生素的总称。维生素 K 最早于 1929 年由丹麦化学家从动物肝和麻子油中发现并提取。现已知维生素 K 包括维生素 K_1、维生素 K_2、维生素 K_3、维生素 K_4、维生素 K_5、维生素 K_6、维生素 K_7 等 7 种活性形式,其中以维生素 K_3 的活性最强。维生素 K 广泛存在于食物中,如菠菜、萝卜、卷心菜、瘦肉、猪肝等均含有丰富的维生素 K,某些微生物也能合成维生素 K。机体缺乏维生素 K 会延长凝血时间,导致各类严重的出血症。

1. 概述

(1) 结构与性质　维生素 K 有两种结构类型,维生素 $K_1 \sim K_3$ 为 2-甲萘醌及其衍生物(见表 15-2),维生素 $K_4 \sim K_7$ 为 2-甲萘酚的衍生物(见表 15-3)。

表 15-2　维生素 $K_1 \sim K_3$ 的结构

名称	基本结构	R
维生素 K_1		$-CH_2CH=C(CH_3)[CH(CH_2)_3]_2CH(CH_3)_2$ 中含 CH_3 取代
维生素 K_2		$-CH_2[CH=C(CH_3)(CH_2)_2]_3CH=C(CH_3)_2$
维生素 K_3		$-H$

表 15-3　维生素 $K_4 \sim K_7$ 的结构

名称	基本结构	R_1	R_2
维生素 K_4		$-OH$	$-OH$
维生素 K_5		$-OH$	$-NH_2$
维生素 K_6		$-NH_2$	$-NH_2$
维生素 K_7		$-NH_2$	$-OH$

维生素 K_3 为人工合成产物,其没有侧链取代基,可与亚硫酸氢钠发生加成反应,其产物亚硫酸氢钠甲萘醌具有较好的水溶性,常制成注射液使用。

（2）构效关系　甲萘醌类维生素 K 的生物活性随取代基的变化较明显。
① R 侧链含 20～30 个碳原子时活性最强；
② 若甲基被乙基、烷氧基或氢取代，活性下降；
③ 若甲基被氯原子取代或 R 侧链上含氯原子时，则产生维生素 K 拮抗活性。

 知识链接　维生素 K 的作用

维生素 K 是凝血因子 γ-羧化酶的辅酶，可使凝血酶原（Ⅱ因子）及凝血Ⅷ因子、Ⅸ因子和Ⅹ因子的前体物质羧化后转变成凝血酶原及相应因子。当血液中的凝血酶原及其他凝血因子缺乏时，血液的凝固就出现迟缓，这时给予维生素 K 就可促进肝脏合成凝血酶原及凝血Ⅷ、Ⅸ、Ⅹ因子，以达到较快止血的作用。

维生素 K 还属于骨形成的促进剂，临床和实验研究已经证实其有确切的抗骨质疏松作用，但作用程度较雌激素弱，且治疗作用有明显的药物剂量依赖性。维生素 K 可以改善中老年患者的骨质疏松症，摄入富含维生素 K 的食物可起预防骨质疏松的作用。

2．典型药物

维生素 K_1　Vitamin K_1

化学名为 2-甲基-3-(3,7,11,15-四甲基-2-十六碳烯基)-1,4-萘二酮。

本品为黄色至橙色澄清的黏稠液体；无臭或几乎无臭；遇光易分解。在三氯甲烷、乙醚或植物油中易溶，在乙醇中略溶，在水中不溶。

本品的甲醇溶液与 5% 氢氧化钾的甲醇溶液作用显绿色，水浴加热即变成深紫色，放置后，显红棕色。

本品对空气和湿气稳定，但见光会被分解，因此应遮光、密封保存。

本品主要用于维生素 K 缺乏引起的出血，如梗阻性黄疸、胆瘘、慢性腹泻等所致出血，香豆素类、水杨酸钠等所致的低凝血酶原血症，新生儿出血以及长期应用广谱抗生素所致的体内维生素 K 缺乏。

> **课堂活动**
> 　　讨论：维生素 K_1 与维生素 K_3 均为脂溶性维生素，但其溶解性有何差异？其溶解性对两药的临床应用有何指导意义？

第二节　水溶性维生素

水溶性维生素是一类易溶于水而难溶于油脂的维生素，但其中也有部分能够微溶于有机溶剂，主要包括维生素 B 族和维生素 C。水溶性维生素与脂溶性维生素除溶解性不同以外，其在人体内较少储存，人体吸收的多余的水溶性维生素大多从尿中排出。因此，水溶性维生素几乎没有毒性，摄入过多通常不会引起中毒现象，但摄入过少则会出现相应的缺乏症状。

一、维生素 B 族

1. 概述

维生素 B 族包含维生素 B_1（硫胺素）、维生素 B_2（核黄素）、维生素 PP、维生素 B_5（泛酸）、维生素 B_6、维生素 B_7（生物素）、维生素 B_{12}（氰钴胺素）和叶酸。它们的化学结构和生理功能不同，但最初都是从同一来源中分离得到的，并且在食物中的分布情况相似，因此将其归于同一类。

维生素 B_1 具有维持糖代谢、神经传导和正常消化的功能，最早从米糠中分离得到，谷类、豆类和干酵母中含量比较丰富，现药用品主要通过人工合成获得。

维生素 B_2 具有传递氢原子或电子的功能，是一种与机体氧化和还原过程有关的物质。当人体缺乏维生素 B_2 时，由于组织呼吸减弱和代谢强度降低，会出现口角炎、舌炎、结膜炎等症状。维生素 B_2 广泛存在于肝、肾、蛋、奶、大豆等食物中，现药用品主要通过微生物法或化学合成法制得。

维生素 B_6 具有辅酶作用，在体内参与多种代谢反应，尤其和氨基酸代谢密切相关，缺乏维生素 B_6 可引起周围神经病、情绪抑郁、口角炎、尿道炎，贫血等症状。其广泛存在于肉类、全谷类、蔬菜和坚果中，包括吡哆醇、吡哆醛和吡哆胺三种形式，三者可在体内相互转化。

2. 典型药物

维生素 B_1 Vitamin B_1

化学名为氯化 4-甲基-3-[(2-甲基-4-氨基-5-嘧啶基)甲基]-5-(2-羟基乙基)噻唑鎓盐酸盐，别名盐酸硫胺。

本品为白色结晶或结晶性粉末；有微弱的特臭，味苦；干燥品在空气中迅速吸收约 4% 的水分。在水中易溶，在乙醇中微溶，在乙醚中不溶。

本品在干燥状态下稳定，于密闭容器中久置或在 100℃ 下加热 24h，均无明显变化。但其水溶液在碱性环境中噻唑环可被分解开环，分解产物进一步脱水氧化成具有荧光的硫色素，不再具有活性。光照或铜、铁等金属离子均会促进上述氧化反应的发生。因此，本品不宜与碱性药物配伍使用，易引起变质而失活。原料药和制剂均应遮光、密封保存。

本品水溶液在 pH5～6 时，遇亚硫酸氢钠可发生分解，故在制剂时不可使用亚硫酸氢钠作为本品的抗氧剂。

本品在氢氧化钠溶液中被铁氰化钾氧化产生硫色素，在正丁醇溶液中呈蓝色荧光，加酸使成酸性，荧光消失，再碱化后，荧光又显出。

本品水溶液显氯化物鉴别反应。

本品水溶性大，在胃肠道吸收较慢，易被硫胺酶破坏失活，半衰期短。但其与大蒜素的反应产物优硫胺仍具有维生素 B_1 的作用，而且脂溶性强、吸收快、作用较维生素 B_1 更持久。

本品主要用于预防和治疗因维生素 B_1 缺乏引起的脚气病、神经炎和消化不良等。

知识链接 维生素 B_1 的生理作用

维生素 B_1 的生物活性形式是硫胺素焦磷酸，为糖酵解中关键催化酶类的辅酶，对葡萄糖代谢具有重要的作用。此外，在维持脑内氧化代谢平衡方面，如脂质过氧化产物水平和谷胱甘肽还原酶活性方面发挥重要作用。

维生素 B_2 Vitamin B_2

化学名为 7,8-二甲基-10-[(2S,3S,4R)-2,3,4,5-四羟基戊基]-3,10-二氢苯并蝶啶-2,4-二酮，别名核黄素。

本品为橙黄色结晶性粉末；微臭；溶液易变质，在碱性溶液中或遇光变质更快。在水、乙醇、三氯甲烷或乙醚中几乎不溶。

本品分子中含酰亚胺及叔胺结构，因此显酸碱两性，在酸或碱溶液中均能溶解。

本品水溶液显黄绿色荧光，在 pH6.0～7.0 时荧光最强，加入酸或碱后，荧光消失。

本品对弱氧化剂稳定，但遇强氧化剂可被氧化破坏。因结构中含共轭双键，易发生还原反应，如遇连二亚硫酸钠或维生素 C 可被还原为二氢核黄素，荧光消失。

本品在干燥状态下稳定，但水溶液见光易分解。在碱性环境中分解为感光黄素，在酸性或中性环境下分解为光化色素和微量的核黄素-10-乙酸。温度和 pH 的升高均会加速其分解。

本品主要用于预防和治疗维生素 B_2 缺乏症，如口角炎、唇干裂、舌炎、阴囊炎、结膜炎、脂溢性皮炎等。本品服用后可使尿液呈黄色，但不影响继续用药。

课堂活动

讨论：维生素 B_2 不溶于水，若想将其制成注射液可采用哪些方法增加其溶解度？

维生素 B_6 Vitamin B_6

化学名为 6-甲基-5-羟基-3,4-吡啶二甲醇盐酸盐。

本品为白色或类白色的结晶或结晶性粉末；无臭，遇光渐变质。在水中易溶，在乙醇中微溶，在三氯甲烷或乙醚中不溶。

本品在干燥状态下稳定，但水溶液露置于空气中可被氧化变色，pH 升高会加速氧化。此外，本品在中性或碱性溶液中遇光可发生聚合反应而失去活性。

本品分子含酚羟基结构，与三氯化铁反应显红色。

本品与氯亚氨基-2,6-二氯醌反应显蓝色，数分钟后变为红色。

本品主要用于防治维生素 B_6 缺乏症，如脂溢性皮炎、唇干裂、异烟肼中毒等。也可用于减轻妊娠呕吐。

> 知识链接 其他维生素 B 族

1. 维生素 PP 是烟酸和烟酰胺的总称,具有促进细胞新陈代谢的作用。临床上主要用于预防和治疗粗糙病。

2. 维生素 B_5 又称泛酸,是辅酶 A 的组成成分,具有促进蛋白质、糖和脂肪代谢的作用。具有旋光性,右旋体有活性,主要用于维生素 B 缺乏症及周围神经炎和术后肠绞痛。与维生素 C 合用还可用于治疗播散性红斑狼疮。

3. 维生素 B_{12} 又称钴胺素,是唯一含金属元素的维生素。其能促进骨髓造血功能和影响糖代谢,临床上主要用于恶性贫血、巨幼红细胞性贫血等的治疗。还可用于坐骨神经痛、三叉神经痛、神经炎等。

4. 叶酸,在蛋白质合成及细胞分裂与生长过程中起着重要作用,还可促进红细胞的生成。临床上主要用于各种原因引起的叶酸缺乏及叶酸缺乏所致的巨幼红细胞贫血。还可用于习惯性流产、新生儿唇腭裂、慢性萎缩性胃炎、冠心病和脑血管疾病等的预防。

二、维生素 C

维生素 C

1. 概述

维生素 C 是一类结构类似葡萄糖,含六个碳原子的多羟基酸性化合物,又称抗坏血酸。其为胶原蛋白和细胞间质合成的必需营养物质,摄入不足可引起维生素 C 缺乏症。此外,其还参与氨基酸代谢、神经递质等的合成,在生物氧化还原过程中起着非常重要的作用。同时能降低毛细血管通透性,增强机体抵抗力,并具有一定的解毒功能和抗组胺作用。

维生素 C 主要存在于新鲜的水果和绿叶蔬菜中,人体自身不能合成。如鲜枣、橘子、山楂、柠檬、猕猴桃等水果中含有丰富的维生素 C,青椒、番茄、大白菜等蔬菜中维生素 C 的含量也较高。

维生素 C 分子中含两个手性碳,有四个异构体,分别是 $L\text{-}(+)$-抗坏血酸、$D\text{-}(-)$-抗坏血酸、$L\text{-}(+)$-异抗坏血酸和 $D\text{-}(-)$-异抗坏血酸,其中以 $L\text{-}(+)$-抗坏血酸活性最强,因此维生素 C 药用品实际上是 $L\text{-}(+)$-抗坏血酸。

2. 典型药物

维生素 C Vitamin C

化学名为 $L\text{-}(+)$-苏型-2,3,4,5,6-五羟基-2-己烯酸-4-内脂,别名 L-抗坏血酸。

本品为白色结晶或结晶性粉末;无臭,味酸;久置色渐变微黄。在水中易溶,在乙醇中略溶,在三氯甲烷或乙醚中不溶。熔点为 190~192℃,熔融时同时分解。比旋度为 $+20.5°\sim+21.5°$(10% 水溶液)。

本品含连烯二醇结构,烯醇羟基在水溶液中易游离并释放出 H^+,因此显酸性。由于 C2-羟基能与 C1-羰基形成氢键,故其酸性较 C3-羟基弱。C3-羟基可与稀氢氧化钠或碳酸氢钠溶液反应,生成烯醇钠盐。

本品的连烯二醇结构还具有强还原性，水溶液在空气中易被氧化，生成去氢抗坏血酸，与维生素 C 有同等的生物学活性。此外，硝酸银、碱性酒石酸铜、碘、2,6-二氯靛酚钠等氧化剂也能氧化本品为去氢抗坏血酸。但在硫化氢、氢碘酸等还原剂的作用下，去氢抗坏血酸又可逆转为维生素 C。

本品干燥状态下较稳定，但遇光或湿气，可逐渐变为黄色，因此应避光、密封保存。变色的主要原因是去氢抗坏血酸脱水、水解后受质子催化作用发生脱羧反应生成糠醛，糠醛进一步发生聚合而出现黄色。空气、光线、金属离子等均会促进上述反应的进行。

本品含内酯结构，在强碱性环境中易水解失活，如在浓氢氧化钠溶液中水解生成 2-酮基古洛糖酸钠盐。

> **课堂活动**
>
> 讨论：请基于维生素 C 的结构及化学性质分析，本品与其他药物相互作用时可能存在哪些配伍禁忌？

为避免维生素 C 发生变质反应，常采用干法制粒来制备其片剂。制备注射液时，使用经二氧化碳饱和的注射用水，将 pH 控制在 5.0~7.0 之间，并加入 EDTA-2Na 等金属离子络合剂和焦亚硫酸钠等抗氧剂，在安瓿中通入惰性气体以置换液面上方空气。此外，还可将本品制成磷酸酯形式，以便于制剂和贮存。

本品水溶液中加入硝酸银试液即产生黑色银沉淀；加入 2,6-二氯靛酚钠试液，溶液颜色由红色褪为无色。

本品主要用于防治维生素 C 缺乏症，也可用于各种急慢性传染疾病、高铁血红蛋白血症及贫血等的辅助治疗。在制药和食品工业上还可用作药物水溶液的抗氧化剂和食品添加剂。

知识链接　维生素 C 的吸收与代谢

口服后，维生素 C 主要在小肠上方（十二指肠和空肠上部）被吸收，再经由门静脉和肝静脉进入血液中，并转移至全身各组织。小肠的吸收率视维生素 C 的摄入量不同而有所差异。当摄入量在 30~60mg 时，吸收率可达 100%；摄入量为 90mg 时，吸收率降至 80% 左右，摄入量为 1.5g 时降为 49%，摄入量为 3g 时降为 36%，摄取量 12g 时降为 16%。

根据吸收率的大小，维生素 C 以一日三次、餐后马上摄入为最佳，而且这种摄入方式也可预防因一次维生素 C 摄入剂量过大而产生副作用。人体摄入维生素 C 后，分布于脑下垂体、肾脏的维生素 C 浓度最高，其次是眼球、脑、肝脏、脾脏等部位。当体内维生素 C 总储存量小于 300mg 时，就有发生维生素 C 缺乏症的危险，人体最大的储存量为 2g。

维生素 C 在体内的代谢过程及转换方式目前仍无确切结论，但可以确定的是维生素 C 最终的代谢产物是随尿液排出。当尿液中的维生素 C 的浓度较高时，可降低尿液中酸碱度，防止细菌滋生，因此维生素 C 有避免尿路感染的作用。由于维生素 C 经肾脏排泄，因此肾功能较差的人不宜多服维生素 C。

同步测试

一、选择题

（一）A 型题（单选题）

1. 下列不属于脂溶性维生素的是（　　）。
   A. 维生素 A　　　B. 维生素 C　　　C. 维生素 D　　　D. 维生素 E

2. 下列属于水溶性维生素中难溶于水的是（　　）。
   A. 维生素 B_1　　B. 维生素 B_2　　C. 维生素 D_2　　D. 维生素 C

3. 下列含共轭多烯醇侧链结构的是（　　）。
   A. 维生素 A　　　B. 维生素 B_2　　C. 维生素 K_3　　D. 维生素 E

4. 下列可作为油溶性药物溶液抗氧剂的是（　　）。
   A. 维生素 A　　　B. 维生素 D_2　　C. 维生素 B_1　　D. 维生素 E

5. 在以下维生素中，显酸碱两性的是（　　）。
   A. 维生素 A　　　B. 维生素 B_2　　C. 维生素 B_1　　D. 维生素 D_3

6. 在脂溶性维生素里，由于结构上具有亲水基团而易溶于水的是（　　）。
   A. 维生素 A　　　B. 维生素 E　　　C. 维生素 K_3　　D. 维生素 D_3

7. 下列具有保胎作用，可用于预防习惯性流产的是（　　）。
   A. 维生素 A　　　B. 维生素 E　　　C. 叶酸　　　　D. 维生素 D_2

8. 具有以下结构药物是（　　）。

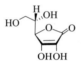

   A. 维生素 D_3　　B. 维生素 E　　　C. 维生素 C　　　D. 维生素 B_1

9. 其三氯甲烷溶液与三氯化锑作用使溶液显蓝色，后渐变红色是（　　）。
   A. 维生素 K_3　　B. 维生素 B_6　　C. 维生素 C　　　D. 维生素 A

10. 下列药物可与硝酸银试液产生黑色沉淀的是（　　）。
    A. 维生素 D_3　　B. 维生素 B_2　　C. 维生素 C　　　D. 维生素 A

11. 下列药物可与硝酸银试液产生白色沉淀的是（　　）。
    A. 维生素 D_2　　B. 维生素 B_2　　C. 维生素 C　　　D. 维生素 B_1

12. 下列药物中为治疗急性早幼粒细胞白血病的首选药物的是（　　）。
    A. 维生素 A　　　B. 维生素 B_2　　C. 维生素 C　　　D. 维 A 酸

13. 下列关于维生素 A 的叙述错误是（　　）。
    A. 本品易溶于三氯甲烷中　　　　　B. 本品为黄色油状液体
    C. 本品又名视黄醇　　　　　　　　D. 本品与维生素 E 共存时更易被氧化

14. 下列关于维生素 B_2 的叙述错误是（　　）。
    A. 本品为橙黄色结晶　　　　　　　B. 本品水溶液显黄绿色荧光
    C. 本品对光稳定　　　　　　　　　D. 本品可与维生素 C 发生反应

15. 下列关于维生素 B_1 的叙述正确的是（　　）。
    A. 本品水溶液在空气中稳定
    B. 本品可与碱性药物配伍使用

C. 本品的氧化产物硫色素在正丁醇溶液中显黄色荧光
D. 本品可用于防治脚气病

(二) B 型题（每小组 5 个备选答案，备选答案可重复，可不选）

A. 生育酚　　B. 亚硫酸氢钠甲萘醌　　C. 核黄素　　D. 盐酸硫胺　　E. 抗坏血酸

1. 维生素 B_2 又名（　　）。
2. 维生素 C 又名（　　）。
3. 维生素 B_1 又名（　　）。
4. 维生素 K_3 又名（　　）。
5. 维生素 E 又名（　　）。

A. 维生素 A　　B. 维生素 B_2　　C. 维生素 C　　D. 维生素 D_3　　E. 维生素 K

6. 可用于治疗维生素 C 缺乏症的是（　　）。
7. 可用于治疗夜盲症的是（　　）。
8. 可用于预防佝偻病的是（　　）。
9. 可用于预防新生儿出血的是（　　）。
10. 可用于治疗唇炎、脂溢性皮炎的是（　　）。

(三) X 型题（多选题）

1. 下列属于脂溶性维生素的有（　　）。
A. 维生素 A　　B. 维生素 K　　C. 维生素 D　　D. 维生素 E
2. 以下关于维生素 C 的叙述正确的有（　　）。
A. 本品含连烯二醇结构　　　　B. 本品可使 2,6-二氯靛酚钠试液褪色
C. 本品具有还原性　　　　　　D. 本品可与碱性药物配伍
3. 水溶液不稳定，易被空气氧化的药物有（　　）。
A. 维生素 K_3　　B. 维生素 B_1　　C. 维生素 C　　D. 维生素 B_6
4. 下列属于维生素 B 族的有（　　）。
A. 吡多素　　B. 烟酸　　C. 硫胺　　D. 钴胺素
5. 下列分子结构中含共轭体系的药物有（　　）。
A. 维生素 A　　B. 维生素 B_2　　C. 维生素 D_2　　D. 维生素 E

二、区别题（用化学方法区别下列各组药物）

1. 维生素 A 与维生素 B_1　　2. 维生素 C 与维生素 E

三、问答题

1. 在生产过程中，为何要将维生素 A 和维生素 E 制成酯类前体药物？
2. 为什么不能用亚硫酸氢钠作为维生素 B_1 的抗氧剂？
3. 维生素 C 片在储存和使用过程中颜色逐渐变黄的原因是什么？有哪些预防措施？

第十六章 药物研究基本常识

知识目标

1. 了解新药开发的基本思路、方法及新技术。化学药物结构修饰的基本原理、醚化、酯化及药物分子开环或环化等修饰方法。
2. 掌握先导化合物优化的主要工作内容,成盐、成酯、成酰胺修饰的类型和基本方法。
3. 熟悉新药开发的基本途径,先导化合物、前药的概念,发掘的基本途径与优化的基本方法,化学药物结构修饰的目的和基本方法。

能力目标

1. 能写出影响药物药理活性的基本因素、药物变质反应的类型、体内代谢方式。
2. 能应用结构修饰的基本原理与方法,解决临床用药时出现的问题,能综合运用知识初步设计药物的剂型等。
3. 能解释药物结构修饰前后的不同点以及对临床应用的指导意义。

本章主要讨论药物化学构效关系、药物的变质反应和代谢反应,以及新药的开发等,让学习者对药物化学的主要研究对象和方法有比较清晰的认识。

第一节 药物的化学结构与药理活性

药物的化学结构与药理活性的关系,简称为构效关系(Strcture-Activity Relationships,SAR)。构效关系研究是药物化学的中心内容之一。构效关系的深入研究,逐步由定性向定量方向发展,定量构效关系(QSAR)的建立,对新药设计和阐明药物在生物体系中的作用原理等,具有一定的意义。

一、药物的基本结构和结构修饰

可依据药物化学结构对生物活性的影响程度或药物在分子水平上的作用方式,宏观上将药物分为非特异性结构药物和特异性结构药物。非特异性结构药物的活性与化学结构关系较少,主要受药物的理化性质影响,如全身麻醉药包括低分子烃、卤烃、醇、醚和无机化合物等,它们的活性与脂水分配系数相关。特异性结构药物的活性则主要与化学结构关联,大多数与受体有关。

分析具有相同药理作用的药物，找出其化学结构中的相同处，结构中的相同部分称为基本结构。保持药物的基本结构，为提高药物的治疗效果，减轻或消除药物的不良反应或缺陷，改进药物的药动学性质等，仅在官能团上作一些修改，称为药物的结构修饰。如水杨酸类的基本结构为水杨酸，巴比妥类药物的基本结构为巴比妥酸，糖皮质激素为具备某些特征的孕甾等，分别对它们的结构进行修饰得到系列药物。药物的基本结构的确定对药物结构修饰和新药设计起重要的指导意义。如吗啡结构阐明后经结构修饰得到系列药物，常见的有可待因等。

吗啡　　　　　可待因

药物的结构修饰方法主要包括如下几种方式。

1. 生物电子等排原理

在结构优化研究中，生物电子等排原理是应用较多的一种方法，即在基本结构的可变部分，以电子等排体相互置换。生物电子等排体可分为经典和非经典两大类型，具有相同外层电子的原子或原子团为经典的电子等排体。后扩大范围，将体积、电负性和立体化学等相近似的原子和原子团也包括在内，称为非经典电子等排体。

经典的生物电子等排体主要有：—F、—Cl、—OH、—NH_2、—CH_3 等为一价生物电子等排体；—O—、—S—、—NH—、—CH_2— 等有 6 个外层电子，为二价生物电子等排体；—CH═、—N═ 等为三价生物电子等排体；≡C、≡N、≡P 为四价生物电子等排体。非经典的生物电子等排体认为可相互替代基团如—CH═、—O—、—S—、—NH—、—CH_2— 等。如在组胺 H_2 受体拮抗剂研究中，用环内等价电子等排体呋喃环置换咪唑环得到雷尼替丁，其 H_2 受体拮抗效应超过西咪替丁 5 倍。

西咪替丁　　　　　雷尼替丁

生物电子等排原理在药物改造和设计时较为成功的例子还有抗肿瘤药、抗精神失常药、镇静催眠药、局部麻醉药等。

2. 前药原理

如果药物在结构修饰后的相关衍生物，在体外无活性或有很低活性，但在生物体或人体内经酶等作用，释放出活性原药而产生药理作用发挥药效时，称原来的药物为母体药物，修饰后得到的药物称为前体药物，简称前药。采用这种方法来改进药物缺点以获得更好药效的理论称为前药原理。

前药设计的目的主要有如下几个方面。

① 增加药物的代谢稳定性。有些药物结构中存在易氧化、易水解基团，在贮存过程中易失效，在体内的代谢速度也快，将这些不稳定的基团进行化学修饰，可增加药物的稳定性，并延长作用时间。如维生素 A 和维生素 E 均易被氧化，合成品均制成醋酸酯，增加了稳定性。

② 延长药物作用时间。如丙酸睾酮是将睾酮的 17 位羟基酯化，使其脂溶性增加，吸收缓慢而达到目的。

③ 干扰转运特点，使药物定向靶细胞，提高作用的选择性。

④ 消除药物的副作用、毒性及不适气味。如氯霉素味道极苦，将其修饰为棕榈氯霉素进行矫味，其又称为无味氯霉素。

⑤ 改善药物吸收，提高生物利用度。如羧苄西林有两个羧基，极性大，脂溶性小，口服难吸收，只能注射给药。其 5-茚满酯，脂溶性增大，对酸的稳定性也增加，吸收得到改善，提高了生物利用度，口服有效。

⑥ 改变溶解度满足剂型的需要。如地塞米松不溶于水，利用其 21 位羟基制成地塞米松磷酸钠供注射用。

⑦ 发挥药物的联合作用。如贝诺酯的设计是将阿司匹林与对乙酰氨基酚反应生成酯，口服进入机体后分解成阿司匹林和对乙酰氨基酚而发挥相应作用。

二、药物理化性质对药效的影响

药物的理化性质主要包括溶解度、脂水分配系数、解离度、波谱性质、表面活性等。药物产生效应的关键因素之一是到达靶器官或靶细胞等的速度和浓度。药物转运时受药物的理化性质影响。主要介绍溶解度、脂水分配系数、解离度和血浆蛋白结合对药效的影响。

1. 溶解度

水构成了生物系统的最基本溶剂，体液、血液和细胞浆液的本质都是水溶液。药物要转运扩散至血液或体液，需要溶解在水中，才可能被组织利用。因此要求药物有一定的水溶性。当药物在通过胃肠道黏膜、皮下组织、红细胞膜、疟原虫细胞膜等脂质所构成的生物膜，此时又需要药物必须具备一定的脂溶性。所以药物要发挥较佳的药理活性，应当具备恰当的水溶性和脂溶性。

> **课堂活动**
> 讨论：制备青霉素 G 钾盐时，只能用青霉素 G 与乙酸钾醇溶液反应得到，为什么？如果成盐反应能进行，还应该有什么条件？

2. 脂水分配系数

药物的脂水分配系数大多用 P 来表示，是指药物在生物相中的浓度与水相中的浓度的比值。因生物相中测定药物浓度不易，常用非水相和水相来模拟生物相和水相。P 是化合物在非水相和水相中分配达到平衡时的浓度 C_o 和 C_w 之比。即

$$P = C_o / C_w$$

P 值越大则脂溶性越高，因 P 值较大，常用 $\log P$ 表示。当前的非水相普遍采用正辛醇来模拟，认为正辛醇性能指标接近于生物膜，与此同时化学性质稳定并无紫外吸收等特点，便于测定而不形成干扰。

药物的 P 值大小表达了药物的脂溶性和水溶性的相对大小。药物的 P 值大小一般是由药物的化学结构所决定的，因而改变药物的结构会相应影响药物的脂水分配系数。

如分子结构中含有较大的烃基、碳链、卤素原子及脂环等非极性结构时，则药物的脂溶性会增大。如当分子中引入极性较大的羧基、羰基、氨基、羟基时，则降低药物的脂溶性。研究表明，引入一个羟基，脂水分配系数下降 $1/100 \sim 1/2$；同系物中每增加一个 —CH_2—，

脂水分配系数可增加 2~4 倍；而引入一个卤素原子，脂水分配系数增加 4~20 倍。

因药物的作用部位、作用原理等诸多方面的差异，对脂溶性的要求各有不同。作用于中枢神经系统的药物，因需要通过血脑屏障，应具有较高的脂溶性，即较大的 lgP。如活性与 lgP 值密切相关的全身麻醉药和镇静催眠药，巴比妥类镇静催眠药苯巴比妥和硫喷妥的脂水分配系数分别为 3 和 580，前者给药后 15min 起效，后者由于引入 S 原子而增加脂溶性，静脉注射后 30s 即起效，但由于血流分布的原因迅速转移至脂肪组织而使作用时间短。

3. 药物的解离度

绝大多数化学药物为弱酸、弱碱、两性化合物或相关盐类，这类化学物质在体液中只能部分解离，药物的存在形式为离子型（解离型）和分子型（非解离型）。大多数药物通过生物膜的方式为脂溶扩散，即分子型通过生物膜，进入细胞后在膜内的水介质中解离成离子型并以离子型起作用，故药物要有适当的解离度。

药物在体内的解离度是由药物本身的 pK_a 和体液介质的 pH 值决定。当介质 pH 值较小时，弱酸性药物的离子型浓度减少，分子型浓度增加；弱碱性药物反过来是分子型浓度减少，离子型浓度增加。可根据药物的 pK_a 值和 pH 值计算出药物在体内的离子型和分子型的比值，可据此推断药物的转运、吸收、分布乃至代谢等情况。

如维生素 C、阿司匹林等弱酸性药物，在胃部酸性环境中几乎不解离而呈分子型，可以在胃部吸收。如呈酸碱两性或碱性的药物，如吗啡、地西泮、氯丙嗪等在胃内几乎完全解离呈离子型，在胃部不能吸收。如新斯的明为离子型药物，脂溶性低，口服需加大剂量至注射的 10 倍左右，因其为离子型不能透过血脑屏障，不产生中枢作用，对角膜穿透力弱，滴眼几乎无效。

化学结构的改变，会对弱酸或弱碱性药物的解离常数产生较大的影响，从而影响药理活性。Bell 和 Roblin 研究磺胺药物时发现磺胺类药物的抗菌活性与药物的 pK_a 值有关，最佳的抗菌 pK_a 值为 6.5~7.0，回归分析得到最佳 pK_a 值为 6.79。在满足基本构效关系的前提下，成功得到的相关药物有：磺胺吡啶 pK_a 值 8.5、磺胺噻唑 pK_a 值 7.12、磺胺嘧啶 pK_a 值 6.48。

4. 药物与血浆蛋白结合

药物进入循环后首先与血浆蛋白呈可逆性结合，结合后药物的药理活性暂时消失。弱酸性药物多与清蛋白结合，弱碱性药物多与 α_1 酸性糖蛋白结合，还有少数药物与球蛋白结合。

药物与血浆蛋白的结合是可逆性的，结合物分子变大不能通过毛细管壁暂时"储存"于血液中，结合后药物药理活性暂时消失。药物与血浆蛋白结合特异性低，而血浆蛋白结合点有限，两个药物可能竞争与同一蛋白结合而发生置换现象。如抗凝药华法林的血浆蛋白结合率达 99%，当与解热镇痛药保泰松合用时，前者被后者置换而结合率下降 1% 时，则游离型（具有药理活性）药物浓度在理论上将增加一倍，可能导致抗凝作用增强，甚至引起出血。药物也可能与内源性代谢物竞争与血浆蛋白结合，如磺胺药置换胆红素与血浆蛋白结合，在新生儿中可能导致核黄疸症。血浆蛋白过少（如肝硬化）或变质（如尿毒症）时药物血浆蛋白结合率下降，也容易发生毒性反应。

> **课堂活动**
>
> 讨论：阿司匹林 $pK_a=3.5$，咖啡因 $pK_a=8$，这两个药物在口服时，它们分别在胃肠道哪个部位吸收较多？为什么？

三、药物立体结构对药效的影响

由蛋白质构成的受体、酶、离子通道等生物大分子，具有严格的空间结构要求。药物要和受体相结合，需要电子云密度互补、立体构型上相互适应。药物的特异性越高，和相关蛋白质的互补性就越好，形成的复合物越牢固，相关的药理活性就越高。对药效影响的立体因素主要有：几何异构、光学异构和构象异构。

1. 几何异构

几何异构现象是药物分子中有双键或酯环等刚性或半刚性结构部分，从而让分子内旋转受到限制所致。几何异构体又名顺反异构体，在空间关系上不是镜像。由于几何异构体的空间结构不同，它们与相关蛋白质如受体的互补程度不同，故理化性质不同，生理药理活性也存在差异。如氨甲环酸的反式异构体止血作用强于顺式异构体；氯普噻吨的顺式异构体抗精神病作用是反式异构体的 7 倍；反式己烯雌酚（E-己烯雌酚）的活性强于顺式己烯雌酚（Z-己烯雌酚）。

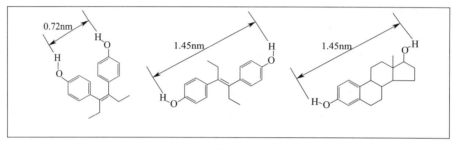

Z-己烯雌酚　　　　E-己烯雌酚　　　　雌二醇

2. 光学异构

相当数量的化学药物具有一个或多个手性中心，存在光学异构。这些药物因此可能具备旋光性，它们的光学异构体除旋光性有差异外，基本具备类似的物理性质和化学性质。但它们的生物效应有可能存在明显的差异。

有些药物光学异构体的药理作用相同，例如左旋和右旋氯喹具有相同的抗疟活性。

但在很多药物中，左旋体和右旋体的生物活性并不相同，如非甾体抗炎药布洛芬的活性 S-（＋）-异构体的活性为 R-（－）异构体的 28 倍，但研究证明 R-（－）异构体在体内可转化为 S-（＋）-异构体。

药物光学异构体生理活性的差异反映了药物与受体结合时的立体要求。据认为此类药物有三点可与相关受体相结合。如由镇痛药的活性构象设想受体也应包括三部分与药物相适应：具有一个平坦的结构，通过范德瓦耳斯力与药物的苯环相互作用；具有一个阴离子部位，通过静电引力与药物的正点中心结合；具有一个凹槽，与哌啶环产生疏水结合。受体与镇痛药相适应见下图。

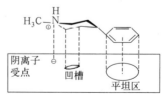

有的药物光学异构体出现明显生理活性的差异。如 R-（－）-肾上腺素其血管收缩作用较 S-（＋）-异构体强 12～15 倍。

有些药物光学异构体具有相反活性，甚或左旋体和右旋体的生物活性类型都不一样，如扎考必利（zacopride）是通过拮抗 5-HT3 受体而起作用，为一类新型的抗精神病药。深入研究证明，（R）-异构体为 5-HT3 受体的拮抗剂，而（S）-异构体则为 5-HT3 受体的激动剂。这种类型的药物少见。

受体对药物的光学活性有选择性，生物膜、血浆和组织上的受体蛋白和酶，也可能对药物进入机体后的吸收、分布和排泄过程，有立体选择性通过或结合，也可能导致药效上的差别。如胃肠道对 L-氨基酸、D-葡萄糖和 L（+）抗坏血酸等有立体选择性，可优先吸收并主动转运。

3. 构象异构

原子和基团在分子中的空间排列，因单键旋转而发生的动态立体异构现象，被称为构象异构。自由能低的构象由于其稳定且出现概率高，为优势构象。药物的构象异构现象造成药物生物活性差异已受到广泛重视。

有些化学物质如组胺能分别作用于 H_1 受体和 H_2 受体，呈现两种不同的激动活性，这是由于它可以分别以两种构象作用于不同的受体，组胺以偏转构象作用于 H_1 受体，而以反式构象作用于 H_2 受体。有些药物结构类型差异大，但能显示类似的药理活性，原因就在于它们的构象都非常相似，如镇痛药吗啡、喷他佐辛、哌替啶、美沙酮，它们分属于吗啡喃、苯吗喃、苯基哌啶及氨基酮类药物（参考镇痛药），它们都能与阿片受体相结合并为受体的激动剂。

四、键合特性对药效的影响

药物与受体之间的结合方式一般有氢键、范德瓦耳斯力、疏水结合、电荷转移复合物、静电相互作用以及共价键等形式。

1. 氢键

氢键通常指药物分子中的 O、N、S、F、Cl 等原子（含有孤对电子）与 C、N、O、F 等共价结合的 H 原子之间所形成的化学键。

氢键能较弱为共价键的 1/10，由于药物分子和生物大分子物质常常存在数量多的氢键，因此药物的理化性质、药物与受体之间的结合能等，受氢键影响的情况普遍。

如果药物分子与溶剂分子可形成氢键，可增加溶解度。若药物分子内或分子间形成氢键，则药物在极性溶剂中的溶解度减小，而在非极性溶剂中的溶解度增加。药物分子和水分子的氢键缔合可促进酯类在中性介质中的水解。

生物大分子中的 DNA 和 RNA 以双螺旋结构存在，因嘌呤和嘧啶碱基对之间能形成氢键而增加稳定性。药物在与生物大分子结合时，氢键也起到重要的作用。天然雌激素雌二醇与反式己烯雌酚的两个羟基，分别可以与雌激素受体的相关部位结合而产生雌激素样作用。

2. 疏水结合

受体的亲脂基团与极性的体液形成界面，药物的亲脂基团也可与极性的体液形成界面，当两个基团彼此靠近时可将界面的极性液体推开，发生缔合。这样的结合对极性的水是有排斥的，因而叫疏水结合。疏水结合对于药物的亲脂部位与受体的结合起着重要的作用，并且可增强范德瓦耳斯力。

3. 电荷转移复合物

电荷转移复合物是电子相对丰富的分子与电子相对缺乏的分子间，通过电荷转移而形成的。这种键的键能较低,复合物相对比较稳定。电荷转移复合物的形成往往可增加药物的稳定性以及溶解度,并有利于药物与受体的结合。

电子供给体通常为含孤对电子的供电基的化合物或富 π 电子的化合物,电子相对缺乏的分子为电子受体。某些杂环分子由于电子云密度分布不均匀,有些原子附近的电子云密度较高,有些较低,这些分子既是电子供给体,又是电子接受体。电荷转移复合物的形成降低了药物与生物大分子相互作用的能量,例如抗疟药氯喹可以插入疟原虫的 DNA 碱基对之间形成电荷转移复合物。

4. 金属离子螯合

配位化合物由金属离子和配位体组成。螯合物是由两个或两个以上配位体和一个金属离子通过离子键、共价键或配位键等形成环状化合物,通常有四、五、六元环,以五元环最为稳定。

配位体的配基一般含有 O、N、S 原子。不同金属离子与相同配体形成的螯合物稳定性存在差异,稳定性强弱顺序为:$Fe^{3+}>Cu^{2+}>Al^{3+}>Ni^{2+}>Pb^{2+}>Co^{2+}>Zn^{2+}>Fe^{2+}>Mn^{2+}>Mg^{2+}>Ca^{2+}$。

在生物体中存在较多发挥重要作用的螯合物,如含钴的维生素 B_{12}、含铜的细胞色素酶、含铁的血红蛋白等,金属离子此时对生命是必需的构成。但不少金属离子一旦过量即成为毒性物质,如汞、锑、砷中毒后,可以利用二巯基丁二酸钠等药物的巯基与前述重金属离子形成螯合物而解毒。金属螯合物作为抗肿瘤药物应用于临床的主要有铂配合物,其作用机制是:铂金属配合物进入肿瘤细胞后,生成非常活泼的配合离子,在体内与 DNA 的两个鸟嘌呤碱基 N-7 配合成一个闭合的五元螯合环,使 DNA 不能形成正常的双螺旋结构,肿瘤细胞 DNA 复制停止。

> **课堂活动**
> 讨论:从化学结构上分析,为什么糖皮质激素、盐皮质激素、各种性激素在药理活性上有重叠?

对药物的构效关系的研究更多是由经验得出的总结,为提高设计药物的效率,催生了药物的定量构效关系(QSAR)研究。定量构效关系是用数学函数式来表示同类药物结构变化后活性的改变。同类药物是指具有相同基本结构并有同一药理作用类型的药物。用于先导物的优化则是指同一个先导物用不同的电子等排体进行替换得的一系列同类物。利用所得的数学函数式可以预测未合成的化合物的活性和估计同类药物中活性最优的化合物。

使用的参数中,有的需用化合物测定,有些可根据已有数据进行计算。现在已积累了很多用于定量构效关系研究的数据,可在文献中查找。利用这些数据可以推算未合成的化合物的数据,可进行活性预测。19 世纪 60 年代,发现萘啶酸可抗菌而发展出喹诺酮类药物,通过 QSAR 设计成功得到了临床应用广泛的药物诺氟沙星。当然,QSAR 仅仅是当前发现新药手段之一。

第二节 药物的变质反应和代谢反应

保证药物质量是用药安全可靠的必要前提。药物在生产、制剂、贮存、调配和使用等各个环节,都会因为药物的化学结构受外界因素的影响引起稳定性变化及变质反应,从而影响药物的安全性和有效性。为避免或减少药物在上述过程中的变质反应,掌握变质反应的规律,采取适当措施,防止或延缓药物变质以保证药物质量和疗效。

药物在体内发生化学结构的变化称为代谢。经各种途径进入机体的药物,主要在各种代谢酶的作用下发生化学反应,药物的官能团出现增减、变化和分子的结合或降解。不同代谢形式对药物的影响也有所不同,如氧化、还原、水解反应使药物活性降低、消失或因代谢而产生活性;结合反应增加代谢形式药物极性,水溶性随之提高有利药物的肾脏排泄。

一、药物的变质反应

变质反应主要有水解反应、氧化反应、还原反应、异构化反应、脱羧及脱水反应、聚合反应等。其中最为常见的是水解反应和氧化反应。

药物变质反应

1. 药物的水解反应

易发生水解反应的结构包括:盐类、酯类、酰胺类、酰脲类、酰肼类、苷类、缩氨、活泼卤素化合物、多聚糖、蛋白质和多肽等,药物的水解占多数的结构为酯类、酰胺类、盐类和苷类。

盐类水解是组成盐的离子键和水发生了复分解反应,生成弱电解质。当弱电解质的浓度超过溶解度时,从溶液中析出,多数为沉淀。

常见的酯类药物有阿司匹林、普鲁卡因、哌替啶、毛果芸香碱、阿托品等,酯类的水解产物为相应酸和醇,除了外部环境,药物的酯键稳定性还与各药的化学结构相关,如哌替啶相对稳定,而阿托品的酯键不稳定,注射液制备时有许多注意事项,其水解反应如下。

常见的酰胺或酰脲药物有巴比妥类、青霉素类、头孢菌素类、氯霉素、利福霉素类、利多卡因等。酰胺(或酰脲等)类药物的水解产物主要是羧酸和氨(胺)。除了外部环境,药物的酰胺键稳定性还与各药的化学结构相关,如利多卡因其酰胺所接苯环邻位有两个甲基,产生空间位阻使其酰胺基相当稳定;而巴比妥类药物的酰脲键极不稳定,其钠盐的注射剂型为粉针剂需临用新配。

苷类药物如强心苷、氨基糖苷类等水解产物为苷元和糖。苷键的稳定性差异也比较大,如存在于植物中的一级强心苷不稳定,经提取过程即可发生水解反应成为二级强心苷,二级强心苷的典型药物包括洋地黄毒苷、地高辛、毛花苷丙、毒毛旋花子苷K,苷键相对稳定。但体内外条件适宜时也可发生水解反应。此外,多聚糖、蛋白质和多肽类等药物在多种条件下会发生水解反应,现在它们的给药方法多为注射的原因就是口服时几乎全部水解而失活。

2. 药物的氧化还原反应

药物自身的氧化性和还原性分别会导致药物发生还原反应和氧化反应。具还原性的药物比具有氧化性的药物多,所以药物发生氧化反应比还原反应更为多见。药物的氧化反应可分为化学氧化反应和自动氧化反应。应用化学试剂对药物进行氧化称为化学氧化反应;自动氧化多指药物在贮存过程中遇到空气中的氧自发引起的游离基链式反应。

自动氧化的第一步为C—H、O—H、N—H、S—H键的断裂,断裂分为均裂自动氧化反应和异裂自动氧化反应。通常认为C—H键易发生均裂自动氧化反应,生成烃自由基和氢自由基;O—H、N—H、S—H键常发生异裂自动氧化反应,生成H^+、O^{2-}、N^{3-}、S^{2-}

等离子。

易发生自动氧化反应的官能团主要有：碳碳双键、酚羟基、芳伯胺基、巯基，其他结构如醛、连二烯醇、含相应取代基的杂环、特定杂环等。如含有不饱和双键的药物维生素 A 易发生自动氧化而变质；含有酚羟基的药物吗啡被氧化为伪吗啡（双吗啡）；普鲁卡因芳伯氨基容易氧化生成有色物质；卡托普利因含有巯基遇光或在水溶液中易被氧化成为二硫化物；氯丙嗪因具备吩噻嗪环可被氧化成有色物质等。

具氧化性的药物相对偏少。结构中含有氧化性基团的药物具有氧化性，如维生素 B_2 的异咯嗪环两个氮原子与活泼双键相连而具有氧化性和还原性，遇还原剂（如连二亚硫酸钠、维生素 C）被还原成无荧光的二氢核黄素；青蒿素分子中含有双氧桥和羰基皆具备氧化性，利用后者的氧化性成功制得二氢青蒿素活性提高，双氧键具有较强氧化性可直接氧化其他还原性化学物质。

3. 药物的异构化反应

异构化反应是药物立体化学构型的变化反应，有光学异构化和几何异构化两种，光学异构化又分为消旋化和差向异构化。消旋化是指具有旋光性的化合物在物理或化学因素的作用下转变为外消旋体的过程。差向异构化是指含有两个或两个以上手性中心的化合物分子中某手性中心的构型通过化学反应转换成其相反构型的过程，所形成的两种非对映异构体，称为差向异构体。

肾上腺素溶液的过低或过高、加热或室温放置长时间均会加速消旋化，使左旋体变为右旋体而降低药效。

异构化反应对药物的活性有很大影响。某些药物在制备或贮存过程中，分子发生异构化，使药物的活性降低甚至失去药效。如四环素类的变质反应之一，是在 pH2～6 时，发生 C4 位的二甲胺基差向异构化，生成无活性的差向异构体。

4. 药物的脱羧及脱水反应

某些药物在一定条件下发生脱羧反应，使药物的药效降低或失去活性，毒性增加。如对氨基水杨酸钠能发生脱羧反应，吗啡、红霉素等遇酸发生脱水反应。

5. 药物的聚合反应

聚合反应是同种药物的分子间相互结合生成大分子的反应。发生聚合反应往往产生沉淀、变色现象，对药物的质量产生影响。如青霉素类药物在一定条件下，β-内酰胺环开环后发生自身聚合反应，生成高分子聚合物，聚合度越高，过敏反应越强。再如葡萄糖、维生素 C 等易发生聚合并变色，可作为变质的判断指标。

6. 药物的不当配伍

联合用药或称配伍给药，目的是增强疗效和降低、减少不良反应。多药在同容器使用过程中，药物之间可能发生氧化还原、聚合或分解等化学反应，使药物产生了不同程度质的变化而失效。一般表现为出现浑浊、沉淀、润湿或液化、变色、水解、产生气体、爆炸或燃烧等现象。如硫酸链霉素注射液如与青霉素 G 钠盐水溶液配伍时，会析出青霉素和链霉素的游离体浑浊或沉淀，从而出现配伍禁忌。

> **课堂活动**
> 讨论：不少药物的注射剂型为粉针剂，需临时使用新鲜配制。举出三个以上药物并分析相关原因。

> **课堂活动**
> 讨论：某卫生院护士，医生处方患者需要注射磺胺嘧啶钠和甲氧苄氨嘧啶乳酸盐两种针剂，想起这两个药物联合使用时明显增强抗菌效力，于是准备将两支针剂同时混合于同一注射容器中。分析此行为会产生的结果。

二、药物的代谢反应

药物的代谢分为第一步骤和第二步骤。第一步骤是药物在酶的催化下发生氧化、还原、水解等化学反应，使药物分子暴露出羟基、羧基、氨基和巯基等极性较大的官能团，从而增加水溶性。第二步骤是指药物原型或经官能团化反应后的代谢产物与葡糖醛酸、硫酸盐、某些氨基酸等，在酶的作用下，以酯、酰胺或苷的方式结合。产生的结合物大都有极好的水溶性，可通过肾脏随尿液排出体外。药物不一定被代谢。药物如果被代谢有些只有第一步骤，第一步骤主要影响对药物的活性，大多数药物活性降低或失活，也有代谢物继续显效的药，如地西泮代谢产物，也有药物正因代谢而产生活性被冠以"前药"之名。

药物代谢反应

因酶的选择性差异，药物的结构不同，生物转化的类型也不一致。

1. 氧化

氧化反应是药物在生物体内进行的重要生物转化反应。很多脂溶性化学药物在酶系作用下，通过氧化反应，在药物的环系或脂链结构的碳上形成羟基或羧基，碳-杂原子的氧化反应是氮、氧、硫原子上脱烃基或生成氮氧化物、硫氧化物等。

2. 还原

虽然氧化反应是药物代谢的主要途径，但还原反应在药物代谢中也起着非常重要的作用。含有羰基、硝基、偶氮基以及卤代结构的药物在体内经还原代谢后分子中往往引入羟基、氨基及卤代物的还原脱氢，还原产物利于进一步的生物转化。

3. 水解

药物在体内是与水一起转运的。水解反应是常见的代谢反应。酯和酰胺结构的药物在代谢中，易被水解酶水解成羧酸、醇（酚）和胺等。通常酯的水解速度受结构的空间效应和电效应的影响较为明显；酰胺及酰肼水解的速度较酯慢，如抗心律失常药物普鲁卡因胺的水解速度比普鲁卡因慢得多，利多卡因的酰胺键更为稳定。

4. 结合

药物经第一步骤的氧化、还原、水解方式的代谢后，可能会进入第二步骤的代谢，在酶的催化下与活化的内源性分子如葡糖醛酸、硫酸、氨基酸、谷胱甘肽等结合，形成水溶性高、无药理活性的相关产物，随尿或胆汁排出体外。

① 与葡糖醛酸结合。含羟基、羧基、氨基、巯基的药物或其代谢产物，与葡糖醛酸结合，形成 O—、N—、S—和 C—的葡萄糖苷酸结合物，结合产物含有可离解的羧基（pK_a 3.2）和多个羟基，大大增加代谢形式药物的极性，易溶于水和排出体外。如肝药酶活

性低的新生儿，在使用氯霉素时，由于氯霉素脂溶性高必须经代谢方能排泄，因不能使氯霉素和葡糖醛酸形成结合物而及时排出体外，导致"灰婴综合征"。又如对乙酰氨基酚的酚羟基可经生化反应形成醚型 O-葡糖苷酸等。

② 与硫酸结合。含羟基、氨基、羟氨基的药物或其代谢产物，在磺基转移酶的催化下可通过硫酸结合反应而代谢。形成的硫酸结合物水溶性增加，毒性降低，易排出体外。硫酸结合反应过程是，由体内活化型的硫酸化剂 $3'$-磷酸腺苷-$5'$-磷酰硫酸（PAPS）提供活性硫酸基，使底物形成硫酸酯。如甲基多巴即经此方式代谢。

③ 乙酰化。含有氨基、磺酰氨基、肼基及酰肼等结构的药物在代谢时大都被乙酰化。乙酰化反应是以乙酰辅酶 A 为辅酶，进行乙酰基的转移而生成乙酰化物。乙酰化转移酶的活性受遗传因素的影响较大，药物使用时因此而存在种族差异，如酒精的代谢途径为乙酰化，导致不同人种对酒精的适应能力差异。乙酰化反应是将体内亲水性的氨基结合形成水溶性低的酰胺，如磺胺类药物的代谢路径为乙酰化，本身磺胺游离体不溶于水，其乙酰化代谢产物大多水溶性再下降，易在肾脏析出结晶导致肾脏的损害。

④ 甲基化。有氮、氧、硫的基团都能进行甲基化反应，一些内源性的活性物质如儿茶酚胺的甲基化反应在儿茶酚氧位甲基转移酶（COMT）作用下发生。

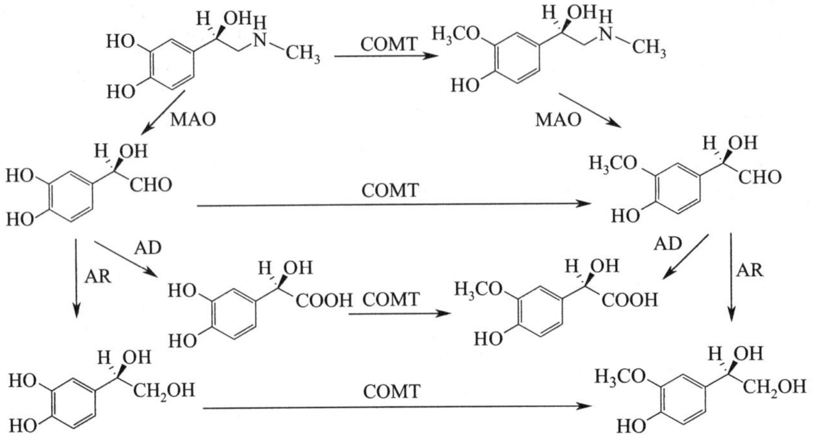

⑤ 与氨基酸结合。具有杂环羧酸、芳基羧酸及芳基烷酸的药物或代谢物，在辅酶 A 的参与下，首先形成活化型，再与体内的氨基酸如甘氨酸等形成结合物。与氨基酸的结合反应是体内许多含有羧基或代谢物的主要结合反应。参与反应的氨基酸主要是内源性的氨基酸，或从食物中可以得到的氨基酸。如异烟酸与甘氨酸结合成为酰胺。

⑥ 与谷胱甘肽结合。构成三肽的谷胱甘肽的是谷氨酸、半胱氨酸和甘氨酸，含有活性基团巯基和氨基等，具有较强的亲核作用，可与带强亲电基团的药物或其代谢物结合形成硫醚氨酸类等代谢产物。如硝酸甘油以此方式代谢。

第三节　新药研究与开发

寻找新药的方法起初多是来源于经验和尝试。主要是通过大量的化合物筛选和偶然发现。这个办法也发现了大量的治疗药物。但由于这两类工作的不可预见性及盲目性，导致人力和物力的大量浪费，新药的发现成功率越来越低，因而促进了具有相对预测性及更加合理的研究方法的发展。运用组合化学、分子生物学、生物化学、有机化学、高通量筛选、计算机辅助药物设计等新技术、新方法,新药设计与开发有所突破,许多优良新药不断面世,为人类的许多疾病治疗带来改进和提高。

一、新药研究途径和方法

新药研究的内容中药物化学的研究范围主要包括两个过程:先导化合物的发现和先导化合物的优化。

1. 先导化合物的发现

先导化合物又称原型药,是通过各种方法或手段确定的具有某种生物活性的化学结构。先导化合物的发现途径有多种,它们是进行新药研究与开发的必要条件,需有物质基础,这些物质的来源有:天然资源、内源性活性物质、药物体内代谢产物等。先导化合物本身并不要求具备高活性、高选择性、理想的药代动力学性质等,但可通过结构改造或修饰,得到符合治疗目的的新药。如磺胺被发现有利尿作用但较弱,设计新的结构得到了效力提高的氢氯噻嗪及呋塞米等。先导化合物产生的主要途径如下。

> **课堂活动**
> 讨论:利用随机与逐一筛选及意外获得先导化合物的首要工作是什么?对化合物进行普筛的最主要环节是什么?

(1) 天然生物活性成分　从动、植物和微生物体内等发现、分离天然有效成分,仍然是先导化合物或药物的主要来源。早期植物中开发出许多生物活性成分,它们通常具有新颖的结构类型,新结构往往伴有独特的药理活性,如吗啡、阿托品、利血平、长春新碱、喜树碱等药物。1971年我国科学家从中药菊科植物黄花蒿中分离出抗疟有效成分青蒿素,对耐氯喹的疟原虫有极高的杀灭作用。后采用结构修饰的方法合成了抗疟效果更好的蒿甲醚和青蒿琥酯,疗效比青蒿素高5倍,且毒性比青蒿素低。

青蒿素　　　　青蒿琥酯　　　　蒿甲醚

1964年,美国科学家从美国西海岸红豆杉科植物短叶红豆杉的树皮中提得紫杉醇,并发现紫杉醇具有抗肿瘤活性,在体外癌细胞筛选治疗中发现它对乳腺癌、卵巢癌和大肠癌的疗效突出。以此为骨架即先导化合物,得到了消除紫杉醇水溶性差、生物利用度低等缺陷的药物,并设计出全人工合成方法,使本类药物也成为当前的热门抗肿瘤药物之一。

20世纪初期,天然青霉素的发现和随后的成功改造得到半合成青霉素,是人类利用微生物学知识寻找先导化合物和开发新药成功的案例。

根据生理、病理学知识来研究药物,主要是通过针对与生理活动相关的自体活性物质、酶或受体来设计药物。如雌激素、雄激素、孕激素的发现和结构修饰。除上列先导化合物来源外,海洋生物也提供了大量的先导化合物来源。

(2) 现有药物的改进　对现有药物的不同类型和药理作用进行总结研究,可以发现药理活性骨架和基团,据此结构改造和结构修饰是获得新药的又一主要途径。如抗H_1组织胺药用于治疗过敏，在发挥疗效时导致嗜睡，使它们的应用受到限制，车舟驾驶者、高空作业者不宜使用，通过新型药物研究，成功使新药上市如氯雷他定，其基本消除传统药物的中枢作用。

(3) 研究药物不良反应发现先导化合物　传统磺胺药是抗菌药，人们发现磺胺异丁基噻二唑用于治疗伤寒时，患者都出现了低血糖反应。原因是药物刺激胰腺释放出胰岛素导致血糖降低，据此现象后来设计出氨磺丁脲并在临床上使用，后来发现其严重不良反应而停用。但启发意义重大，随后成功开发出口服磺酰脲类第一代如氯磺丙脲、醋磺己脲等；其后又成功开发第二代如格列本脲、格列齐特等。

(4) 研究药物代谢　美伐他汀为羟甲戊二酰辅酶A还原酶（HMG-CoA）抑制剂，其分子中含有内酯结构，进入体内被血清或组织中的酯酶酶解后转化成活性代谢物羟基酸，这种羟基酸是与酶的结合基团。许多研究表明，在酶的活性中心有一个疏水腔，与美伐他汀抑制剂下半部的十氢萘部分结合，导致这种结合非常牢固，成为强效抑制剂。此外，活性代谢物普伐他汀的活性强于母体化合物，后以此类代谢物为先导物研究开发出他汀类降血脂药氟伐他汀。

普伐他汀钠

(5) 药理模型筛选　药理模型筛选耗费大量的人力、物力，新化合物筛选成功率非常低。但此办法依然是新药研究的方法之一并曾经发挥了很大作用。

20世纪抗疟药在研究时寻找代替奎宁的抗疟药，当时有17个大学及实验室参加，对15000多个化合物进行了筛选，主要用小鸡作动物模型，每个化合物的评价需用50～120只小鸡，耗资巨大但终于获得两个优秀的抗疟药氯喹和伯胺喹。药理模型筛选方法应用在非抗感染药物如镇痛药、抗炎药、抗高血压药等的研究上也有很多成功的范例。

(6) 偶然发现　偶然事件而发现先导化合物甚或新药也有不少例子。如长春花生物碱的发现纯属偶然，牙买加长春花曾被当地人用于糖尿病的治疗，有关专家研究它对大鼠的血糖水平的作用时，偶然发现白细胞计数减少，由此从长春花中提取了很多生物碱，并以长春碱为先导化合物改造得到半合成的多个植物抗肿瘤药长春新碱、长春地辛等。

2. 先导化合物的优化

确定先导化合物结构后，下一步工作就是对先导化合物进行优化。先导化合物只能提供一种具有特定药理作用的新结构类型，由于在药剂学、药代动力学、药效学的缺点或不足，存在不良反应等而临床应用不可靠，需要对先导化合物进行结构改造或修饰，以优化上述性质。从而提高药物的吸收、改善药物的代谢、增加药物的生物利用度等，最终达到提高药效和降低不良反应的目的。

先导化合物的优化主要讨论药代动力相和药效相方面的优化情况。

(1) 药动学方面的优化　以药物在体内的动态过程知识为指导，提高药物在吸收、分布、代谢和排泄时的预期目标。

① 影响药物吸收。药物的转运影响药物的体内动态的全过程，也影响吸收及相关的生物利用度和药效。方法主要是改变亲水性和亲脂性，即使药物具备理想的脂水分配系数，从而改善吸收提高生物利用度，如制成酯或酰胺等相关衍生物、引入烃基或适当的结构部分

等。如氨苄西林的羧基在肠中几乎全部离子化而影响吸收，引入亲脂性基团转变成酯后，大大增加了在肠中的吸收。

$$R= -CH_2OCO-C(CH_3)_3 \quad 匹氨西林$$

$$R=H \quad 氨苄西林$$

天然雌激素、雄激素口服皆不能吸收，进行酯化或醚化等措施后口服有效（见第十四章甾类药物）。

② 影响药物的分布。分布是指药物从体循环向组织液和细胞内液转运的过程。药物的组织分布与药物的理化性质、血浆蛋白结合率、组织的血流量、药物与组织的亲和力以及一些特殊屏障有关。为提高药物的药理作用强度，必须提高药物在作用部位的浓度，但是如果分布没有特异性，就需整体提高浓度，导致其他作用增强而出现严重不良反应等现象。通过对药物进行恰当的修饰，使药物选择性高浓度分布于作用部位能显著降低毒副反应。药物分子中引入限制转运的部分，可降低毒性和促使作用局部化。成功的例子有己烯雌酚二磷酸酯。人工合成非甾体雌激素己烯雌酚可治疗前列腺癌，但会导致男性患者出现雌激素样副作用，因前列腺中含有高浓度的磷酸酯酶，有人设计了己烯雌酚二磷酸酯，用药后发现此药可高浓度分布于前列腺，达到了药物的设计目的。再例如抗胆碱药经季铵化形成高度离子化的季铵盐后，并不失去其原来的药效，但可局限于周围器官而不能通过血脑屏障进入中枢。

③ 影响代谢。药物代谢是其发生化学结构变化的过程，药物结构中受酶发生代谢的部位称为易变部位，酯键、β-内酰胺环、偶氮键和肽键等是易受代谢进攻部位，采取结构修饰如在其邻近位置引入烷基或体积较大的基团，可因立体障碍而免受或少受代谢。如利多卡因的设计就利用了这点，因其酰胺所接苯环邻位有两个甲基，产生空间位阻使其酰胺基相当稳定；如果将原有易变基团通过结构修饰予以保护或稳定化，则可延长药物的生物半衰期。如激素类药物进行多种结构修饰后，药物的代谢稳定性增加，使药物在组织内的停留时间延长，减慢代谢起延效的目的。如炔雌醇已是天然雌激素雌二醇的改进型可口服，再将其3位羟基以环戊基醚化后成为炔雌醚，作用时间延长了30倍。

己烯雌酚二磷酸酯以及炔雌醚等药物的设计其实也涉及前药理论（见本章第一节）。

软药是近年来提出的一种新的药物设计方法，设计出容易代谢失活的药物，在完成治疗后，按预先规定的代谢途径和可以控制的速率分解、失活并迅速排出体外，从而避免药物的蓄积毒性。这类药物被称为软药。软药不同于前药，软药本身是有活性的，在体内产生药理作用后，经一步酶促反应失活，使药物的活性与毒性得以分开。

(2) 药效学优化　药效相研究药物与受体相互作用的过程，包括引起受体构象改变，产生与药效相关的药理效应的过程。

① 运用拼合原理。拼合原理的含义一般是指将两种以上的药物结构拼合在一个分子内，或将二者的药效基团兼容在一个分子中，使形成的药物兼备两者的性质，增强或产生新的药效，或者提高药物的选择性，或者降低药物的毒副反应，或起到取长补短的作用。这一原理在抗肿瘤药、抗菌药和心血管系统药物的研究中已得到广泛应用。如解热镇痛药对乙酰氨基酚的酚羟基与阿司匹林酰化得到贝诺酯，口服后在体内被水解为阿司匹林和对乙酰氨基酚产生作用，能减少阿司匹林对胃肠道的刺激性，现还在广泛应用中。

对乙酰氨基酚　　　　　　贝诺酯

反过来,将被研究药物结构中除去某些基团,用其他功能团置换以观察其对生物活性的影响,或将其整体结构剖裂为若干碎片,从这些碎片的结构拟定合成结构简单的化合物进行药理试验,推断发挥药效所必须的部分结构,然后以该部分结构为基础进行构效关系等研究,以获得满意的合成药物。如吗啡结构复杂,人工合成步骤超十步,为得到结构简单的镇痛药,对吗啡进行优化,合成出 1000 多个化合物,最终得出结论:吗啡的 A、B、C、D、E 环可只保留 A、D 环,甚至只具备 A 环和构象上类似 D 环的结构,去环过程的成功药物分别以左啡诺、喷他佐辛、哌替啶、美沙酮为代表。

② 变换取代基提高受体选择性。先导物优化进行的结构改造,常用的方法是对先导物结构进行局部变换或修饰,从而影响与受体结合的位点。对自体活性物质,如拟肾上腺素物质、α 受体激动剂、去甲肾上腺素(NA),及 α 受体激动药、β 受体激动药、肾上腺素(AD)进行分析,发现二者的不同就在于侧链 N 上前者未取代,后者取代甲基,推测取代基变大会出现 β 受体选择性,通过筛选成功得到 β-肾上腺能激动剂异丙肾上腺素,1950 年 Black 探索 β 受体阻断剂时将异丙肾上腺素的苯环换成萘环,萘环上无羟基,侧链再于萘环二位接—O—CH$_2$—,β-受体阻断剂普萘洛尔成功开发,使人类心血管疾病治疗进入新阶段。

异丙肾上腺素　　　　　　普萘洛尔

③ 合环和开环影响与受体结合。由于合环或开环,药物分子的形状、构象等会发生变化,从而影响与受体的结合,也会改变药代动力学性质。如抗菌药培氟沙星经 1,8 位环合,再经氧原子替换亚甲基,得到氧氟沙星,后者的抗菌作用比培氟沙星强。

培氟沙星　　　　　　氧氟沙星

开环的过程对药物的内在活性也会有影响,镇痛药的系列开环药物,虽然都能镇痛,但效价是存在差异的。

二、全新药物设计简介

生命科学与计算机科学的交叉融合,使药物研究进入设计阶段。早期的药理学模型筛选虽然帮助得到不少新药,但人们早已不满足用药理模型筛选新药,这种方法投资巨大、风险极大、费时,且成功率太低。发展更为科学的设计方法成为必然。

1. 全新药物设计的产生

随着计算机图形学的发展,在 20 世纪 80 年代初期出现了计算机辅助分子造型术,该技术一问世,立即受到药物化学家的关注。药物化学家把该技术与新药设计的一个分支即合理药物设计相结合,迅速发展成现总称计算机辅助药物设计(CADD)的一大类方法。合理设计药物不仅可进行先导化合物的优化,更重要的是能进行先导化合物的人工设计。合理药物设计假定:药物的活性是因一个药物的小分子和另一个较大的分子受体或酶,通常是蛋白质结合而产生的。在这个过程中,小分子和大分子之间存在立体空间和化学结合作用(互补性)。为直观表示小分子和大分子之间存在立体空间和化学结合作用,早期研究者用示意图和各种分子模型来研究;计算机辅助分子造型术相对前法无比优越,成为新药设计的一大利器。

2. 全新药物设计的概念

全新药物设计也称作从头设计。它是根据受体靶点的三维空间结构的性质和状态,通过计算机的图示功能和分子力学以及分子动力学计算功能,将能与受体活性结合部位产生最稳定相互作用的配体分子或者片段设计出来的一种方法。由于这种方法所提示或通过化合物数据库搜寻出来的分子结构往往具有新奇性,故称之为全新药物设计或从头设计。全新药物设计的出发点是受体和配体在三维空间原子或原子团之间相互作用的互补性。图 16-1 为全新药物设计的工作流程。

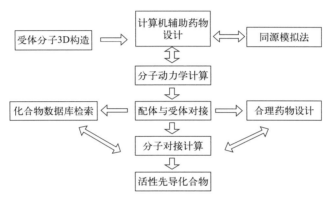

图 16-1　全新药物设计工作流程

3. 全新药物设计的具体研究方法

在具体的全新药物设计的实践中,由于基本理论的差异,具体采用的方法会有所差异,简单概括为如下三步。

(1) 受体结合位点分析　研究和预测受体与配体的相互作用,在药物分子设计中起举足轻重作用。由于配体分子与受体之间的结合存在着互补关系(空间互补、静电互补等),当获得受体结合位点的结构后,就可以分析结合部位的不同性质(氢键作用位点、疏水场分布、静电场分布、溶剂效应等),然后通过全新药物设计方法,设计出在空间形状和各种作用性质与受体结合位点相匹配的分子。

(2) 分子的生成和优化　确定结合位点的性质以后,就可以按照互补原则去构建和设计配体分子。随着方法的发展和完善,在受体活性位点内生成完整的合理配体分子的步骤也日趋合理。

(3) 对设计的分子打分　优秀的全新设计方法,最后都有一个很重要的步骤——给分子打分,都有一套优良的评价方法。无论何种全新设计方法,最后都要生成大量的分子,而从这些分子中挑选出潜在的配体分子,就必须依靠快速、可信的打分方法来估计受体-配体复合物的自由能,并由此计算结合常数,从中预测配体的生物活性。

利用计算机辅助药物设计方法,能够在研究的早期,把人们所期待的具有特定生物活性的大量待选分子，减少相当数目，能帮助专家做出比较和选择，供进一步研究。现采用全新药物设计已有一些成功例子的报道，美国加州大学的研究人员以 HIV 蛋白酶为靶体进行酶抑制剂的设计研究，先利用 HIV 蛋白酶的晶体结构数据推算出该酶结构的互补结构，再以化合物结构数据库中分子形状进行对比、叠合、打分。然后对分数高的进行合成与活性筛选。依照它们与蛋白质表面形成氢键能力的大小，分子侧链被酶的底物包容情况以及合成的难易程度等，筛选出一个化合物溴哌醇。其羟基恰好可以与酶活性部位的天冬氨酸作用。对进一步修饰改造的氟哌啶醇及还原的羟基哌啶醇所进行的活性测定表明其对 HIV 蛋白酶有抑制作用。这表明利用计算机辅助药物设计方法寻找先导化合物是可行的，对这样的先导化合物的优化当然就顺理成章了。

同步测试

一、选择题

（一）A 型题（单选题）

1. 药物分子中引入相关结构可增大几十倍脂溶性的是（ ）。
   A. 氨基　　　　　B. 氟原子　　　　　C. 磺酸基　　　　　D. 羟基

2. 用于测定脂水分配系数 P 值的有机相溶剂是（ ）。
   A. 乙醚　　　　　B. 正辛醇　　　　　C. 氯仿　　　　　D. 乙酸乙酯

3. 将药物进行成酯修饰可能会使药物发生下列哪种变化（ ）。
   A. 增加药物的水溶性　　　　　B. 缩短药物作用时间
   C. 消除其脂溶性　　　　　　　D. 增加药物稳定性

4. 阿司匹林与对乙酰氨基酚反应得到贝诺酯，采用的原理是（ ）。
   A. 拼合原理　　　B. 生物电子等排原理　　　C. 软药　　　D. 前药原理

5. 经典的电子等排体是指（ ）。
   A. 电子总数相等的原子、离子或分子　　　B. 电子数相同，排布也相同的分子
   C. 最外层电子数相同的原子、离子或分子　D. 电子层数相同的原子

6. 抗代谢抗肿瘤药物氟尿嘧啶的设计应用了以下哪种方法（ ）。
   A. 前药原理　　　B. 生物电子等排原理　　　C. 软药　　　D. 硬药

7. 可使药物亲脂性增加的基团是（ ）。
   A. 巯基　　　　　B. 羟基　　　　　C. 羧基　　　　　D. 烷基

8. 对具备相同基本结构的药物描述，哪个说法正确（ ）。
   A. 它们的药理作用一定相同　　　　　B. 它们的药理作用可能相同，也可能不同
   C. 它们的药理作用强弱与取代基没有关系　D. 它们的作用时间长短与取代基没有关系

9. 描述作用于中枢神经系统的药物，说法正确的是（ ）。
   A. 脂水分配系数对作用于中枢神经系统的药物作用没有影响
   B. 脂水分配系数越小，作用越强
   C. 脂水分配系数越小，作用时间越长
   D. 脂水分配系数在一个合适范围时作用最强

10. 我国发现的抗疟新药青蒿素，作为先导物它是从以下哪条途径发现的（ ）。
    A. 从活性代谢物中发现的先导物　　　B. 从天然资源中发现的先导物
    C. 经组合化学方法发现先导物　　　　D. 从随机筛选中发现的先导物

（二）B 型题（每小组 5 个备选答案，备选答案可重复，可不选）

A. 巯基　　B. 磺酸基　　C. 羟基　　D. 烷基　　E. 酰胺基

1. 在药物设计中，最常用的可增加药物水溶性的基团的是（　　）。
2. 可增加药物的作用时间的是（　　）。
3. 与巯基互为生物电子等排体的是（　　）。

A. 巯基　　B. 氨基　　C. 氟原子　　D. 烷基　　E. 氧醚

4. 引入分子中可增加药物的碱性的是（　　）。
5. 可以与金属形成螯合物的是（　　）。

（三）X 型题（多项选择题）

1. 先导化合物可由以下哪些途径发现？（　　）
   A. 从天然产物中发现　　　　　　B. 从活性代谢物中发现
   C. 随机筛选发现　　　　　　　　D. 通过组合化学方法和高通量筛选发现
2. 先导物优化的一般方法有（　　）。
   A. 电子等排　　　　　　　　　　B. 前体药物
   C. 软药设计　　　　　　　　　　D. 结构拼合
3. 电子等排体叙述正确的是（　　）。
   A. 包括经典和非经典电子等排体
   B. —F、—Cl、—OH、—NH$_2$、—CH$_3$ 等为一价电子等排体
   C. —O—，—S—，—NH—，—CH$_2$—等为二价电子等排体
   D. —N＝，＝CH—为三价电子等排体
4. 新药开发运用的知识包括（　　）。
   A. 计算机辅助药物设计　　　　　B. 有机化学
   C. 生物化学　　　　　　　　　　D. 高通量筛选
5. 对碱性药物结构修饰时，常用的无机酸是（　　）。
   A. 氢溴酸　　B. 硫酸　　C. 盐酸　　D. 丁二酸

二、名词解释

前药　　生物电子等排体　　先导化合　　全新药物设计

三、问答题

1. 药物的脂溶性与生物活性有什么关系？
2. 什么叫先导化合物？发现先导化合物的途径主要有哪些？
3. 为防止药物发生自动氧化反应和水解反应，可采取哪些措施？
4. 何谓全新药物设计？此设计方法的出发点是什么？

参考答案

实训一

药物化学实验的基本知识及基本操作技能

一、药物化学实训基本知识

1. 实验室安全守则

① 实验前认真做好一切实验准备工作,预习实验内容,明确实验要求、实验原理、实验操作步骤,了解开展实验所需的实验药品、仪器、试剂,思考实验开展中可能遇到的问题及相应的解决预案。

② 熟悉实验室安全用具,如灭火器、沙桶、急救箱等的放置地点及使用方法。

③ 进入实验室以前穿戴好实验服装,严禁穿拖鞋、吊带、背心进入实验室,女生应扎好头发。

④ 实验开始前认真检查当次实验所需药品、试剂、仪器是否完整妥当。

⑤ 实验中保持安静,不得大声喧哗,严禁在实验室打闹、追逐,实验操作按照预先设计的实验路线开展,如需采用新的实验方法,需征得教师同意。实验过程中认真如实做好实验记录,实验过程中不得擅自离开实验室。

⑥ 实验中所用的药品和试剂,必须严格按照规定用量进行取用,节约药品材料,节约用水、用电,不得随意散落、遗失,取出药品、试剂不得再倒入原瓶中,取用完毕,应立即盖上瓶塞,放回原处。

2. 药物化学实验中事故的预防及处理

① 火灾的预防与处理:使用易燃有机溶剂(乙醚、乙醇、苯、丙酮等)时,应远离火源,不用广口容器盛放易燃有机溶剂(如烧杯等),蒸馏有机溶剂时,应加沸石防止暴沸,同时冷凝水保持通畅。进行有机溶剂反应时,应尽量避免使用明火加热,应根据不同的反应温度,适当选用水浴锅或其他热源加热;使用酒精灯时,应用火柴点燃,切勿用酒精灯引燃酒精灯,使用完毕,用灯帽熄灭。实验台范围内,勿放置任何与本实验无关的其他化学物品,特别是浓酸及其他易燃易爆物品。发生火灾时,应沉着、冷静,迅速采取应急措施,对于初期火灾,应首先熄灭附近的所有火源,切断电源,移走可燃物质,小容器瓶内溶剂着火,可用石棉网或湿抹布覆盖熄灭;桌面、地面小火可用干砂或湿布盖灭;金属钠、钾、镁、铝粉等着火,用干砂灭火;苯、丙酮、乙醚等比水轻的有机溶剂着火,切勿用水浇灭,可采用泡沫灭火器灭火;电器设备或带电系统着火,可用二氧化碳灭火器灭火。若衣服着

火，切勿乱跑，小火可以将衣服小心脱下把火熄灭，或用石棉网覆盖着火处，较严重时，用防火毯裹住灭火或躺在地上打滚灭火；被火烧伤，轻者在伤处涂抹烫伤膏，严重者立即送往最近医院救治。

② 爆炸的预防与处理：常压反应或者蒸馏装置必须正确，不能在密闭体系中操作，减压蒸馏时，应采用圆底烧瓶作接收器，不可用三角烧瓶，否则会有发生爆炸的危险；使用易燃易爆气体如氢气、乙炔等，严禁使用明火，应保持室内空气流通，严防一切火花；使用乙醚时，必须检查有无过氧化物的存在，如发现有过氧化物的存在，应立即用硫酸亚铁去除过氧化物，才能使用，同时注意应在通风处操作；对于易爆炸的有机化合物，如硝酸酯类、过氧化物等不能承受重压及撞击，以免引起爆炸，注意其残渣不能随意丢弃，应严格按照要求处理；有机药品和氧化剂应注意分开存放，严禁氧化物和可燃物一起研磨。

③ 中毒的预防与处理：使用有毒药品时应有专人负责收发，妥善保管，使用时认真操作，妥善保管，不准乱放。实验后的残渣应进行妥善的处理，不能随意丢弃。接触有毒药品时，必须戴上橡胶手套，用完药品随时盖上瓶盖，操作后立即洗手，切勿让有毒试剂沾及五官或伤口，不能品尝实验室的任何试剂。对于有挥发性的有毒药品，使用时一定要在通风橱内进行，使用通风橱时，实验开始后不要把头伸入橱内；装过有毒物质的仪器或者用具，用毕应立即处理，消除其毒性。

④ 烧伤或者烫伤的预防与处理：加热或者煮沸有液体的试管时，注意试管口不能朝向人，在加热或者反应过程中，不得通过接近试管口或从上往下观察反应物。稀释浓硫酸时，必须将浓硫酸缓缓沿容器壁注入水中，同时缓慢搅动液体，使热量扩散。严禁将水倒入浓硫酸中，以免散热不及时使水沸腾飞溅至衣服或者皮肤上，导致严重后果；开启盛装有挥发性液体的试剂瓶或者安瓿瓶时，必须先充分冷却然后开启（开启安瓿瓶时可用布包裹住），开启时注意不能朝向有人处，以免液体飞溅导致受伤。

⑤ 触电的预防与处理：使用电器时，先检查线路是否完好，是否有漏电，使用时先接通电源再打开电器开关，使用电器过程中切勿用湿手或者手握湿的物体接触插头。实验结束后，随即拔去电源插头，以免事故发生，为了防止触电，所有装置和设备的金属外壳等都应连有地线。

⑥ 割伤的预防与处理：药物化学实验中经常使用玻璃仪器，储存试剂也经常使用安瓿瓶，要小心操作，谨防割伤，在实验开始前应认真检查玻璃仪器是否完好无损，实验过程中注意玻璃仪器轻拿轻放，敲打安瓿瓶时注意可用布包裹安瓿瓶再敲打。玻璃棒切断后断面应在火上烧熔后以消除棱角。

二、药物化学基本操作

【实训目的】
1. 掌握常用实验器材的基本操作。
2. 理解药物化学实验相关的实验室基本知识。

【实训器材】
1. 仪器
试管、烧杯、锥形瓶、天平、量筒、胶头滴管、酒精灯、试管夹等。
2. 药品
碳酸氢钠、水、乙醇（1瓶）等。
3. 其他

去污粉、洗洁精、电吹风等。

【实训原理】

1. 玻璃仪器的洗涤

(1) 用水刷洗　可以洗去可溶性物质，又可使附着在仪器上的尘土等洗脱下来。

(2) 用去污粉或合成洗涤剂刷洗　能除去仪器上的油污。

2. 量筒、托盘天平、滴管、酒精灯等的使用

(1) 量筒　是实验室中最常使用的一种量器，主要用玻璃，少数用透明塑料制造。用途是按体积定量量取液体，但准确度较移液管低。

(2) 托盘天平　是一种实验室常用的称量用具，由托盘、横梁、平衡螺母、刻度尺、指针、刀口、底座、标尺、游码、砝码等组成。精确度一般为 0.1g 或 0.2g，荷载有 100g、200g、500g、1000g 等。

(3) 滴管　主要吸取或加少量试剂，以及吸取上层清液，分离出沉淀。

(4) 酒精灯　在化学实验中常用酒精灯进行低温加热。

【实训步骤】

1. 洗涤玻璃仪器

① 先将玻璃器皿用水洗刷一遍。

② 再用洗涤液将玻璃仪器清洗一遍。

③ 最后再用自来水冲洗，纯化水润洗一遍。

2. 玻璃仪器的干燥

① 自然干燥；

② 电吹风干燥；

③ 烘箱干燥。

3. 量筒、托盘天平、滴管、酒精灯的使用

(1) 量筒的使用

① 把液体注入量筒　向量筒里注入液体时，应用左手拿住量筒，使量筒略倾斜，右手拿试剂瓶，使量筒瓶口紧挨着量筒口，使液体缓缓流入。待注入的量比所需要的量稍少时，把量筒放平，改用胶头滴管滴加到所需要的量。

② 读出所取液体的体积　量筒没有"0"的刻度，一般起始刻度为总容积的1/10。注入液体后，等 1~2min，使附着在内壁上的液体流下来，再读出刻度值。否则，读出的数值偏小。应把量筒放在平整的桌面上，观察刻度时，视线与量筒内液体凹液面的最低处保持水平，再读出所取液体的体积。否则，读数会偏高或偏低。

(2) 托盘天平的使用

① 调平　把托盘天平放在水平桌面上；把游码放在标尺左端的"0"刻度线上；调节平衡螺母（左沉右移，右沉左移）使指针对准分度盘中央刻度线或在分度盘中央刻度线左右做等幅摆动，这时横梁平衡。天平调好后，不能再调节平衡螺母，左右天平盘不能互换。

② 称量　左物右码；估计被测物体的质量，把被测物体放在左盘里；按照估计的被测物体的质量大小，用镊子向右盘里由大到小加减砝码；调节游码在横梁标尺上的位置，直到天平恢复平衡。

③ 读数　$M_{物品}=M_{砝码}+M_{游码}$（游码读左边）。

称量完毕，用镊子将砝码逐个放回砝码盒（游码回零）。

(3) 滴管的使用

① 握持方法是用中指和无名指夹住玻璃管部分以保持稳定，用拇指和食指挤压胶头以控制试剂的吸入或滴加量。

② 胶头滴管加液时，不能伸入容器，更不能接触容器。

③ 不能倒置，也不能平放于桌面上，应插入干净的瓶中或烧杯内。

④ 用完之后，立即用水洗净，严禁未清洗就吸取另一试剂。

⑤ 胶帽与玻璃滴管要结合紧密不漏气，若胶帽老化，要及时更换。

（4）酒精灯的使用　常见酒精灯一般由灯体、灯芯、灯帽和酒精四大部分组成。酒精灯的火焰分为外焰、内焰、焰心三部分，其中外焰温度最高，所以常使用外焰加热物体。

① 检查酒精灯是否能正常使用。正常使用的酒精灯要求：酒精灯灯体无破损；酒精灯内酒精量不少于四分之一且不高于三分之二；灯芯应浸润酒精且不宜太短，一般高出灯体 0.3~0.5cm。若灯芯顶端不平或焦掉则用剪刀剪平。

② 点燃酒精灯。取下酒精灯灯帽，使用火柴或打火机点燃灯芯。严禁用另一个燃着的酒精灯去引燃。

③ 酒精灯的加热。因为酒精灯外焰温度最高，所以常使用外焰进行加热。用试管加热应注意将试管在灯焰上缓慢来回移动，使试管受热均匀，防止试管受热不均而炸裂。

④ 酒精灯的熄灭。酒精灯使用完后用灯帽盖住熄灭，禁止用嘴去吹灭。熄灭酒精灯后应再提一下灯帽，方便下次使用时打开。

【注意事项】

1. 已洗净的仪器壁上，不应附着有不溶物或油污。
2. 每次实验结束后，必须及时洗净使用过的仪器。
3. 量筒量取液体时，一定要保持量筒水平，同时视线应与液体凹液面相平。
4. 托盘天平使用时必须调平，遵循"左物右码"原则。
5. 使用酒精灯时一定要注意人身安全。

【实训讨论】

药物化学实验过程中如何防范安全事故的发生？

实训二

药物的水解变质反应

【实训目的】

1. 掌握不同结构的药物发生水解反应的原理和基本操作方法。
2. 熟悉影响药物水解反应的外界因素。
3. 了解药物稳定性实验观察方法。

【实训器材】

1. 仪器

水浴锅、电子天平、红色石蕊试纸、量筒、试管等。

2. 药品

盐酸普鲁卡因、苯巴比妥钠、阿司匹林、青霉素钠等。

3. 试剂

10%氢氧化钠溶液、稀盐酸、三氯化铁试液等。

【实训原理】

1. 盐酸普鲁卡因

盐酸普鲁卡因结构中含有酯键,其水溶液不稳定,易被水解,在一定温度下,水解速度随pH的增加而加快。水解反应如下:

$$\underset{\underset{COOCH_2CH_2N(C_2H_5)_2}{\underset{|}{\bigcirc}}}{NH_2} \cdot HCl \xrightarrow{NaOH/H_2O} \underset{\underset{COONa}{\underset{|}{\bigcirc}}}{NH_2} + HOCH_2CH_2N(C_2H_5)_2 + NaCl$$

2. 苯巴比妥钠

苯巴比妥钠结构中含有酰脲结构,易发生水解反应,在碱性条件下水解加速。水解反应如下:

$$\underset{H_5C_6}{\overset{H_5C_2}{>}}\!\!\!\underset{}{\overset{O}{\underset{\parallel}{C}}}\!\!\underset{O}{\overset{NH}{\underset{\parallel}{\longleftarrow}}}ONa \xrightarrow[\triangle]{NaOH/H_2O} \underset{H_5C_6}{\overset{H_5C_2}{>}}C\underset{CONHCONH_2}{\overset{COONa}{<}} \xrightarrow{CO_2} \underset{H_5C_6}{\overset{H_5C_2}{>}}CHCONHCONH_2$$

$$\xrightarrow{NaOH} \underset{H_5C_6}{\overset{H_5C_2}{>}}CHCOONa + NH_3\uparrow$$

3. 阿司匹林

阿司匹林结构中含有酚酯键,可以水解,水解产物水杨酸分子中含有游离的酚羟基,可

与三氯化铁试液发生显色反应。水解反应如下:

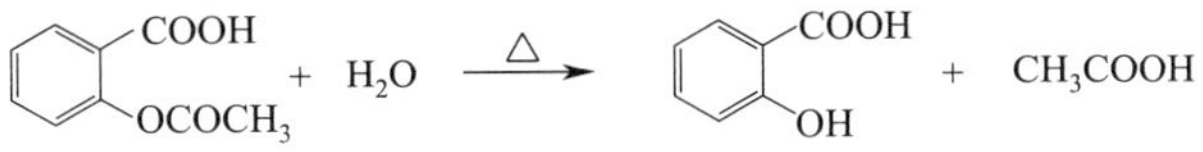

$$\text{邻乙酰氧基苯甲酸} + H_2O \xrightarrow{\Delta} \text{水杨酸} + CH_3COOH$$

4. 青霉素钠

青霉素钠具有 β-内酰胺结构,易发生分子内重排,生成青霉二酸的白色沉淀,在酸性条件下水解速度加快。水解反应如下:

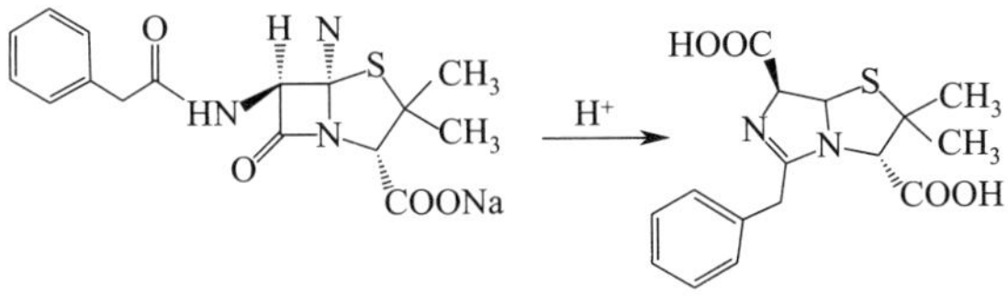

$$\text{青霉素钠} \xrightarrow{H^+} \text{青霉二酸}$$

【实训步骤】

1. 盐酸普鲁卡因

① 取盐酸普鲁卡因约 0.1g,置试管中,加水 3ml 使其溶解,将一条湿润的红色石蕊试纸盖在试管口处,在水浴锅上加热 10min。红色石蕊试纸不变色。

② 取盐酸普鲁卡因约 0.1g,置试管中,加水 3ml 使其溶解,再加入 10% 氢氧化钠溶液 1ml,于水浴锅上加热 10min。红色石蕊试纸变蓝色。

2. 苯巴比妥钠

① 取苯巴比妥钠约 50mg,置试管中,加水 3ml 使溶解,观察溶液是否浑浊,放置 2h 后再观察。

② 取苯巴比妥钠约 50mg,加 10% 氢氧化钠溶液 2ml 使溶解,将一条湿润的红色石蕊试纸盖在试管口,于水浴锅中加热 10min,红色石蕊试纸变成蓝色,并有氨气臭味产生。

3. 阿司匹林

① 取阿司匹林约 0.1g,置试管中,加水 10ml,加三氯化铁试液 1 滴,溶液颜色不变。

② 取阿司匹林约 0.1g,置试管中,加水 10ml,,煮沸 10min,加三氯化铁试液 1 滴,显示紫堇色。

4. 青霉素钠

① 取青霉素钠约 0.1g,置试管中,加水 5ml 使溶解,观察溶液是否澄清无色,放置 2h 后,观察溶液是否浑浊,是否显色。

② 取青霉素钠约 0.1g,置试管中,加水 5ml 使溶解,加稀盐酸 2 滴,有白色沉淀产生。

【注意事项】

1. 盐酸普鲁卡因、苯巴比妥钠的水解实验中,加热要缓慢进行,以免产生碱性气体过快,来不及与石蕊试纸反应。

2. 盐酸普鲁卡因的水解实验中,加入 10% 氢氧化钠溶液后有白色沉淀产生,这是游离的普鲁卡因。

【实训讨论】

1. 影响水解变质的外界因素有哪些?

2. 为什么青霉素钠和苯巴比妥钠的水溶液在空气中放置一段时间后,溶液会变浑浊?

实训三

药物的氧化变质实验

【实训目的】
1. 掌握不同结构的药物发生氧化反应的原理和基本操作方法。
2. 熟悉影响药物氧化反应的外界因素。

【实训器材】
1. 仪器
锥形瓶、移液管、具塞试管、水浴锅、电子天平等。
2. 药品
异丙肾上腺素、对氨基水杨酸钠、维生素C、氯丙嗪等。
3. 试剂
3％过氧化氢溶液、2％亚硫酸钠溶液、硫酸铜溶液、0.05mol/L 乙二胺四乙酸二钠（EDTA-2Na）溶液等。

【实训原理】
1. 异丙肾上腺素

异丙肾上腺素结构中含有邻苯二酚结构，极易被氧化，先被氧化成黄色醌型化合物，然后环合成具有吲哚环的红色色素。氧化反应如下：

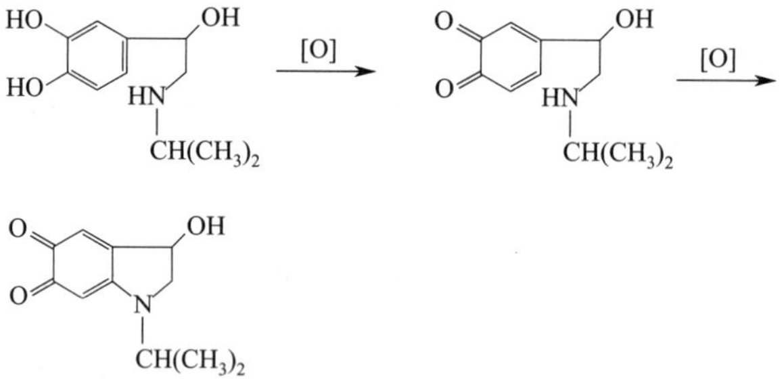

2. 对氨基水杨酸钠

对氨基水杨酸钠脱酸后，生成间氨基酚，继而进一步被氧化成二苯醌型化合物，显红棕色。氧化反应如下：

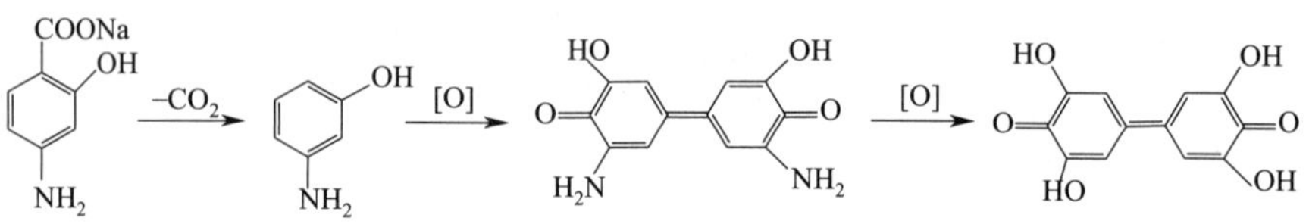

3. 维生素 C

维生素 C 结构中含有连烯二醇结构，具有较强的还原性，易被氧化为去氢抗坏血酸，从而变为黄色。氧化反应如下：

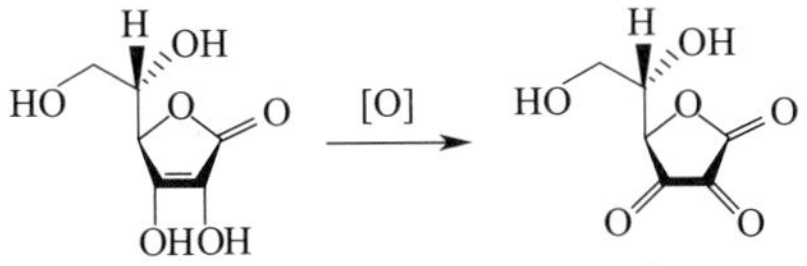

4. 氯丙嗪

氯丙嗪结构中含有吩噻嗪环，吩噻嗪环具有还原性，能被氧化为红棕色的醌型化合物。氧化反应如下：

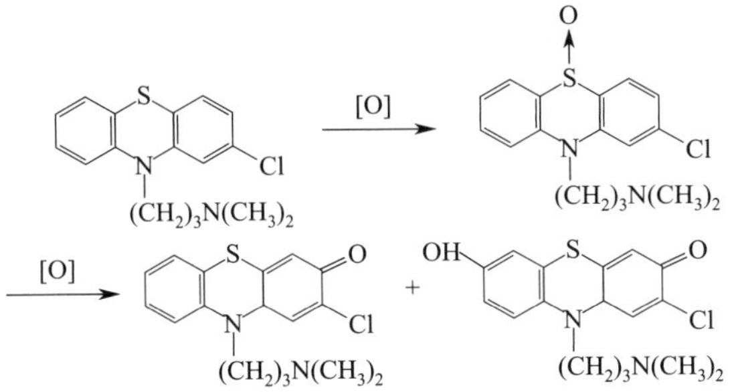

【实训步骤】

① 分别将异丙肾上腺素 0.5g、对氨基水杨酸钠 0.5g、维生素 C 0.25g、氯丙嗪 50mg 置于锥形瓶中，各加蒸馏水 30ml，振摇使其溶解。使用移液管将上述四种药品各分别取 5ml 置于具塞试管中分成五份，分别将每种药物编号，各编为 1~5 号备用。

② 将上述四种药品各自的 1 号管，同时拔去试管塞，暴露在空气中，同时放在日光下直接照射，观察并记录其颜色变化。

③ 将上述四种药品各自的 2 号管，分别加入 3% 过氧化氢溶液 1ml，同时放入沸水浴上加热，观察并记录各药品在 5min、20min、60min 时的颜色变化。

④ 将上述四种药品各自的 3 号管，分别加入 2% 亚硫酸钠溶液 2ml，再分别加入 3% 过氧化氢溶液 1ml，同时放入沸水浴上加热，观察并记录各药品在 5min、20min、60min 时的颜色变化。

⑤ 将上述四种药品各自的 4 号管，分别加入硫酸铜试液 2 滴，观察并记录各药品的颜色变化。

⑥ 将上述四种药品各自的 5 号管，分别加入 0.05mol/L EDTA 溶液 2ml 后，再分别加入硫酸铜试液 2 滴，观察并记录各药品颜色的变化。

【注意事项】

四种药品中加入的试剂量应该相同，时间、光线、温度、空气等条件应保持一致。

【实训讨论】

影响氧化反应的外界因素有哪些？

实训四

药物的配伍变化实验

【实训目的】
1. 掌握一些药物配伍化学变化的原理及药物配伍变化实验的操作技能。
2. 通过实训熟悉药物的配伍禁忌。

【实训器材】
1. 仪器
试管、天平、滴管、100ml量筒、10ml量筒等。
2. 药品
维生素C、生理盐水、盐酸氯丙嗪、苯巴比妥钠、氨茶碱、去甲肾上腺素、多巴胺、碳酸氢钠、氯霉素注射液（12.5%，以丙二醇与水为混合溶剂制成）、诺氟沙星、氨苄西林钠、甲硝唑、青霉素G钠、5%葡萄糖等。

【实训原理】
由于治疗工作的需要，药物联合应用越来越广泛，尤其在输液中，多种药物配伍的情况比较普遍。在多种药物配伍时，既要保持各种药物的切实有效，又要防止发生配伍变化。

1. 变色
药物制剂配伍引起氧化、还原、聚合、分解等反应时，可产生有色化合物或发生颜色变化。这种变色现象在光照射、高温、高湿环境中反应更快。

2. 浑浊和沉淀
以下几种情况可引起浑浊和沉淀：溶剂组成改变引起的变化；pH值改变引起的变化；直接反应引起的变化；盐析作用引起的变化；缓冲剂引起的变化。

3. 分解
药物在一定条件下（一定pH条件、某些离子的催化等）可能会发生分解，药效下降。

4. 产生气体
药物配伍时，偶尔会遇到产气的现象。如溴化铵、氯化铵或乌洛托品与强碱性药物配伍，溴化铵和利尿药配伍时，可分解产生氨气。

【实训步骤】
一、药物配伍产生变色
观察以下两组注射液混合后10min、20min、30min溶液的颜色变化。
① 去甲肾上腺素注射液1ml与氨茶碱注射液1ml混合。
② 多巴胺注射液1ml与碳酸氢钠注射液1ml混合。

二、药物配伍产生浑浊和沉淀

观察以下各组注射剂配伍后 10min、20min、30min、60min,溶液的浑浊度的改变。

1. 氯霉素注射液、维生素 C 注射液、100ml 生理盐水

① 将 2ml 氯霉素注射液与 2ml 维生素 C 注射液混合,再加入 100ml 生理盐水中。

② 将 2ml 氯霉素注射液加入 100ml 生理盐水中,再加入维生素 C 注射液 2ml。

2. 注射用青霉素 G 钠、生理盐水或 5%葡萄糖注射液

① 取约 0.1g 青霉素 G 钠加水 2ml 制成水溶液,加 5ml 生理盐水。

② 取约 0.1g 青霉素 G 钠加水 2ml 制成水溶液,加 5ml 5%葡萄糖注射液。

3. 注射用氨苄西林钠、注射用诺氟沙星或 0.5%甲硝唑注射液

① 分别取约 0.1g 诺氟沙星和氨苄西林钠加水 2ml 制成溶液后混合。

② 取约 0.1g 氨苄西林钠加水 2ml 制成溶液与 2ml 0.5%甲硝唑注射液混合。

4. 盐酸氯丙嗪注射液、注射用苯巴比妥钠

取约 0.1g 苯巴比妥钠加水 2ml 制成水溶液,加 2ml 盐酸氯丙嗪注射液。

配伍药物(注射液)			现象	原因
药物Ⅰ	药物Ⅱ	药物Ⅲ		
氨茶碱	去甲肾上腺素			
碳酸氢钠	多巴胺			
氯霉素	维生素 C	生理盐水		
	生理盐水	维生素 C		
青霉素 G 钠	生理盐水			
	葡萄糖			
氨苄西林钠	诺氟沙星			
	甲硝唑			
盐酸氯丙嗪	苯巴比妥钠			

【注意事项】

1. 本实验中若药物为粉针剂,须先取约 0.1g 加水 2ml 制成水溶液,然后进行实验。

2. 5%的葡萄糖注射液的 pH 为 3.2~5.5;生理盐水注射液的 pH 约为 7。

3. 12.5%氯霉素注射液是以丙二醇和水为混合溶剂制成。

4. 若在实验条件下,现象不明显,可适当延长观察时间并可逐步提高量比。

5. 许多药物在溶液中的反应很慢,个别注射液混合几小时才出现沉淀,所以在短时间内使用是完全可以的,但应在规定时间内输完。

6. 输液对液体的浓度、澄明度、pH 等质量要求均很严格,注射液配伍变化的影响因素也极其复杂,如 pH 值、温度、光照、混合的顺序、混合时间、药物的浓度等。不仅要考虑药物本身的性质,而且要考虑注射液中加入的附加剂,如缓冲剂、助溶剂、抗氧剂、稳定剂等,它们之间或它们与配伍药物之间都可能出现配伍变化。此外,各生产厂家的工艺、处方、附加剂品种、用量往往不一,特别应引起注意。

7. 注射液配伍变化可以观察到变色、浑浊、沉淀、产气和发生爆炸等。可见配伍变化的实验方法主要是将两种注射液混合,在一定时间内用肉眼观察有无浑浊、沉淀、结晶、变色、产气等现象。实验中要注意量比、观察时间、浓度与 pH 值等,这些条件不同有时会出

现不同结果。量比通常是1安瓿∶1安瓿，也有采用1∶2或1∶3者。如是大量输液，则最好按临床使用情况的量或按比例缩小。观察时间应根据给药方法来决定。

【实训讨论】
1. 在多种药物配伍时，发生配伍变化有哪几种情况？
2. 根据实验结果分析产生原因，并判定属于哪种药物配伍禁忌？

实训五

几种药物的化学鉴别实验（1）

【实训目的】

1. 了解药物定性鉴别中的基本操作方法。

2. 理解药物的理化性质对药物定性鉴别的作用。

3. 掌握几种常用镇静催眠药、抗癫痫药、抗精神病药、解热镇痛药、抗过敏药、麻醉药、肾上腺素能药物、拟胆碱药和抗胆碱药的理化性质及其在定性鉴别中的应用。

【实训器材】

1. 器材

电热恒温水浴锅、紫外光灯、分析天平、电热套、试管、烧杯、量杯、药匙、试管夹、胶头滴管、蒸发皿。

2. 药品

苯巴比妥、地西泮、苯妥英钠、盐酸氯丙嗪、阿司匹林、对乙酰氨基酚、马来酸氯苯那敏、富马酸酮替芬、肾上腺素、盐酸麻黄碱、溴新斯的明、硫酸阿托品。

3. 试剂

硫酸、亚硝酸钠、甲醛试液、吡啶溶液（1→10）、铜吡啶试液、碳酸钠试液、硝酸银试液、二氯化汞试液、氨试液、硝酸、稀硫酸、三氯化铁试液、稀盐酸、亚硝酸钠试液、碱性 β-萘酚试液、高锰酸钾试液、枸橼酸醋酐试液、二硝基苯肼试液、盐酸溶液（9→1000）、氧化氢试液、硫酸铜试液、乙醚、20%氢氧化钠溶液、重氮苯磺酸试液、发烟硝酸、乙醇、氢氧化钾、纯化水。

【实训原理】

（1）苯巴比妥　本品具有苯环和丙二酰脲结构。苯环：可与亚硝酸钠-硫酸试液反应，即显橙黄色，随即转橙红色；也可与甲醛硫酸试液作用，接界面显玫瑰红色。丙二酰脲结构：存在"酮式-烯醇式"互变异构现象，在碳酸钠溶液中与硝酸银试液反应，生成可溶性的一银盐，加入过量硝酸银试液则生成不溶性的二银盐沉淀；在吡啶溶液中与铜吡啶试液反应生成紫色沉淀。

（2）地西泮　本品具有亚胺和内酰胺结构。溶于硫酸后，在紫外光灯（365nm）下检视，显黄绿色荧光。

（3）苯妥英钠　本品水溶液与氯化汞试液反应，可生成白色沉淀，该沉淀不溶于氨试液。

（4）盐酸氯丙嗪　本品具有吩噻嗪环，水溶液遇氧化剂可被氧化变色。加硝酸即显红色,渐变淡黄色。

(5) 阿司匹林 本品具有酯键,可发生水解反应,水解产物水杨酸含酚羟基,可与三氯化铁反应。在碳酸钠试液中水解生成水杨酸钠和醋酸钠,用稀硫酸酸化后析出水杨酸白色沉淀,并发生醋酸的臭气;加热水解后,加三氯化铁试液即显紫堇色。

(6) 对乙酰氨基酚 本品具有酚羟基,可与三氯化铁反应;具有酰胺结构,可发生水解反应,水解产物对氨基苯酚含芳香第一胺结构,可发生重氮化偶合反应。本品的水溶液加三氯化铁试液,即显蓝紫色。本品在盐酸溶液中水解后,与亚硝酸钠反应生成重氮盐,再与碱性 β-萘酚试液作用即显红色。

(7) 马来酸氯苯那敏 本品含马来酸结构,具有不饱和双键,能使酸性高锰酸钾紫色褪去;含叔胺结构,与枸橼酸醋酐试液在水浴上加热,即显红紫色。

(8) 富马酸酮替芬 本品富马酸结构有不饱和双键,能使高锰酸钾紫色褪去;含有酮基,与二硝基苯肼试液在水浴上加热,产生红色絮状沉淀。

(9) 肾上腺素 本品具有邻苯二酚结构,有还原性。本品稀盐酸溶液与过氧化氢试液煮沸,即显血红色;与三氯化铁试液反应即显翠绿色,加氨试液,即变紫色,最后变成紫红色。

(10) 盐酸麻黄碱 本品具有氨基醇结构,其氢氧化钠溶液与硫酸铜试液反应即显蓝紫色,加乙醚振摇后,乙醚层即显紫红色,水层变成蓝色。

(11) 溴新斯的明 本品为溴化物,其水溶液与硝酸银试液作用可生成淡黄色凝乳状沉淀,该沉淀能在氨试液中微溶,但在硝酸中几乎不溶。本品含氨基甲酸酯结构,酯键在氢氧化钠作用下水解生成的间二甲氨基苯酚钠可与重氮苯磺酸试液作用显红色。

(12) 硫酸阿托品 本品含有酯键,水解产物莨菪酸可发生硝基化反应。即本品与发烟硝酸共热得到的莨菪酸发生硝基化反应生成三硝基衍生物,在醇制氢氧化钾的作用下发生分子内双键重排,初显紫堇色,继变为暗红色,最后颜色消失。

【实训步骤】

(1) 苯巴比妥

① 取供试品约 10mg,加硫酸 2 滴与亚硝酸钠约 5mg,混合,即显橙黄色,随即转橙红色。

② 取供试品约 50mg,置试管中,加甲醛试液 1ml,加热煮沸,冷却,沿管壁缓缓加硫酸 0.5ml,使成两液层,置水浴中加热,接界面显玫瑰红色。

③ 取供试品约 50mg,加吡啶溶液(1→10)5ml,溶解后,加铜吡啶试液 1ml,即生成紫色沉淀。

④ 取供试品约 0.1g,加碳酸钠试液 1ml 与水 10ml,振摇 2min,滤过,滤液中逐滴加入硝酸银试液,即生成白色沉淀,振摇,沉淀即溶解;继续滴加过量的硝酸银试液,沉淀不再溶解。

(2) 地西泮 取供试品约 10mg,加硫酸 3ml,振摇使溶解,在紫外光灯(365nm)下检视,显黄绿色荧光。

(3) 苯妥英钠 取供试品约 1.0g,加水 2ml 溶解后,加二氯化汞试液数滴,即生成白色沉淀;在氨试液中不溶。

(4) 盐酸氯丙嗪 取供试品约 10mg,加水 1ml 溶解后,加硝酸 5 滴即显红色,渐变淡黄色。

(5) 阿司匹林

① 取供试品约 0.5g，加碳酸钠试液 10ml，煮沸 2min 后，放冷，加过量的稀硫酸，即析出白色沉淀，并发生醋酸的臭气。

② 取供试品约 0.1g，加水 10ml，煮沸，放冷，加三氯化铁试液 1 滴，即显紫堇色。

(6) 对乙酰氨基酚

① 取供试品约 20mg，加水 2ml，加三氯化铁试液 2 滴，即显蓝紫色。

② 取供试品约 0.1g，加稀盐酸 5ml，置水浴中加热 40min，放冷；取 0.5ml，滴加亚硝酸钠试液 5 滴，摇匀，用水 3ml 稀释后，加碱性 β-萘酚试液 2ml，振摇，即显红色。

(7) 马来酸氯苯那敏

① 取供试品约 20mg，加稀硫酸 1ml，滴加高锰酸钾试液，红色即消失。

② 取供试品约 10mg，加枸橼酸醋酐试液 1ml，置水浴上加热，即显红紫色。

(8) 富马酸酮替芬

① 取供试品约 0.1g，加碳酸钠试液 5ml，振摇，滤过，取滤液，滴加高锰酸钾试液 4 滴，红色即褪去，产生棕色沉淀。

② 取供试品约 5mg，加二硝基苯肼试液 1ml，置水浴中加热，溶液产生红色絮状沉淀。

(9) 肾上腺素

① 取供试品 10mg，加盐酸溶液（9→1000）2ml 溶解后，加过氧化氢试液 10 滴，煮沸，即显血红色。

② 取供试品约 2mg，加盐酸溶液（9→1000）2～3 滴溶解后，加水 2ml 与三氯化铁试液 1 滴，即显翠绿色；再加氨试液 1 滴，即变紫色，最后变成紫红色。

(10) 盐酸麻黄碱　取供试品约 10mg，加水 1ml 溶解后，加硫酸铜试液 2 滴与 20% 氢氧化钠溶液 1ml，即显蓝紫色；加乙醚 1ml，振摇后，放置，乙醚层即显紫红色，水层变成蓝色。

(11) 溴新斯的明　取供试品约 1mg，置蒸发皿中，加 20% 氢氧化钠溶液 1ml 与水 2ml，置水浴上蒸干，加水 1ml 溶解后，放冷，加重氮苯磺酸试液 1ml，即显红色。

(12) 硫酸阿托品　取供试品约 10mg，加发烟硝酸 5 滴，置水浴上蒸干，得黄色的残渣，放冷，加乙醇 2～3 滴湿润，加固体氢氧化钾一小粒，即显深紫色。

【注意事项】

1. 供试品若为制剂，应先进行处理，然后取适量（约相当于原料药所用量）的样品，照上述方法进行实验，现象应与原料药一致。

2. 试管在加热过程中受热不均易导致爆沸，操作中应特别注意加热部位及振摇，试管口不得面向人进行加热操作。

3. 对乙酰氨基酚对光敏感，且与铁器接触易被氧化变色，在实验过程中应注意避免接触铁器，药物使用完毕应避光密闭保存。

4. 对乙酰氨基酚的水解后重氮化偶合反应的操作过程中，应严格遵守操作条件，使其在沸水浴中水解完全，再进行重氮化偶合反应，以免影响实验现象。

5. 硫酸阿托品加发烟硝酸蒸干过程中，不可直火加热，避免药物碳化影响实验结果。水浴蒸干操作会产生大量浓烟，有刺激性，应在通风橱中进行。

【实训讨论】

1. 可采用哪些化学的方法将苯巴比妥与苯妥英钠区分开？

2. 能发生硝基化反应的药物都具有哪一共同的结构特点？

3. 肾上腺素和麻黄碱在结构上有哪些不同？可采用哪些化学方法对两者进行区分？

4. 保证对乙酰氨基酚重氮化偶合反应能顺利发生的条件是什么？

5. 阿司匹林和对乙酰氨基酚的鉴别操作中都使用了三氯化铁试液，试区分两者在加入三氯化铁试液前后过程的区别并说明原因。

实训六

几种药物的化学鉴别实验（2）

【实训目的】

1. 了解药物定性鉴别中的基本操作方法。
2. 理解药物的理化性质对药物定性鉴别的作用。
3. 掌握几种抗消化道溃疡药、心血管系统药物、合成抗感染药、抗生素、甾类药物和维生素的理化性质及其在定性鉴别中的应用。

【实训器材】

1. 仪器

电热恒温水浴锅、分析天平、酒精灯、试管、烧杯、量杯、药匙、试管夹、胶头滴管、玻璃漏斗、滤纸、醋酸铅试纸。

2. 药品

西咪替丁、硝酸异山梨酯、卡托普利、磺胺甲噁唑、异烟肼、硫酸链霉素、氯霉素、雌二醇、甲睾酮、黄体酮、醋酸地塞米松、维生素A、维生素E、维生素B_1、维生素C。

3. 试剂

氨试液、硫酸铜试液、硫酸、硫酸亚铁试液、乙醇、亚硝酸钠、稀硫酸、0.4%氢氧化钠溶液、稀盐酸、0.1mol/L亚硝酸钠溶液、1mol/L脲溶液、碱性β-萘酚试液、氨制硝酸银试液、硫酸铁铵溶液、氢氧化钠试液、8-羟基喹啉的乙醇溶液、次溴酸钠试液、1%氯化钙溶液、锌粉、苯甲酰氯、三氯化铁试液、三氯甲烷、硫酸-乙醇（2:1）溶液、甲醇、亚硝基铁氰化钠、碳酸钠、醋酸铵、碱性酒石酸铜试液、25%三氯化锑的三氯甲烷溶液、醇制氢氧化钾溶液、联吡啶试液、硝酸、铁氰化钾试液、正丁醇、硝酸银、二氯靛酚钠试液。

【实训原理】

（1）西咪替丁　本品具有胍基和有机硫原子。胍基：可与硫酸铜铵发生显色反应，用于鉴别。有机硫原子：经灼烧后，放出硫化氢气体，可使醋酸铅试纸显黑色。

（2）硝酸异山梨酯　本品具有硝酸酯结构，经硫酸水解成硝酸后，与硫酸亚铁反应生成亚硝酰硫酸亚铁，使两液层接界面显棕色。

（3）卡托普利　本品具有巯基结构，可与亚硝酸反应生成亚硝酰硫醇酯，显红色。

（4）磺胺甲噁唑　本品含磺酰氨基和芳香第一胺结构。磺酰氨基：氨基氮显酸性，与碱成盐后可与铜离子发生取代反应生成难溶于水的铜盐沉淀。芳香第一胺结构：在酸性环境下与亚硝酸钠发生重氮化反应生成重氮盐，重氮盐可在碱性条件下与β-萘酚发生偶合反应，生成红色沉淀。

(5) 异烟肼 本品含肼基,具有还原性,可被弱氧化剂氨制硝酸银氧化产生银镜现象。

(6) 硫酸链霉素 本品具有糖苷键,可发生水解反应得到链霉糖和链霉胍。链霉糖:可发生麦芽酚反应,即经脱水重排生成的麦芽酚在酸性环境下与 Fe^{3+} 形成紫红色螯合物。链霉胍:可发生坂口反应,即与8-羟基喹啉乙醇溶液和次溴酸钠试液反应显橙红色。

(7) 氯霉素 本品含硝基结构,经锌粉还原可得羟胺衍生物,与苯甲酰氯反应所得酰化物可在酸性溶液中与 Fe^{3+} 形成紫红色络合物。

(8) 雌二醇 本品含雌甾烷结构,可与硫酸发生显色反应;本品含酚羟基,可与 Fe^{3+} 发生显色反应。

(9) 甲睾酮 本品含雄甾烷结构,可与硫酸发生显色反应。

(10) 黄体酮 本品为含C17-甲基酮结构的甾体药物,可与亚硝基铁氰化钠反应显色。

(11) 醋酸地塞米松 本品为含C17-α-醇酮基结构的甾体药物,具有还原性,可与碱性酒石酸铜反应产生砖红色沉淀。

(12) 维生素A 本品可与三氯化锑反应,显深蓝色。

(13) 维生素E 本品含酚羟基,具有较强还原性,可与 Fe^{3+} 发生显色反应;也可与硝酸共热,生成橙红色的生育红。

(14) 维生素 B_1 本品在碱性环境中易开环分解生成嘧啶并吡啶化合物,再被氧化生成硫色素,在正丁醇中显蓝色荧光。

(15) 维生素C 本品具有连二烯醇结构,有还原性,可在碱性环境中与硝酸银反应生成黑色银沉淀;也可使二氯靛酚钠试液褪色。

【实训步骤】

(1) 西咪替丁

① 取供试品约50mg,加水10ml,微温使溶解,加氨试液1滴与硫酸铜试液1滴,即生成蓝灰色沉淀;再加过量的氨试液,沉淀即溶解。

② 取供试品约50mg,炽灼,产生的气体能使醋酸铅试纸显黑色。

(2) 硝酸异山梨酯 取供试品约10mg,置试管中,加水1ml与硫酸2ml,混匀,溶解后放冷,沿管壁缓缓加硫酸亚铁试液3ml,使成两液层,接界面显棕色。

(3) 卡托普利 取供试品约25mg,加乙醇2ml溶解后,加亚硝酸钠结晶少许与稀硫酸10滴,振摇,溶液显红色。

(4) 磺胺甲噁唑

① 取供试品约0.1g,加水与0.4%氢氧化钠溶液各3ml,振摇使溶解,滤过,取滤液,加硫酸铜试液1滴,即生成草绿色沉淀。

② 取供试品约50mg,加稀盐酸1ml,必要时缓缓煮沸使溶解,加0.1mol/L亚硝酸钠溶液数滴,加与0.1mol/L亚硝酸钠溶液等体积的1mol/L脲溶液,振摇1min,滴加碱性β-萘酚试液数滴,生成红色沉淀。

(5) 异烟肼 取供试品约10mg,置试管中,加水2ml溶解后,加氨制硝酸银试液1ml,即发生气泡与黑色浑浊,并在试管壁上生成银镜。

(6) 硫酸链霉素

① 取供试品约20mg,加水5ml溶解后,加氢氧化钠试液0.3ml,置水浴上加热5min,加硫酸铁铵溶液(取硫酸铁铵0.1g,加0.5mol/L硫酸溶液5ml使溶解)0.5ml,即显紫

红色。

② 取供试品约 0.5mg，加水 4ml 溶解后，加氢氧化钠试液 2.5ml 与 0.1%8-羟基喹啉的乙醇溶液 1ml，放冷至约 15℃，加次溴酸钠试液 3 滴，即显橙红色。

(7) 氯霉素　取供试品 10mg，加稀乙醇 1ml 溶解后，加 1%氯化钙溶液 3ml 与锌粉 50mg，置水浴上加热 10min，倾取上清液，加苯甲酰氯约 0.1ml，立即强力振摇 1min，加三氯化铁试液 0.5ml 与三氯甲烷 2ml，振摇，水层显紫红色。如按同一方法，但不加锌粉试验，应不显色。

(8) 雌二醇　取供试品约 2mg，加硫酸 2ml 溶解，溶液显黄绿色荧光，加三氯化铁试液 2 滴，即显草绿色，再加水稀释，溶液变为红色。

(9) 甲睾酮　取供试品 5mg，加硫酸-乙醇（2:1）1ml 使溶解，即显黄色并带有黄绿色荧光。

(10) 黄体酮　取供试品约 5mg，加甲醇 0.2ml 溶解后，加亚硝基铁氰化钠的细粉约 3mg、碳酸钠与醋酸铵各约 50mg，摇匀，放置 10～30min，应显蓝紫色。

(11) 醋酸地塞米松　取供试品约 10mg，加甲醇 1ml，微温溶解后，加热的碱性酒石酸铜试液 1ml，即生成红色沉淀。

(12) 维生素 A　取供试品 1 滴，加三氯甲烷 10ml 振摇使溶解；取 2 滴，加三氯甲烷 2ml 与 25%三氯化锑的三氯甲烷溶液 0.5ml，即显蓝色，渐变成紫红色。

(13) 维生素 E
① 取供试品约 30mg，加 10ml 无水乙醇溶解后，加醇制氢氧化钾溶液 5 滴，加热，加入三氯化铁试液 5 滴，振摇，溶液显黄色，再加入联吡啶试液振摇，溶液显血红色。

② 取供试品约 30mg，加 10ml 无水乙醇溶解后，加硝酸 2ml，摇匀，在 75℃ 加热约 15min，溶液显橙红色。

(14) 维生素 B_1　取供试品约 5mg，加氢氧化钠试液 2.5ml 溶解后，加铁氰化钾试液 0.5ml 与正丁醇 5ml，强力振摇 2min，放置使分层，上面的醇层显强烈的蓝色荧光；加酸使成酸性，荧光即消失；再加碱使成碱性，荧光又显出。

(15) 维生素 C　取供试品 0.2g，加水 10ml 溶解后，分成二等份，在一份中加硝酸银试液 0.5ml，即生成银的黑色沉淀；在另一份中，加二氯靛酚钠试液 1～2 滴，试液的颜色即消失。

【注意事项】

1. 若供试品为制剂，应先进行处理，然后取适量（约相当于原料药所用量）的样品，照上述方法进行实验，现象应与原料药一致。

2. 试管在加热过程中受热不均易导致爆沸，操作中应特别注意加热部位及振摇，试管口不得面向人进行加热操作。

3. 做完银镜反应后，若试管无法清洗干净，可向其中加入稀硝酸溶液适量，浸泡数分钟后，用试管刷刷洗。

4. 硝酸异山梨酯在室温和干燥状态下稳定，其原料药在高温或撞击下可发生爆炸，在实验中应引起注意。

5. 卡托普利含巯基结构，有类似蒜的特臭，实验完毕应立即密封，以免引起不适。

6. 苯甲酰氯有毒性，在做氯霉素的鉴别实验时，应在通风橱下进行。

【实训讨论】

1. 含有乙醇的试剂在实验时可否在酒精灯上进行加热？如果不能，那可以采取哪些加热方式?

2. 磺胺甲噁唑发生重氮化-偶合反应的结构基础是什么?除了磺胺甲噁唑外,还有哪些药物可发生此反应?

3. 雌二醇、甲睾酮、黄体酮在结构上有哪些不同?可采用哪些化学方法对三者进行区分?

4. 异烟肼发生银镜反应所用试剂是氨制硝酸银,而维生素 C 发生银镜反应所用试剂是硝酸银。试比较氨制硝酸银和硝酸银氧化性的高低,并思考在以上两个药物的反应中两种试剂可否互换?

5. 通过实验,可以用哪些化学方法来区别维生素 E 与维生素 C 两种药物?

实训七

二氢吡啶钙离子拮抗剂的合成

【实训目的】
1. 了解硝化反应的种类、特点及操作条件。
2. 学习硝化剂的种类和不同应用范围。
3. 学习环合反应的种类、特点及操作条件。

【实训器材】
1. 仪器
搅拌器、电热套、升降台、温度计、球型冷凝管、三颈瓶、抽滤瓶、球型冷凝器、乳钵及其他必要玻璃仪器。
2. 试剂
硝酸钾、浓硫酸、苯甲醛、碳酸钠、乙酰乙酸乙酯、甲醇氨饱和溶液等。

【实训原理】
二氢吡啶钙离子拮抗剂具有很强的扩血管作用,适用于冠脉痉挛、高血压、心肌梗死等。本品化学名为1,4-二氢-2,6-二甲基-4-(2-硝基苯基)-吡啶-3,5-二羧酸二乙酯,化学结构式为:

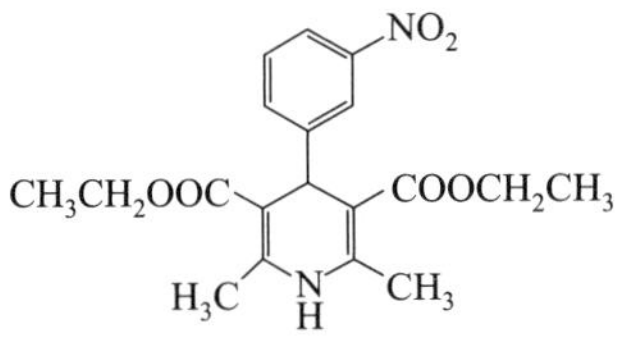

合成路线如下:

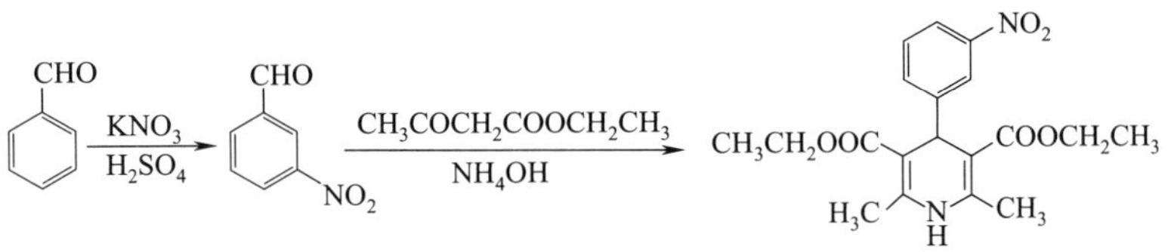

【实训步骤】
1. 硝化
在装有搅拌棒、温度计和滴液漏斗的250ml三颈瓶中,将11g硝酸钾溶于40ml浓硫酸中。用冰盐浴冷至0℃以下,在强烈搅拌下,慢慢滴加苯甲醛10g(在60~90min滴完),滴加过程中控制反应温度在0~2℃之间。滴加完毕,控制反应温度在0~5℃之间继续反应90min。将反应物慢慢倾入约200ml冰水中,边倒边搅拌,析出黄色固体,抽滤。滤渣移至乳钵中，研细，加入5%碳酸钠溶液20ml（由1g碳酸钠加20ml水配成）研磨5min，抽滤，用冰水洗涤7～8次，压干，得间硝基苯甲醛，自然干燥，测熔点（mp.56～58℃），称重，计算收率。

2. 环合

在装有球型冷凝器100ml圆底中，依次加入间硝基苯甲醛5g、乙酰乙酸乙酯9ml、甲醇氨饱和溶液30ml及沸石一粒，油浴加热回流5h，然后改为蒸馏装置，蒸出甲醇至有结晶析出为止，抽滤，结晶用95%乙醇20ml洗涤，压干，得黄色结晶性粉末，干燥，称重，计算收率。

3. 精制

粗品以95%乙醇（5ml/g）重结晶，干燥，测熔点，称重，计算收率。

【注意事项】

供试品为片剂，则将片剂研细，取片粉适量，用溶剂振摇（盐酸胺碘酮用氯仿10ml）提取过滤；将滤液蒸干，得到残渣，用残渣进行鉴别。

【实训讨论】

1. 硫酸在本实验中起什么作用？
2. 在产品纯化过程中，主要通过什么方法除去副产物？
3. 在酰化液处理的过程中，pH为7.0时析出的固体是什么？pH为5.0时析出的固体是什么？10%盐酸中的不溶物是什么？

实训八

磺胺醋酰钠的合成

【实训目的】
1. 了解药物合成中控制 pH、温度等反应条件的重要性。
2. 理解磺胺类药物的一般理化性质。
3. 掌握氨基酰化反应、水解反应、产品纯化过程中的成盐反应等药物合成的简单操作。

【实训器材】
1. 仪器
搅拌器、电热套、升降台、温度计、球形冷凝管、三颈瓶、抽滤瓶及其它必要玻璃仪器。
2. 药品
磺胺。
3. 试剂
氢氧化钠、醋酐、浓盐酸、10%盐酸等。

【实训原理】

$$\underset{SO_2NH_2}{\underset{}{\bigodot}}^{NH_2} + NaOH \longrightarrow \underset{SO_2NH\ Na}{\underset{}{\bigodot}}^{NH_2} + (CH_3CO)_2O \xrightarrow[pH12\sim13]{NaOH} \underset{SO_2NCOCH_3\ Na}{\underset{}{\bigodot}}^{NH_2}$$

$$\xrightarrow[pH4\sim5]{HCl} \underset{SO_2NHCOCH_3}{\underset{}{\bigodot}}^{NH_2} \xrightarrow[pH7\sim8]{NaOH} \underset{SO_2NCOCH_3\ Na}{\underset{}{\bigodot}}^{NH_2}$$

【实训步骤】
1. 磺胺醋酰的制备
在装有电动搅拌棒、冷凝管及温度计的 100ml 三颈瓶中，依次加入磺胺 17.2g，22.5%的氢氧化钠溶液 22ml，开动搅拌，加热逐渐升温至 50℃左右。待磺胺溶解后，加入醋酐 3.6ml，77%的氢氧化钠 2.5ml；随后，每次间隔 5min，将剩余的 77%的氢氧化钠和醋酐各 10ml，以每次各 2ml，分 5 次交替加入。加料期间反应温度需维持在 50～55℃，反应液的 pH 应保持在 12.0～13.0。加料完毕，继续保持此温度搅拌反应 30min。反应完毕，停止搅拌，将反应液倾入 200ml 烧杯中，加水 20ml 稀释，于冷水浴中用浓盐酸调至 pH 为 7.0，放置 30～60min，并不时搅拌析出固体，抽滤除去固体。滤液继续用浓盐酸调至 pH 为 4.0～5.0，抽滤，得白色粉末，压干。

2. 磺胺醋酰的精制

用 3 倍量（3ml/1g）10％盐酸溶解得到的白色粉末，放置 30min，不时搅拌，尽量使单乙酰物成盐酸盐溶解，抽滤除去不溶物。滤液加少量活性炭，室温脱色 10min，抽滤。滤液用 40％的氢氧化钠调至 pH 为 5.0，析出磺胺醋酰，抽滤，压干，干燥，测熔点（熔点 179～184℃）。若熔点不合格（如偏低），可用 10 倍量热水（90℃）溶解，趁热抽滤，冷却析晶，抽滤，压干，得精制产品。

3. 磺胺醋酰成盐

将磺胺醋酰置于 50ml 烧杯中，以少量水浸润后，于 90℃ 热水浴上，滴加 20％的氢氧化钠溶液至固体恰好溶解，pH 值应为 7.0～8.0，趁热抽滤，放冷，析出结晶，必要时可用冰盐浴冷却以使结晶析出完全。抽滤，压干，干燥，计算收率。

【注意事项】

1. 在制备中，先将磺胺加氢氧化钠成盐后，再进行乙酰化反应，其目的是更有利于 N^1-乙酰化反应的进行，提高磺胺醋酰的产量；因此在反应过程中交替加料很重要，应先加入碱液，以使反应液始终保持一定的 pH 值（pH 保持在 12.0～13.0 为宜）。

2. 酰化反应中碱性过强的结果是产生磺胺钠盐较多，磺胺醋酰钠盐次之，双乙酰物较少；碱性过弱的结果是双乙酰物较多，磺胺醋酰钠盐次之，磺胺钠盐较少。

3. 测定熔点前，对磺胺醋酰在 105℃ 干燥约 30min 即可。

4. 按实训步骤严格控制每步反应中的 pH 值，以利于除去杂质。

5. 将磺胺醋酰制成钠盐时，应严格控制 20％的 NaOH 溶液的用量，应根据磺胺醋酰的产量按计算量滴加。因磺胺醋酰钠水溶性较大，由磺胺醋酰制备其钠盐时若 20％NaOH 的量多于计算量，则损失很大。必要时可加少量丙酮，以使磺胺醋酰钠析出。

【实训讨论】

1. 制备磺胺醋酰的过程中，应交替加入醋酐和氢氧化钠溶液，如不准确控制两者的比例，对制备有何影响？

2. 在产品纯化过程中，主要通过什么方法除去副产物？

3. 在酰化液处理的过程中，pH 为 7.0 时析出的固体是什么？pH 为 5.0 时析出的固体是什么？10％盐酸中的不溶物是什么？

4. 由磺胺醋酰制备磺胺醋酰钠时，蒸馏水加多了有何影响？应怎样计算滴加 20％的氢氧化钠溶液的体积？

实训九

阿司匹林的合成

【实训目的】
1. 掌握酯化反应原理和重结晶原理；熟悉阿司匹林的性质。
2. 学会回流装置安装、减压过滤和重结晶操作；学会熟练熔点测定的操作。

【实训器材】
1. 仪器　三颈烧瓶（250ml）、锥形瓶（100ml）、球形冷凝管、温度计、恒温水浴锅、抽滤瓶、布氏漏斗、烧杯（500ml）、试管、培养皿、真空循环泵、数字熔点仪、熔点管、恒温干燥箱等。
2. 试剂　水杨酸、醋酐、浓硫酸、碳酸氢钠饱和溶液、碳酸钠试液、乙酸乙酯、三氯化铁等。

【实训原理】
阿司匹林是使用最广泛、历史最悠久的一个常用的解热镇痛药，用于治疗伤风、感冒、头痛、发烧、神经痛、关节痛及风湿病等。近年来，又发现它具有抑制血小板凝聚的作用，其治疗范围进一步扩大到预防血栓形成，治疗心血管疾患。化学结构式为：

$$\underset{}{\text{OCOCH}_3}\ \underset{}{\text{COOH}}$$

阿司匹林为白色结晶或结晶性粉末，熔点为135℃～140℃；易溶于乙醇，溶于氯仿、乙醚，微溶于水。

水杨酸分子中的羧基与酚羟基间形成了分子内氢键，这种结构有碍酚羟基处乙酰化作用的发生，本实训用浓硫酸为催化剂使氢键被破坏，使醋酐形成乙酰正离子，进攻水杨酸酚羟基中氧原子，较易完成乙酰化作用。

$$(CH_3CO)_2O + H^+ \longrightarrow CH_3CO^+ + CH_3COOH$$

$$\underset{\text{OH}}{\text{COOH}} + CH_3CO^+ \xrightarrow{-H^+} \underset{\text{OCOCH}_3}{\text{COOH}}$$

在合成过程中可能有未反应的水杨酸自身聚合或温度等影响因素，生成乙酰水杨酸酐等杂质；合成原料水杨酸中可能引入脱羧产物苯酚，合成中会产生乙酸苯酯、水杨酸苯酯和乙酰水杨酸苯酯等杂质。

【实训步骤】
1. 酯化
在250ml三颈烧瓶中，放入水杨酸10.0g、醋酐25.0ml，用滴管滴加浓硫酸5～10滴，并缓慢旋摇锥形瓶，使水杨酸溶解。将三颈烧瓶放在水浴上加热至 70~75℃，维持温度 10min。然后取出，倾倒入 100ml 的锥形瓶中，使其在室温下慢慢冷却，在冷却过程中阿司匹林会渐渐析出，若室温下无法结晶出，可采用冰浴充分冷却并用玻璃棒轻轻搅拌，至结晶完全。进行减压抽滤得到固体，25ml 纯化水分三次快速洗涤，并尽量压紧抽干，得到合成物。

2. 纯化与精制

将合成物放在烧杯中，加入饱和的碳酸氢钠溶液，搅拌到没有二氧化碳放出，其不溶物不再减少。如有不溶的固体存在，进行真空抽滤，除去不溶物，并用少量水清洗，这一步要的是母液。

另取烧杯一只，放入浓盐酸 17.5ml 和水 50ml。将得到的滤液慢慢分多次倒入烧杯中，边倒边搅拌，阿司匹林从溶液中析出。然后抽滤固体，并用冷水洗涤，得到阿司匹林粗品。

将所得到的阿司匹林粗品加入 100ml 锥形瓶中，加入适量乙酸乙酯（10~15ml），在水浴中缓慢加热至固体溶解，自然冷却至室温，或接近室温后再用冰浴冷却，渐渐析出结晶，抽滤得到精品。置红外灯下干燥（不超过 60℃ 为宜），测定熔点，称重，计算收率。

3. 纯度检查与鉴别

（1）检查

取两支干净试管，分别放入少量水杨酸和阿司匹林精品。加入乙醇各 1ml，使固体溶解。然后分别在每支试管中加入几滴 10% 三氯化铁溶液，水杨酸的试管中有红色或紫色出现，阿司匹林精品的试管应是稀释的三氯化铁本色。

（2）鉴别

取本品约 0.1g，加水 10ml，煮沸，放冷，加三氯化铁试剂 1 滴，不显紫堇色。

取本品约 0.5g，加碳酸钠试液 10ml，煮沸 2min 后，放冷，加过量的稀硫酸，即析出白色沉淀，并产生乙酸臭气。

【注意事项】

1. 在酯化反应时所使用的仪器必须干燥无水，以防止酸酐和生成的阿司匹林水解。
2. 刚开始加入原料和反应物时，勿将固体粘附到烧瓶壁上。
3. 水浴的温度不宜过高，超过 80℃ 时副反应明显增多。
4. 倘若在冷却过程中，阿司匹林没有在反应液中析出，可用玻璃棒或不锈钢刮勺，轻轻摩擦锥形瓶的内壁，也可同时将锥形瓶放入冰浴中冷却，促使结晶生成。
5. 当碳酸氢钠水溶液加入阿司匹林中时，会产生大量气泡，注意分批少量加入，边加边搅拌，以防产生过多气泡，引起溶液外溢。
6. 如果将滤液加入盐酸后，仍没有固体析出，测一下溶液是否呈酸性。如果不是，再补加盐酸，至溶液 pH 为 2 左右，会有固体析出。

【实训讨论】

1. 在阿司匹林的合成过程中，要加入少量的浓硫酸，其作用是什么？除浓硫酸外，是否可以用其他酸代替？
2. 在合成反应时，如何减少副反应和杂质？
3. 阿司匹林精制选择乙酸乙酯的依据是什么？为何滤液要自然冷却？

参考文献

[1] 郑虎. 药物化学 [M]. 8版. 北京：人民卫生出版社，2018.
[2] 王玮瑛. 药物化学 [M]. 5版. 北京：人民卫生出版社，2017.
[3] 马廷升. 药物化学 [M]. 北京：中国医药科技出版社，2012.
[4] 尤启东. 药物化学 [M]. 8版. 北京：人民卫生出版社，2018.
[5] 尤启东. 药物化学 [M]. 7版. 北京：人民卫生出版社，2015.
[6] 陈新谦. 新编药物学 [M]. 18版. 北京：人民卫生出版社，2018.
[7] 中华人民共和国国家药典委员会. 中华人民共和国药典（2020年版）. 北京：中国医药科技出版社，2020.
[8] 赵燕芳. 药物化学 [M]. 北京：化学工业出版社，2023.
[9] 韩宝来. 药物化学 [M]. 3版. 北京：化学工业出版社，2022.
[10] 李文红. 药物化学 [M]. 北京：化学工业出版社，2023.
[11] 牟伊. 药物化学 [M]. 北京：化学工业出版社，2022.